普通高等教育"十二五"规划创新教材
河南省"十二五"普通高等教育规划教材

医 药 物 理 学

李松山　李高申　程方荣　张灵帅　编著

中国科学技术出版社
·北　京·

图书在版编目（CIP）数据

医药物理学 / 李松山等编著 . -- 北京：中国科学技术出版社，2015.6（2023.7 重印）
ISBN 978-7-5046-6929-2

I. ①医… II. ①李… III. ①医药学—物理学—高等学校—教材 IV. ① R

中国版本图书馆 CIP 数据核字（2015）第 116469 号

策划编辑	王晓义
责任编辑	王晓义
封面设计	孙雪骊
责任校对	何士如
责任印制	徐　飞

出　　版	中国科学技术出版社
发　　行	中国科学技术出版社有限公司发行部
地　　址	北京市海淀区中关村南大街 16 号
邮　　编	100081
发行电话	010-62173865
传　　真	010-62179148
网　　址	http://www.cspbooks.com.cn

开　　本	787mm×1092mm　1/16
字　　数	450 千字
印　　张	19.75
版　　次	2015 年 7 月第 1 版
印　　次	2023 年 7 月第 4 次印刷
印　　刷	北京中科印刷有限公司
书　　号	ISBN 978-7-5046-6929-2 / R·1832
定　　价	39.00 元

前　言

　　物理学作为基础学科，是理、工、农、医各学科专业必须开设的基础课程。物理学的知识与技术在制药技术与设备、医疗器械和手段上有着非常广泛的应用。物理学概念、规律，物理学理论与生命科学的结合越来越紧密。物理学思想、方法在生命科学中有着深刻的体现。医学物理学就是物理学与生命科学相互交叉、相互渗透而发展起来的一门边缘学科。

　　医学物理学近期发展迅猛，一是医学发展本身的需要，二是物理学本身的特点。当前，医学发展正从宏观走向微观，从定性走向定量，从细胞水平走向分子水平，从手工的、接触型的测试手段走向自动化、智能化、非接触型的测试手段。因此，需要自然科学的各种最新成就为医学服务。物理学既有严格的物理学理论，又有精密的先进的实验方法和手段，因而对医学发展具有重要作用。众所周知，X射线断层照相、磁共振成像等技术，已经为疾病的预防、诊断、治疗提供了强有力的先进手段。

　　目前，医学院校医学类各专业所用教材《医用物理学》，药学各专业所用教材《物理学》，大多过分注重物理学自身体系，对物理学在医药学学科中的应用仅作了简单的举例，未能做到与医药学学科的交叉融合。同时，现有的《医用物理学》及《物理学》教材都用到较多的高等数学知识，不符合医药学各专业学生的数学知识水平，脱离了学生实际状况。药学各专业教材《物理学》在这方面的问题显得更为突出。药学各专业教材《物理学》更偏重工科性质，从而忽视了为培养临床药师所需要的医学物理学的知识结构。

　　鉴于上述情况，本书力求做到几点。首先，尽量避免使用高等数学，不得不用时只介绍数学概念，不进行高等数学的演算。其次，着重于物理学概念、规律、定律、理论的阐述，力求用准确的物理学语言讲清楚药学、生理学、医学中的物理学问题及相关知识，为今后的学习和工作奠定必要的物理学知识，物理学思维方式。最后，本书内容能同时适用于药学各专业及医学各专业的教学，避免使用两种教材，便于教学。各医学院校可根据自身医学专业及药学专业设置状况，培养方案的具体要求，在教学中可对本书各章节有不同的取舍。

　　由于编者水平所限，书中难免有不妥和谬误，恳请读者批评指正。

编　者
2009 年 3 月

第二版前言

2010 年，在复旦大学医学院召开的全国高等医药院校《医学物理学》教学经验交流研讨会上，本书编者对本书的内容和特色以及这些年来在教学中的使用情况作了介绍。与会专家、代表对本书给予了充分肯定，认为本书突破了以物理学自身理论框架为主线的传统讲授体系，从物理学与医药学学科交叉融合的讲授思路，构建了新的理论框架，涵盖了"医药物理学"这一边缘学科的基本内容。如对生物力学、血液流变学、电生理学、激光医学、放射医学、现代医学三大影像以及物理学知识与药物分析、检验、鉴定，药物剂型、制备、临床用药等方面知识的交叉融合有较深刻详细的阐述。本书的内容、特色使"医学物理学"课程有机地融合于医药学学科各专业的课程体系之中。

与会代表还充分肯定了本书把医学各专业使用的教材与药学各专业使用的教材进行有机融合的编写特点。医学、药学两大专业知识结构本身就密不可分，不能割裂，最终均应体现在临床医疗和临床用药实践中。高等医药院校医学物理学课程的讲授就不能脱离临床医疗、临床用药这一基本的对相关知识的需求。基于这一思想，本书把生理、病理、医疗等生命过程中以及制药、用药过程中涉及的物理学基本理论、基本知识与其有机融合在一起进行讲授，让医学、药学两大专业学生共同使用，完善了他们的知识结构。本书知识结构体系的整合优化，更有利于医学、药学各专业学生后续课程的学习，更有利于教师教学。

这些年，作者使用本书给药学各专业学生授课时感到：物理学与药学学科知识间的有机融合在本书中的体现还不够丰富。值本书再版之际，作者在这方面作了较大补充。如把流体力学知识、流变学知识、物质的渗透现象、液体的表面性质与药剂学知识；把热力学理论与生化反应过程；把光的吸收理论与药物分析、鉴定；把物质的衰变规律与药物在体内的吸收、代谢过程、临床用药等物理学与药学的理论知识有机融合在一起进行了论述。

限于编者的理论、知识水平，书中难免仍有不足乃至谬误之处，恳请读者给予批评指正。

编 者
2014 年 12 月

目　录

绪　　论

1. 物理学的研究对象

物理学是研究物质结构和相互作用以及物质运动规律的科学,是关于自然界基本形态的科学之一。物理学的发展过程,就是人类对整个客观物质世界的认识过程。

一切客观存在都是物质和物质的运动,物理学所研究的物质可分为"实物"和"场"两类。物体是由原子、分子组成的,原子是由原子核和电子构成的,而原子核又是由更小的粒子——质子和中子构成的,它们都属于实物。实物之间的相互作用是通过场来实现的。实物之间存在多种相互作用场。场作为物质的存在形式具有质量、动量和能量。此外,物理学家还推测宇宙中存在暗物质或非重子类的物质。运动是物质的固有属性,这里所指的运动是广义的,包括机械运动、变化、生长、相互作用等过程。物质运动的形式是极其多样的,各种形式的物质运动之间,相互依存而又本质上相互区别。它们既服从普遍规律,又有自己独特的规律。自然科学的分类就是根据其所研究对象的不同而区分的。

在所有自然科学中,物理学所研究的物质运动形式,也具有最基本、最普遍的性质。具体地说,物理学所研究的运动包括机械运动、分子热运动、电磁运动、原子内部运动、场和实物的相互作用等。物理学所研究的运动形式,普遍存在于其他高级的、复杂的物质运动形式之中。因此,物理学所研究的规律具有最基本、最普遍的意义,使物理学知识成为研究其他自然科学所不可缺少的基础。在自然科学尚未分类的古代,物理学也处于也处于襁褓之中,并未独立为一门科学。随着科学的发展,出现了许多自然科学分支,物理学也独立成为一门学科。由于近代科学的迅速发展和相互渗透,出现了许多和物理学直接有关的"边缘学科",如化学物理学、物理化学、生物物理学、天体物理学、生物物理化学、生物医学工程学等。医学物理学是物理学的重要分支学科,是现代物理学与医学相结合所形成的交叉学科。物理学上的每一次重大发现都极大地推动了其他自然科学学科的发展,促进科学技术和生产技术发生根本的变革。由于物理学所研究的规律具有很大的普遍性,与哲学的关系也十分密切。物理学中许多重大发现,例如,相对论、物质的波粒二象性、基本粒子的相互转化、场和实物间相互作用等,为哲学提供了有力的证据。

物理学的进展还极大地影响了社会科学的发展,改变着整个人类的哲学思想和行为方式。

2. 物理学的科学思维

大学物理是在比中学物理学较高层次上介绍物理学内容和进行物理学实验,因而能更好地体现物理学的研究方法。而对物理学及其科学思维和研究方法的了解,不仅有助于学生对物理学和其他学科的学习,使其具备高级医学卫生人才所应有的理科素质,而且有助于启迪学生的思维。各门科学,包括物理学在内,其基本任务是认识物质属性,研究物质运动规律,其研究方法都是遵循"实践—理论—实践"的认识法则。具体地说,物理学的研究方法包括观察、实验、假说和理论各个环节。观察和实验所获得的大量资料是理论的依据。理论是从几条基本原理出发,说明一定范围内的各种物理现象,并且还能在一定程度上预言未知现象的存在,指导进一步的实践。

物理学集中了几乎所有重要的科学研究的思想和方法。物理思想主要指物理概念、原理和理论形成过程中的思维方式,物理学描绘了一幅物质世界的完美图像,揭示出物质运动形态的相互联系和相互转化,体现了物质世界的和谐性、统一性。物理学的许多方面都体现了经过深刻思辨和逐步深化、逐步完善的思想认识过程,对物理思想的学习,不仅对掌握物理学的基本内容是必要的,而且对培养科学的世界观和思维方式也具有重要意义。

物理学的研究方法是开发智力和提高能力的途径。物理学思想能启迪学生创新思维,是培养创造型人才的火种。物理学的知识结构体系是科学技术的母体,具有很强的迁移和再生能力。知识的迁移就是智慧,知识的再生就是创造。物理学中的研究方法系统、新颖,创新思想层出不穷。对大学生来说,学好物理学能很好地培养和发展自己的知识结构和创新能力。

3. 物理学与生命科学的关系

物理学和医学这两大古老学科自其发展伊始就有着密不可分的联系。

祖国医学中的"切诊"可以认为是力学与医学的最早结合。当血液在心血管系统中循环流动时,受生理、病理因素的制约而呈现出不同的力学表象,即脉象,中医通过对这些脉象的感受从而对疾病做出判断。可以说"切诊"的实质是应用力学的指标作为判断疾病的标准。在《医宗金鉴·正骨心法要旨》中有"必素知其体相,识其部位,一旦临证,机触于外,巧生于内,手随心转,法从心出……或拽之离而复合,或推之就而复位,或正其斜,或完其阙"的论述。这里具体地叙述了如何应用不同大小和方向的力使有重叠倾向的骨折"离而复合",或使有分离倾向的骨折或脱位"就而复位"。

在西方医学界,生物中的力学问题的研究亦可以追溯到很早的年代。一个光辉的例子是血液循环的发现。这要归功于威廉·哈维,他于1615年完成了这一发现。当时还没有显微镜,哈维终其一生从未看到过微血管。他的发现完全是按照力学原理逻辑推理的结果,是一个完全"理论"性的结论。

哈维曾跟伽利略学习过。早在1615年哈维就已形成了血液循环的看法,但直到1628年才发表。这期间,哈维运用伽利略的测量原理,根据流动的力学规律,最终才明确得出了血液只能顺一个方向流动,循环的存在乃是心脏功能的必要条件这一理论结论。实际上,微血管直到1661年才被马尔切洛·马尔皮吉(Marcello Malpighi)所发现,比哈维作出的预言晚了45年。

伽利略在成为著名的物理学家之前,是一位医科学校的学生。他找到了摆长与周期的定量关系,并用摆来测定人的心率,用与心搏合拍的摆长来表达心率。

波雷里(Giovanni Alfonso Borelli)是意大利杰出的数学家和天文学家。他的《论动物的运动》(1680年)一书在医科院校里可称为生物力学的经典之作。他成功地阐明了肌肉的运动和动物自身的运动问题。

建立了杨氏弹性模量的托马斯·杨(Thomas Young)曾是伦敦的一位医生。当杨试图认识人类的声音时,转而研究振动机理,从而导致"干涉原理"的建立。他进而创立了光的波动理论,使他在物理学界赢得了持久的声誉。

流体力学家伯努利(Jeam Louis Poiseuille)原来也是一位医学专业的学生。在他就读医学专业时就创造了用水银计来测量狗主动脉血压的方法。毕业后,在他研究血液流量的规律时,发现了黏性流体的伯努利定律。该定律是流体力学的基础定律之一,伯努利本人也成了流体力学的奠基者而留名于世。

亥姆霍兹(H.L.Helmholtz 堪称为"生物工程之父"。他先后在柯尼斯堡(Konigsberg)大学任生理学和病理学教授,在波恩大学担任解剖学和生物学教授,在海德堡大学任生理学教授,最后在柏林大学担任物理学教授。他刚从医学院校毕业在军队服役时,便写出了论述能量守恒定律的论文。他揭示了眼的聚焦机理,并继杨之后系统地阐述了色视觉的三色理论。他发明了晶状体镜并用以研究眼球晶体的变化,发明了眼底镜并用以观察视网膜。他第一次测定了神经脉冲的传播速度并确定为 30m/s。他还指出肌肉收缩释放的热是动物热的重要来源。

德国医伍尔夫(Julius Wolff)在 1892 年提出的骨改建定律,既活骨随着受的应力和应变的改变而发生变化,至今仍是骨力学的重要基础理论。

生理学家斐克(Fick)是质量传递的扩散定律的创建人。弗兰克(Frank)提出了心脏的流体力学理论。斯塔林(Starling)提出物质透过膜的传输定律,并说明了人体内水平衡的问题。克罗赫(Krogh)由于对微循环的贡献而获诺贝尔生理学或医学奖。希尔(Hill)则因肌肉力学的研究而获诺贝尔生理学或医学奖,等等。他们的贡献为生物力学奠定了基础。

上述一系列科学史实表明,物理学与医学在研究问题的思维方法及其科学原理方面具有共通性。物理学建立的概念、研究问题的方法及研究过程中发展成熟的物理思想极大地升华了人类对自然界的认识。正确运用物理学的概念和规律,理论和方法来研究生命现象,将使我们对生命世界有更深刻的认识,也必将大大提高医疗水平。物理学的理论和方法正在对生命现象本质的研究不断做出新的贡献。

另一方面,物理学所提供的技术和方法已日益广泛应用于生命科学、医学和药学研究以及临床医疗实践之中,并且不断更新。例如,光学显微镜、X 线透视和照片、放射性核素在医药学上的应用已是人们早已熟知的。而现代电子显微镜与光学显微镜相比,分辨率提高了近千倍,成为研究细胞内部超微结构的重要工具,计算机 X 射线断层摄影术(X-CT)与通常 X 线诊断相比,其灵敏度提高了百倍,磁共振成像(MRI)技术既能显示解剖学图像,又能显示反映功能和代谢过程与生化信息的图像,为医学提供了一种崭新的诊断技术。各种光纤内镜取代了刚性导管内镜,提高了疾病的诊断率,减轻了病人的痛苦。物理治疗除常见的热疗、电疗、光疗、放疗、超声治疗等方法外,还应用低温冷冻、微波、激光等手段。电子计算机不仅应用于研究人体生理和病理过程中的各种控制调节,而且用于辅助诊断、自动监护和医院管理。在研究生物大分子本身的结构、构象、能量状态及其变化,以及这些状态和变化与功能之间的关系方面,除应用了物理学中的量子力学方法外,还普遍应用了物理学中的各种光谱和波谱技术等,如电子自旋共振谱、磁共振谱、激光拉曼谱、圆二色术、旋光色散、红外光谱、荧光偏振、X 射线衍射、光散射以及激光全息等物理技术。

物理学在理论上和技术上的新成就不断为生命科学和医药学的发展提供理论基础和技术方法。反过来,生命科学和医药学的发展,又不断地向物理学提供新的研究课题,二者互相促进、相辅相成。总之,物理学与生命科学的关系可归结为两个主要方面:①物理学知识是揭示生命现象不可缺少的基础;②物理学所提供的技术和方法为生命科学的研究、临床实践开辟了许多新的途径。

第一章

物体的弹性

【学习要求】

1. 了解力的平衡及医学应用。
2. 掌握应力、应变、弹性模量诸概念。
3. 理解黏弹性物质及其特性。
4. 了解骨骼和肌肉的力学特性。

学习物体的弹性,以及物体处于平衡状态时所满足的条件和规律,是研究人体力学所必备的基础知识。在力学中,我们把静止状态、匀速直线运动状态以及匀速定轴转动状态均称为平衡状态(equilibrium state)。但在研究物体的平衡时,人们常忽略在外力作用下物体的形状或大小的改变,这时我们把物体称为刚体。刚体是一个理想模型。然而,实际上任何一个物体在外力的作用下,它的形状或大小都要发生一定的变化,这一变化称为形变(deformation)。当形变在一定限度内时,外力去掉后,物体能恢复原状,物体的这一性质称为弹性(elasticity)。因此,研究物体的形变与引起形变的力之间的关系,不仅对力学和工程技术,而且对生物学、生物力学、医学和医学工程学都有重要的意义。

本章主要讨论应力、应变、弹性模量和物体的黏弹性等内容。

第一节 物体的平衡

当刚体处于平衡状态时,其平动加速度必须为零。由牛顿第二定律可知,作用在该刚体上的外力的矢量和必须为零。同时该刚体的角加速度也必须为零,即作用在该刚体上的外力对任一转轴的力矩之和也必须为零。这就是使刚体处于平衡状态时所应该满足的条件。用数学公式表达出来,即:

$$\Sigma F_i = 0$$
$$\Sigma M_i = 0 \tag{1-1}$$

应该指出,方程组(1-1)中力、力矩之和是矢量和,只在一些特殊情况下才是代数和。

1. 刚体在共点力系作用下的平衡

一个刚体同时受到几个外力的作用,如果这些外力的作用点为一点,或这些外力的作用线或作用线的延长线相交于一点,则这些外力称为共点力系(system of cocurrent forces)。对于共点力系来说,如果它们的合力等于零,很容易证明它们对任一轴的合力矩也必然等于零。因此,刚体在共点力系作用下处于平衡状态时,所满足的条件可以简化为共点力系的合力等于零。

$$\sum F_i = 0 \tag{1-2}$$

如果刚体所受的共点力系由两个力组成,当该刚体处于平衡状态时,由公式(1-2)知,这两个力必然大小相等、方向相反、作用线在一条直线上。例如,一个人用一只脚站立在地面上而处于平衡状态时的情况。把人作为整体考虑其受力状况而不分析他身体各关节上的受力情况,那么视人的整体为被隔离物,他受到自身重力 W 和地面支持力 N 的作用。W 与 N 必定大小相等、方向相反,并且 W 的作用线必通过站立脚和地面的接触面,且与支持力 N 的作用线成一条直线。即 W 和 N 为平衡的共点力。

如果刚体所受的共点力系由三个力组成,当该刚体平衡时,由公式(1-2)知这三个力的合力为零。由力的合成的多边形法则知,将这三个力首尾相接必然组成一个三角形。三角形三条边一定处于同一平面内,所以这三个力同时还组成平面力系。

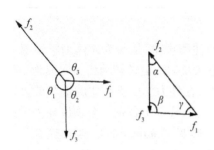

图1-1 共点力系的三力平衡

设三个力 f_1、f_2、f_3 构成平衡的共点力系。按力的合成的多边形法则,三个力 f_1、f_2、f_3 必然组成一个三角形且同在一个平面内,如图 1-1 所示,由正弦定理知:

$$\frac{f_1}{\sin\alpha} = \frac{f_2}{\sin\beta} = \frac{f_3}{\sin\gamma}$$

由于 $\alpha = \pi - \theta_1, \beta = \pi - \theta_2, \gamma = \pi - \theta_3$,故有

$$\frac{f_1}{\sin\theta_1} = \frac{f_2}{\sin\theta_2} = \frac{f_3}{\sin\theta_3} \tag{1-3}$$

公式(1-3)称为拉密定理(Lami's theorem)。它表明:一个刚体受到由三个力构成的共点力系的作用而处于平衡状态时,其中每个力的大小与其他两个力所夹角的正弦成正比,这三个力共处同一平面内。

拉密定理是两个独立的方程式,即它为一方程组,其中有五个变量:三个力的大小和两个角。在五个变量中如有三个为已知,就可以求得其余的两变量。

如果刚体所受的共点力系由四个或四个以上的力组成,当该刚体处于平衡状态时,由公式(1-2)知这些力的合力为零。一般情况下,这些力并不在同一平面内而为空间力系。

设 f_1、f_2、f_3、f_4 为平衡的共点力系,则

$$f_1 + f_2 + f_3 + f_4 = 0 \tag{1-4}$$

公式(1-4)为矢量式,若建立空间直角坐标系,则公式(1-4)可写为:

$$f_{1x} + f_{2x} + f_{3x} + f_{4x} = 0$$
$$f_{1y} + f_{2y} + f_{3y} + f_{4y} = 0$$
$$f_{1z} + f_{2z} + f_{3z} + f_{4z} = 0 \tag{1-5}$$

方程组(1-5)中有十二个变量,需要知道其中的九个才能对方程组(1-5)求解。

2. 刚体在平面力系作用下的平衡

一个刚体同时受到几个外力的作用,如果这些外力的作用线共处于同一平面内,则这些外力构成平面力系(system of coplanar forces)。对于平面力系来说,它们对任一转轴的力矩只有

正、负之分,并且这些外力也只在平面坐标系内分解。因此,刚体在平面力系的作用下处于平衡状态时,所应满足的条件可以写为:

$$\Sigma F_{ix}=0$$
$$\Sigma F_{iy}=0$$
$$\Sigma M=0 \tag{1-6}$$

方程组(1-6)中的力矩之和是代数和。

2.1 力偶

刚体在两个力的作用下处于平衡状态时,它们必定构成共点力系,且在同一平面内。也就是说,使刚体处于平衡状态的两个力,必定构成共点的平面力系,其平衡条件为公式(1-2)。

作用在同一刚体上的大小相等、方向相反的两个非共点力,它们的作用线必定互相平行而不重合。这样的一对力称为力偶(couple)。

图1-2表示一对力组成的力偶。其中每个力的大小均为F,它们间的垂直距离为l,它们的矢量和为零。矢量和为零意味着力偶对刚体不产生平动的效果。

选任意轴作转轴,譬如选垂直纸面通过O点的直线作转轴。组成力偶的两个力绕此转轴的合力矩为:

$$\Sigma M = Fl_2 - Fl_1 = Fl$$

合力矩不等于零意味着:力偶对刚体作用的效果是产生加速转动。力偶产生的总的转动力矩中不出现各自的力臂l_1、l_2,这意味着绕垂直力偶所在平面的任意轴,力偶所产生的转动力矩都是相等的,并且等于两力作用线间的垂直距离与两力中任一力的乘积。我们称这一转动力矩为力偶矩(moment of couple)。

受力偶作用的刚体将产生加速转动。刚体只有在受到另一个产生相等力偶矩且方向相反的力偶作用时,才能保持平衡。

归纳上述,使刚体处于平衡状态的两个力,一定是共点的平衡力。非共点的两个力不可能使刚体平衡。所以,使刚体处于平衡状态的非共点的平面力系一定由三个及三个以上的力构成。

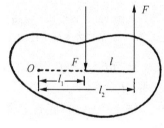

图1-2 力偶

2.2 定理

作用于同一刚体上使其处于平衡状态的三个力,必为平面力系。

证明:设作用于某刚体的三个力f_1、f_2、f_3使该刚体处于平衡状态。如果力f_1、f_2、f_3共点,则由拉密定理知,它们必为平面力系。现设f_1、f_2、f_3不共点,其作用点分别为a,b,c,如图1-3所示,根据刚体的平衡条件有:

$$f_1+f_2+f_3=0$$
$$M_1+M_2+M_3=0$$

现在在f_1的作用点a上分别加上与力f_2和f_3大小相等、方

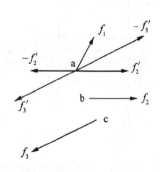

图1-3 平衡的三个力为平面力系

向平行的两对平衡力 f_2' 与 $-f_2'$，以及 f_3' 与 $-f_3'$ 则并不改变刚体的平衡状态，即：

$$f_1+f_2'+f_3'+f_2+(-f_2')+f_3+(-f_3')=0 \qquad (1)$$

$$M_1+M_2'+M_3'+M_2+(-M_2')+M_3+(-M_3')=0 \qquad (2)$$

刚体这时受到共点力系 f_1、f_2'、f_3'，以及两对力偶 f_2 与 $-f_2'$，f_3 与 $-f_3'$ 的共同作用。由于 f_2 与 f_2'，f_3 与 f_3' 为大小相等，方向相同的力，故而共点力系 f_1、f_2' 和 f_3' 为平衡力。于是由方程组（1）和（2）可知，力偶 f_2 与 $-f_2'$ 以及 f_3 与 $-f_3'$，一定是彼此平衡的力偶。这两对平衡力偶的力偶矩一定大小相等、方向相反，力偶的作用面必定平行或重合。由于两对力偶的作用面均过 a 点，故而它们的作用面只能重合，即 f_2 与 f_3 共面。

同理可证 f_1 与 f_2 共面，f_1 与 f_3 共面，即证明了作用于同一刚体并使其处于平衡状态的三个力 f_1、f_2、f_3 必为平面力系。

2.3 平面平行力系作用下刚体的平衡

构成平面力系的各个力的作用线彼此互相平行，则称这些力构成平面平行力系。

定理:平衡的共面而非共点的三个力,必构成平行力系。

证明:设三个力 f_1，f_2 与 f_3 为共面而不共点的平衡力，即它们作用在同一刚体上使该刚体达到平衡。设这三个力 f_1、f_2 与 f_3 和所决定的平面为纸面，它们的作用点分别为 a、b 和 c，如图 1-4 所示。

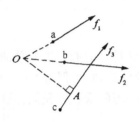

图 1-4　平衡非共点的三个力为平面平行力

假定 f_1 与 f_2 不平行，两者作用线的延长线交于 O 点，因为 f_3 与 f_1、f_2 为非共点力，则力 f_3 的作用线或其延长线不可能过 O 点。设点 O 到 f_3 的垂直距离为 OA，若选过 O 点与纸面垂直的直线作转轴，则 f_1、f_2 和 f_3 的总的转动力矩为:

$$\sum M = M_3 = f_3 \cdot OA \neq 0$$

这与 f_1、f_2 和 f_3 组成平衡力的前提条件不符，故而 f_1 与 f_2 必相互平行。利用反证法同样可以证明:f_1 平行于 f_3，f_2 平行于 f_3，即平衡的共面而非共点的三个力 f_1、f_2 与 f_3，必构成平行力系。

例 1-1 上臂竖直上举,肘关节屈曲 90°,前臂位于头顶上方时,分析计算肘关节承受的作用力。

解: 把前臂隔离开来分析其受力,如图 1-5 所示。可以认为前臂共受有三个力:前臂的重力 W,已知其大小为 20N(牛顿),方向竖直向下,其作用点在前臂重心,它距肘关节转动轴约 13cm。

肱三头肌肌腱的拉力 F_m。已知其方向和作用点,上肢处于这一位置时,解剖学给出拉力 F_m 的方向竖直向下,作用点是肱三头肌在尺骨的附着点,距肘关节转动轴约 3cm 处。未知拉力 F_m 的大小。

作用于肘关节中尺骨滑车窝上的力 F_j。已知其作用点过肘关节的转动轴心,未知其大小和方向。

重力 W 和肱三头肌力 F_m 均在竖直方向与前臂轴

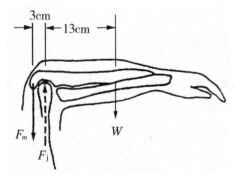

图 1-5　上臂上举,肘屈曲 90° 时,前臂的受力图

线相垂直,它们为非共点的平行力。作为近似,认为三个力 $\boldsymbol{W}$、$\boldsymbol{F}_m$ 和 $\boldsymbol{F}_j$ 共处同一平面内,由上述定理知,使前臂处于平衡状态的这三个非共点力彼此平行。根据刚体达到平衡时的条件:方程组(1-6),选肘关节轴为转动轴,则有:

$$W\,a = F_m b$$
$$F_j = W + F_m$$

式中,$a = 13\,\text{cm}$,$b = 3\,\text{cm}$,$W = 20\,\text{N}$,代入上式得到 $F_m = 87\,\text{N}$,$F_j = 107\,\text{N}$,F_j 的方向竖直向上。

2.4 平面非平行力系作用下刚体的平衡

由四个力构成的平面力系,特殊情况下它们是平行力,但一般情况下,它们不是平行力。设刚体在平面力系 f_1、f_2、f_3 和 f_4 的作用下处于平衡状态。在这四个力所决定的平面上取平面直角坐标系。f_1、f_2、f_3 和 f_4 的作用点在该坐标系中的坐标分别为:(x_1, y_1)、(x_2, y_2)、(x_3, y_3)、(x_4, y_4)。

根据刚体平衡的条件方程组(1-6)应有:

$$\begin{cases} f_{1x}+f_{2x}+f_{3x}+f_{4x}=0 \\ f_{1y}+f_{2y}+f_{3y}+f_{4y}=0 \\ f_{1y}x_1-f_{1x}y_1+f_{2y}x_2-f_{2x}y_2+f_{3y}x_3-f_{3x}y_3+f_{4y}x_4-f_{4x}y_4=0 \end{cases} \tag{1-7}$$

方程组(1-7)共有十六个变量,应该知道其中的十三个,才能对该方程组求解。

总结以上的阐述,可归纳如下:

(1)刚体在两个力的作用下处于平衡状态时,这两个力一定大小相等、方向相反、作用线为一直线,构成共点力系。

(2)刚体在三个力的作用下处于平衡状态时,这三个力一定构成平面力系,它们或者构成共点的非平行的平面力系,并遵从拉密定理;或者构成非共点的平行的平面力系。

(3)刚体在四个及四个以上的力作用下处于平衡状态时,这些力可能构成共点力系或平面力系,但一般情况下构成空间力系。平衡条件是方程组(1-1),即它们的合力等于零,它们对任意轴的总的转动力矩也等于零。计算时,要选取相应的空间坐标系。

3. 静力分析举例

3.1 受力分析与受力图

对物体(或物体的一部分)进行受力分析时,通常采用隔离物体法。这一方法的基本步骤是:首先把物体(或物体的一部分)从周围物体(或物体的其他部分)中隔离出来,即正确选择隔离物;其次,找出隔离物受的所有外力,特别注意:物体其他部分对这一部分的作用力属于外力;最后,根据所有这些外力的作用状况列出隔离物的平衡方程,并进行力学计算和问题讨论。

应用隔离物体法对关节做完整的静力学分析时,应包括施加在此关节上的所有力。这种分析极为复杂,因此常使用简化法找出作用在关节上的主要力进行分析。简化分析的结果所求得的关节上所承受的载荷,只是近似值,并且比实际承受的载荷要小。下面举例说明。

例1-2 求一侧下肢正在举腿登梯时,作用在另一侧负重下肢的胫股关节上的作用力。

解:将负重侧的小腿同身体的其他部分隔离开来,绘出登梯时的隔离物受力图,如图1-6所示,略去次要因素用简化法寻找出小腿所受的主要作用力有:

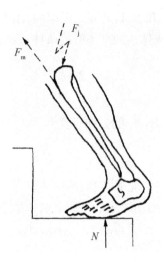

图1-6 登梯时负重侧小腿
所受的三个主要作用力

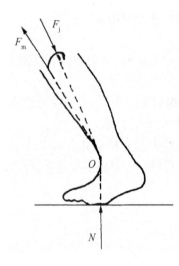

图1-7 上图的三个主要作用
力组成平衡的共点平面力

地面的支持力 N，已知其大小等于体重，其方向为竖直向上，作用点在足与地面间的接触点。

髌韧带力 F_m，已知其方向是沿着髌韧带离开膝关节指向，作用点是髌韧带在胫骨粗隆上的附着点，但不知其大小。

作用在胫股关节上的力 F_j，只知其作用点是胫骨和股骨髁之间关节表面的接触点，但不知其大小和方向。

这里我们略去了小腿自身的重力这一次要因素。一般它只有体重的 1/10，通常情况下可以忽略。

将上述三个力标示在隔离物体图上，见图1-7：延长支持力 N 和髌韧带力 F_m 的作用线，两者相交于 O 点。由于负重一侧下肢处于平衡状态，现已知力 N 和 F_m 相交，则胫股关节上的作用力 F_j 与力 N、F_m 必组成共点平面力系。于是，连接力 F_j 的作用点与 O 点即得到力 F_j 的方向。根据已知条件和物体在三个共点平面力作用下的平衡条件——拉密定理，即可求得髌韧带力 F_m 和胫股关节上的作用力 F_j 的大小。在本例中，髌韧带力 F_m 等于 3.2 倍的体重，作用在胫股关节上的力 F_j 等于 4.1 倍的体重。

应该指出，在单侧下肢负重时，除髌韧带力为主要肌力外，还有一些其他肌力也起作用。由于略去其他肌力的作用，本例计算出的作用在胫股关节上的力小于实际发生的情况。可见，肌力对作用在胫股关节上的力的影响远远大于体重所引起的地面支持力的影响。另外，我们还假定了支持力 N、髌韧带力 F_m 和胫股关节上的力 F_j 组成平面力系。

3.2 腰段脊柱的静力学分析

3.2.1 身体姿势对腰段脊柱载荷的影响

人体站立时身体上部的重心在脊柱前方，躯干的重力线通常位于第 4 腰椎椎体中心的腹侧，这意味着重力线在脊柱所有节段的活动横轴的腹侧，从而使活动节段获得向前的弯曲力矩，这需要韧带力和背肌肌力加以平衡。

无靠背放松端坐时，骨盆后倾而腰段脊柱前凸变直，躯干重量的重力线向前移动更加远离脊柱，使躯干重力有一个较长的力臂，这一较长的力臂使腰段脊柱所受力矩增大，从而使无靠背放松端坐时腰段脊柱承受的载荷比放松直立时要大。无靠背挺直端坐时，骨盆前倾腰段脊柱前凸变大，使其所受载荷有所降低，但仍超过放松直立时的情况，见图1-8。图中竖直线为上部身体的重力线。

3.2.2 提物对腰段脊柱载荷的影响

提物是外界对脊柱施加载荷的最常见的形式。提物时有下列因素影响脊柱上的载荷：

（1）所提物体与脊柱活动中心之间的相对位置；

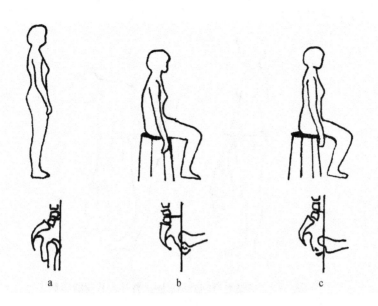

图 1-8 三种姿势下腰段脊柱所受载荷的比较

a.放松直立位时受载荷量小;b.无靠背放松端坐位时受载荷量大;c.无靠背挺直端坐位时居中

（2）脊柱的屈曲或旋转程度；

（3）所提物体的性质:体积、形状、重量、密度等。

例 1-3 如果物体的重量、形状相同,但体积不同,那么物体体积越大其重力对于腰段脊柱转动轴的力臂就越长,这样腰段脊柱受的弯曲力矩就越大。

当身体前屈提物时,不仅物体的重力,而且身体上部的重力均能在腰段脊柱上形成弯曲力矩,并且这种弯矩大于身体直立时的情况,从而导致腰段脊柱承受的载荷增加。如图 1-9 所示,人身体上部的重量为 450N,所提物体的重量为 200N,当人直立提物时,重物力 F 与人身体上部重力 W 相对腰段脊柱转轴的力臂分别为 30cm 和 2cm,见图 1-9a。因此人直立提物时腰段脊柱受的弯曲力矩是:

$$200\times0.3+450\times0.02=69(\text{N·m})$$

当人前屈提物时,重物力 F 与人身体上部重力 W 相对腰段脊柱转轴的力臂分别增加到 40cm 与 25cm,见图 1-9b,这时腰段脊柱受的弯曲力矩是:

$$200\times0.4+450\times0.25=192.5(\text{N·m})$$

两者相比,人前屈提物将使腰段脊柱上受的载荷大大增加。

一般认为提物时膝关节屈曲可降低腰段脊柱上的载荷。因为屈膝提物可使所提重物更靠近躯干,从而减小其对于腰段脊柱转轴的力臂。但是,如果提物方式不当,如在膝的前方把物体提起,则并不能减小腰段脊柱上受的载荷,反而会使其所受载荷增加。因为膝前提物会使重物离躯干较远,从而增大其对于腰段脊柱转轴的力臂。

图 1-10 给出膝关节屈曲半弯腰和上体竖直两种姿势提升重物时,第 5 腰椎 L_5 与骶骨 S 间椎间盘 L_5/S 的受力情况。可以看出,所提重物相同时,半弯腰屈膝提物要比直腰屈膝提物的

情况脊柱要承受大得多的压力。

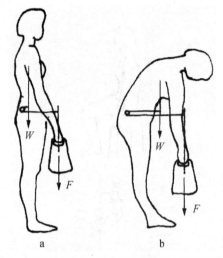

图 1-9　提物时身体姿势对腰段脊柱上载荷的影响

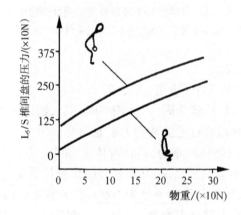

图 1-10　以两种姿势提升重物时腰椎下端承受的压力

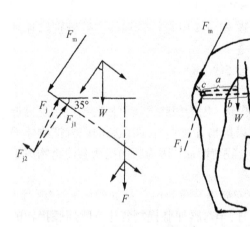

图 1-11　人前倾 35° 提物时 L_5/S 的受力图

研究表明，腰段脊柱对弯曲载荷的抵抗能力小于对压缩载荷的抵抗能力。因此，提物的姿势应尽力使所提重物直接以压缩载荷的形式作用于腰段脊柱。

例 1-4　一个体重 70kg 的人，躯干前倾 35°（与竖直方向的夹角）提取重 20kg 的物体时，求作用于第 5 腰椎与骶骨间椎间盘 L_5/S 上的力。把骶骨以上躯体视为隔离物体进行受力分析，见图 1-11。

上部躯体的重力 W。已知其大小约为体重的 65%，即 450N（牛顿），方向竖直向下，作用点是上部躯体的重心,重力 W 相对 L_5/S 的弯曲轴的力臂为 0.25m。

所提重物的重力 F。已知其大小为 200N,方向竖直向下,作用点在手心,重力 F 相对 L_5/S 的弯曲轴的力臂为 0.40m。

骶棘肌收缩产生的力 F_m。由解剖学结构已知其方向:与竖直方向成 35° 指向斜下方,并知其作用点:肌力 F_m 相对 L_5/S 的弯曲轴的力臂为 0.05m,未知其大小。

第 5 腰椎与骶骨间椎间盘 L_5/S 上的作用力 F_j。已知其作用点在 L_5/S 上并过其弯曲轴,未知其大小和方向。

上述四个力可视为平面力系。现选 L_5/S 的弯曲轴为转动轴,根据物体平衡条件:合力矩为零,应有:

$$Fa + Wb - F_m c = 0 \tag{1-8}$$

(1-8)式中 a、b、c 分别为力 F、W、F_m 相对 L_5/S 的弯曲轴的力臂。现在选力 F_m 的方向和与它垂直的方向作为直角坐标系的两个坐标轴,把上述四个力在此两方向上进行分解,根据物体平衡条件:合力等于零,可得:

$$F\cos 35° + W\cos 35° + F_m - F_{j1} = 0$$
$$F\sin 35° + W\sin 35° - F_{j2} = 0 \tag{1-9}$$

方程组(1-9)中的 F_{j1}、F_{j2} 是作用在 L_5/S 上的力 F_j 的分力。F_{j1} 与力 F_m 的方向相反,是对椎间盘 L_5/S 的压力,F_{j2} 与力 F_m 相垂直,是对 L_5/S 的剪切力。

联立方程(1-8)和方程组(1-9),求解得出:

$$F_m = 3850N \qquad F_{j1} = 4382N \qquad F_{j2} = 373N$$

由此得椎间盘 L_5/S 上的作用力 F_j 的大小为:

$$F_j = \sqrt{F_{j1}^2 + F_{j2}^2} \approx 4398N$$

F_j 的方向:与竖直方向成 30° 斜向上方。

应该指出:上述计算只能得出腰椎上载荷的粗略近似值,特别是在提较重物体时更是如此,因为我们忽略了能减轻腰椎所受载荷的一些肌力的作用以及腹内压的作用。研究表明,当提取重物时腹内压可明显减小腰椎所受载荷,增加腹内压所需的肌肉活动由腹横肌和腹斜肌完成。当腹内压为 P 时,它在沿脊柱轴线方向上可以产生一个向上的合力 $F_A = PA$。其中,A 为腹腔在与脊柱轴线相垂直平面上的投影面积。若考虑腹内压对腰椎所受载荷的影响,则上述平衡条件(1-8)和(1-9)式应修改为:

$$Fa + Wb - F_m c - PAd = 0$$
$$F\cos 35° + W\cos 35° + F_m - F_{j1} - PA = 0$$
$$F\sin 35° + W\sin 35° - F_{j2} = 0$$

很明显这时得到的骶棘肌力 F_m 和椎间盘 L_5/S 上的作用力 F_j 均小于未考虑腹内压 P 时的情况。并且,腹内压 P 越大,越能明显地减小腰椎所受的载荷。

第二节　应力和应变

任何实际的物体在外力的作用下,它的形状或大小总是发生改变的,那怕是很轻微的改变。现在讨论物体的形状或大小的改变与引起这一改变的力之间的关系。

1. 正应力和正应变

图1-12表示横截面积为 S 的棒,在棒的两端各加大小相等而方向相反的力 F,图1-12a表示棒受到拉力的情况,称棒处于张力状态(tensile state);图1-12b表示棒受到压力的情况,称棒处于压力状态(state of pressure)。设想在棒中做一与棒轴垂直的截面,如图中虚线所示。由于外力 F 的作用,通过棒对力 F 的传递,棒内截面两侧部分互施有一个大小相等、方向相反的作用力与反作用力,我们称它们为内力(internal force),图1-12中所示的内力,其大小也是 F,方向与截面垂直。应该指出:物体所受到的外界的作用力为外力。物体受外力作用而变形,同时在物体内部各部分之间产生相互的作用力。这种物体内部的相互作用力为内力。内力是由外力引发的。

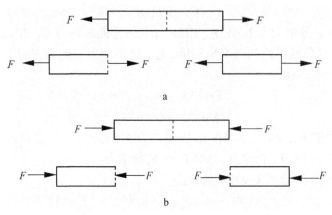

图1-12 正应力作用下的棒
a.张应力;b.压应力

我们把垂直作用在物体某截面上的内力 F 与该截面面积 S 的比值,定义为物体在此截面处所受的正应力(normal stress)。图1-12a表示的是张应力(tensile stress),图1-12b表示的是压应力(compressive stress)。以 σ 表示正应力,则有

$$\sigma = \frac{F}{S} \tag{1-10}$$

上述正应力定义是欧拉(Eular)给出的。物体在正应力作用下要发生形变,形变过程中物体的截面积不断发生变化。欧拉定义中的截面积 S 是随时间变化的。在工程材料中物体截面积的改变量一般很小,常可忽略。对生物组织来说,其改变量一般很大,截面积的变化不能忽略,同时截面积的变化过程常无法测量。拉格朗日(Lagrange)提出用物体的初始截面积 S_0 代替变化的截面积 S 给正应力下定义。即垂直作用在物体某截面上的内力 F,与该截面初始面积 S_0 的比值,称为该物体在此截面处所受的正应力。以 T 表示拉格朗日定义的正应力,则

$$T = \frac{F}{S_0} \tag{1-11}$$

物体受到拉力或压力的作用时,在忽略它的体积变化的情况下,物体所发生的形变就是它的长度变化。例如一根细长的棒受正应力的情况。设细棒原来的长度为 l_0,在外力作用下,细棒受到正应力作用其长度改变到 l,长度的改变量则为 $\Delta l = l - l_0$。实验表明:不同大小的外力使棒受到正应力不同,引起的长度改变量不同;同样大小的外力使棒受到同样大小的正应力,但由于

细棒原长不同而引起的长度改变量也不同,但是,在细棒受到一定正应力的情况下,细棒长度的改变量 Δl 与其原长 l_0 的比值则是一定的。我们定义物体在正应力作用下单位长度所发生的改变量,即比值 $\Delta l/l_0$ 为正应变(normal strain)。正应变反映着物体形变的程度。以 ε 表示正应变,则有

$$\varepsilon = \frac{\Delta l}{l_0} \tag{1-12}$$

对于物体受张应力而伸长的情况,$\Delta l>0$,称为张应变(tensile strain);对于物体受压力而缩短的情况,$\Delta l<0$,称为压应变(compressive strain)。

反映物体长度改变情况的,还有伸长比这个物理量。细棒在正应力作用下,形变后的长度 l 与原来长度 l_0 的比值,称为该细棒的伸长比。以 λ 表示它,则

$$\lambda = \frac{l}{l_0} \tag{1-13}$$

对于张应变,$\lambda>1$ 为伸长情况;对于压应变,$\lambda<1$ 为缩短情况。

2. 切应力和切应变

物体受外力作用的另一种情况是外力的方向和它的作用面相平行,如图 1-13 所示。图中物体原为立方体,受外力 F 的作用后发生形变而为平行六面体。设想一个与物体上底面、下底面相平行的截面,如图中虚线所示。由力的传递,截面上、下两部分也互施有内力,它们是大小相等,方向相反的作用力与反作用力。图 1-13 中所示的内力,其大小等于外力 F,方向与截面平行。

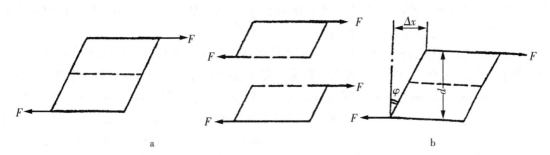

a   b

图 1-13　切应力作用下发生切应变

a.切应力;b.切应变

我们把平行作用在物体某截面上的内力 F 与该截面面积 S 的比值,定义为物体在此截面处所受的切应力(shearing stress),以 τ 表示,则有

$$\tau = \frac{F}{S} \tag{1-14}$$

实验表明:物体受切应力作用时,它只有形状的变化而没有体积的改变,并且和底面距离不同的截面移动的距离也不同。但是,某截面移动的距离 Δx 与该截面到底面的距离 d(见图 1-13)的比值,在一定的切应力作用下对不同的截面来说都是相等的。我们称这一比值为切应变(shearing strain)。它反映着物体发生切变的程度。以 γ 表示切应变,则有

$$\gamma = \frac{\Delta x}{d} = \text{tg}\varphi \qquad (1\text{-}15)$$

式中φ角为物体发生切变时,切变面移动的角度,如图1-13所示,在角φ很小的情况下,上式可以写成

$$\gamma = \varphi \qquad (1\text{-}15a)$$

3. 体应变

物体受某种外力的作用,其形状不发生改变只发生体积的变化时,其体积的改变量ΔV与原体积V_0的比值,称为体应变(bulk strain)。以θ表示体应变,则有

$$\theta = \frac{\Delta V}{V_0} \qquad (1\text{-}16)$$

引起体应变的应力常由物体所受的来自各个方向的均匀压强所产生。如等温条件下,气体压强改变所引起的气体体积的变化。对流体的热胀冷缩、血液在心脏和主动脉中的流动、肺的呼吸等情况,体应变的概念常被用到。

综上所述,应力就是作用在单位截面上的内力,它反映物体受有外力时,其内部各部分之间相互作用的情况。应力的国际制单位是Pa(帕斯卡),$1\text{Pa} = 1\text{N}\cdot\text{m}^{-2}$。应变是反映物体受外力作用而产生应力时,所引起的形状或大小的相对改变程度的一个物理量,它是一个无量纲的物理量。

应该指出:应力的产生以及由此发生的应变不一定非由机械外力引起。热效应也能产生应力,称为热应力(thermal stress)。如冬天室外水管的冻裂,就是由于温度改变所引起的应力导致的。再如近年来的研究发现,骨骼中存在着逆压电效应,即施加一个电场到骨骼上,可以在其中产生应力和应变,这是由电的因素导致的。

还应该指出:一定的外力,在物体的不同截面处所产生的内力以及相应的应力一般说来是不相同的,并且内力也不一定等于外力。物体内部各处应力的大小和方向的分布情况,称为应力分布(stress distribution)。为形象描述应力分布,我们引入应力线(stress line)概念。应力线是在物体内部设想的一组曲线,曲线上各点的切线方向是该点处的应力方向,曲线的密集程度反映该点处应力的大小。例如人体体重和地面支持力经过传递作用于人的股骨上段,由这些外力所引起的股骨上段内部的应力分布如图1-14所示。图中虚线为应力线,它分为两组,一组为压力线,一组为张力线,沿压力线方向股骨上段受到的是压应力,即受挤压;沿张力线方向股骨上段受到的是张应力,即受拉伸。股骨上段在应力线密集的部位受到的应力大,稀疏的部位受到的应力小。

最后要指出:物体受应力作用实际所发生的应变并非单一的正应变或切应变形式,而是很复杂的;它们可能同时发生,如弯曲、扭曲等。但复杂的应变形式都是由正应变与切应变组合而成的。

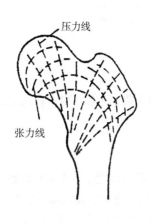

图1-14 股骨上段应力分布

第三节　弹性模量

1. 应力—应变关系曲线

应力和由它产生的应变之间的关系，对不同材料来说互不相同，但都有着共同的基本特征。图 1–15 给出金属材料的典型的张应力与张应变之间的关系曲线。曲线的开始部分，由 O 点到 a 点应变和应力间呈现出正比关系，a 点所对应的应力是应力—应变关系呈正比关系时的最大应力，称为正比极限（direct ratio limit）。由 a 点到 b 点应变和应力不再成正比。但是，在由 O 点到 b 点的范围内，当除去外力时，材料都能恢复原来的形状和大小。我们称材料处于弹性形变范围内，b 点对应的应力即材料处于弹性形变范围内的最大应力，称为弹性极限（elastic limit），b 点又称为屈服点（yield point）。在弹性形变范围内，物体呈现出弹性。超过弹性形变范围，即超过屈服点 b 以后，当除去外力时材料已不能恢复原来的形状和大小，出现了永久变形，我们称材料发生了塑性形变。在塑性形变范围内，物体呈现出塑性。当应力继续增大，达到 c 点时，材料断裂，称 c 点为断裂点（fracture point），称这时的应力为材料的抗断强度（break strength）。物体受张应力的作用，发生断裂时的张应力称抗张强度（tensile strength）；物体受压应力作用，发生断裂时的压应力称抗压强度（compressive strength）。能发生较大塑性形变的材料，即应力—应变关系曲线中 bc 段的应变范围较大，称这种材料具有延展性（extensibility），或称这种材料为塑性材料。反之，称材料具有脆性（brittleness），或称材料为脆性材料。

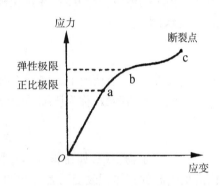

图 1–15　应力—应变关系曲线

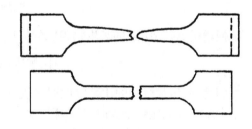

图 1–16　塑性和脆性材料的断裂面

这两类典型材料断裂时的断面反映了它们间应变量的差异，见图 1–16。塑性材料断裂后不能拼合成原形，并较断裂前有明显变形，而脆性材料断裂后可以拼合成原形，且变形量很小。

当讨论材料的力学性质时，还必须注意到所有材料都会呈现出疲劳现象。即，材料在经过许多次的施加载荷和撤去载荷以后，它们的抗断强度将逐渐减小，最终甚至在很微弱的应力作用下材料也会损坏。材料的这种断裂称为疲劳断裂。在制造人工假肢时，如研制插入到骨骼裂缝中的销钉时，必须要考虑到这种疲劳效应。

2. 弹性模量

在应力—应变关系曲线中的正比极限范围内，材料的应变与其所受应力成正比的这一规律称为胡克（Hooke）定律，应力与应变的比值称为该材料的弹性模量（elastic modulus）。不同材料具有不同的弹性模量。同一材料的弹性模量为一定常值。

当材料发生正应变时，在正比极限范围内，正应力与正应变的比值，称为该材料的弹性模量，以 E 表示，则有

$$E = \frac{\sigma}{\varepsilon} = \frac{Fl_0}{S\Delta l} \tag{1-17}$$

在发生切应变情况下的正比极限范围内，切应力与切应变的比值，称为该材料的切变模量（shear modulus），以 G 表示，则有

$$G = \frac{\tau}{\gamma} = \frac{Fd}{S\Delta x} \tag{1-18}$$

当材料受到来自各个方向的均匀压强时，其体积将发生改变而其形状不变。设压强的增量为 Δp、相应的体应变是 θ 时，在正比极限范围内相应的弹性模量称为体积模量（bulk modulus），以 K 表示，则有

$$K = -\frac{\Delta p}{\theta} = -V_0\frac{\Delta p}{\Delta V} \tag{1-19}$$

式中负号表示，一般情况下压强增大时体积缩小。

体积模量的倒数，称为压缩系数（compressibility），以 k 表示，则有

$$k = \frac{1}{K} = -\frac{1}{V_0}\frac{\Delta V}{\Delta p} \tag{1-20}$$

对一些生物组织，如血管、心室、肺等，常用顺应性这一物理量来反映他们内部压强变化与由此而引起的其体积改变两者之间的关系。设某生物组织内部所受压强的增量为 Δp，引起的相应的体积改变量为 ΔV，体积改变量与压强增量的比值称为该组织的顺应性（acclimation），即

$$顺应性 = \frac{\Delta V}{\Delta p} \tag{1-21}$$

压强增量 Δp 所引起的某生物组织的体应变为 θ，则体应变与压强增量的比值称为比顺应性，即

$$比顺应性 = \frac{\theta}{\Delta p} = \frac{\Delta V}{V\Delta p} \tag{1-22}$$

我们看到，生物组织的比顺应性即一般材料的压缩系数。公式（1-21）和（1-22）中没有负号，表示生物组织内部压强增大时，其体积也增大。

对生物组织来说，弹性模量、顺应性等物理量通常不限于正比极限范围内。它们可适用到弹性极限范围，相应的比值取观测时所测得的应力与应变之比。这时，对同一组织来说，弹性模量或顺应性不再是定常值。

弹性模量的国际制单位是 Pa，顺应性的国际制单位是 $m^3 \cdot Pa^{-1}$，比顺应性（压缩系数）的国际制单位是 Pa^{-1}。

综上所述，不同类型的应力引起不同形式的应变，相应的弹性模量有不同的名称，现列为表 1-1。表中应力公式从形式上看相同，均是单位面积所受的内力，对正应力和体压强来说是和面积垂直的内力，对切应力来说是和面积平行的内力。对体压强和体应变来说没有和面积平行的分力。

以上三种弹性模量都是反映材料受有应力时其发生应变的难易程度的物理量。弹性模量大材料不容易发生变形，即相同应力条件下材料产生的应变量小。

物体在正应力的作用下产生正应变时，材料的弹性模量定义式(1-17)可以改写为：

$$F = E\frac{S}{l_0}\Delta l$$

因此在拉伸或压缩情况下，作用在物体上的力与物体的伸长量成正比

$$F = k\Delta l \tag{1-23}$$

式中比例系数 k 称为物体的倔强系数，且有：

$$k = E\frac{S}{l_0} \tag{1-24}$$

表 1-1　不同应力应变形式下的弹性模量

应力类型	应力公式	应变公式	弹性模量公式	模量名称
正应力	$\sigma = \dfrac{F}{S}$	$\varepsilon = \dfrac{\Delta l}{l_0}$	$E = \dfrac{\sigma}{\varepsilon}$	弹性模量
切应力	$\tau = \dfrac{F}{S}$	$\gamma = \dfrac{\Delta x}{d}$	$G = \dfrac{\tau}{\gamma}$	切变模量
体压强	$p = \dfrac{F}{S}$	$\theta = \dfrac{\Delta V}{V_0}$	$K = -\dfrac{\Delta p}{\theta}$	体积模量

由倔强系数 k 的定义式(1-24)可以看出：增加物体的横截面积或减小物体的长度均可使该物体的倔强系数增大。倔强系数同弹性模量类同，是反映物体受外力时其发生变形的难易程度的物理量。倔强系数大的物体不容易发生变形，即相同外力条件下物体产生的变形量小。应该注意弹性模量与倔强系数两者的区别：弹性模量反映的是某种材料的力学性能，与应力和应变概念相联系并由它们所定义；倔强系数反映的是某一物体的力学性能，与外加载荷和绝对变形量概念相联系并由它们所定义。

有时，把构成某物体的材料的弹性模量和该物体的倔强系数统称为该物体的刚度。

从某一材料的应力—应变关系曲线中，可以得到以下的参数：①这一材料在破坏前所能承受的最大应力，即其抗断强度；②该材料在破坏前所产生的最大应变；③这一材料的刚度，即其弹性模量。从某一物体的载荷—变形关系曲线中，可以得出类似的三个参数：该物体的破坏载荷、最大变形及其倔强系数。

除以上三个参数外，从构成某物体的材料的应力—应变关系曲线中还可以知道在应变过程中其单位体积所吸收而储存的能量大小。物体在外力作用下产生应力发生应变，从而外力对物体做功。通过做功，物体吸收了外部能量并通过变形将能量储存在内部。物体单位体积吸收储存起来的能量可以用应力—应变关系曲线下面与应变轴之间的面积大小来反映。

当除去外力时，物体可将储存的能量重新释放出来。在弹性形变范围内，应力完全消除后，储存的能量可以全部释放出来。当发生塑性形变后，应力虽完全消除，储存的能量却不能完全释放，仍有一部分滞留在永久变形的物体内。加载过程是物体吸收储存能量的过程。当加载导致物体破坏时，则物体将吸收储存的能量以骤然形式快速地释放出来。

第四节　黏弹性物质

以上我们讨论物质材料的应力、应变关系时,认为当材料受有一定应力时其应变是与应力同步地达到一个恒定值的。即物质材料的应力、应变间有一一对应的关系,并且是同步地达到这个一一对应关系的。也就是说,物质材料的应力、应变间一一对应关系的建立没有时间效应,这类物质材料称为弹性体或塑性体。另有一类物质,例如橡胶、油漆,各种生物材料、药物中的一些外用药膏等,它们的变形性质不同于上述弹性体或塑性体,它们的应力、应变达到稳定状态时虽然有一一的对应关系,但这一一对应关系的建立不是同步达到的,而有一个时间效应,我们称这类物质为黏弹性物质(viscoelastic matter)。

1. 黏弹性物质应力—应变关系的动态特性

黏弹性物质受有应力而产生应变时,应变不是立即达到稳定状态,而是经历一个动态过程。即对黏弹性物质施加恒定应力时,它开始有一迅速的应变,随后有一缓慢的继续应变的过程,最后才达到具有恒定应变量的稳定状态。这种现象称为蠕变(creep)。也就是说,黏弹性物质在恒定应力作用下,其应变有一个随时间不断增大最后才达到恒定值的过程。

若要使黏弹性物质迅速达到恒定的应变量,则相应的应力一开始要大些,然后才能逐渐减小到恒定值。也就是说,在发生恒定应变的情况下,黏弹性物质所受应力有一个随时间不断减小最后才达到恒定值的过程。这种现象称为应力松弛(stress relaxation),或称应力弛豫现象(stress relaxation phenomenon)。

对黏弹性物质做周期性加载和卸载,则加载时的应力—应变关系曲线同卸载时的应力—应变关系曲线不相重合,这一现象称为滞后(lag),或称迟滞(sluggishness)。一般说来,开始几次循环加载所得到的应力—应变关系曲线彼此也不重合,经多次循环加载后,应力—应变关系曲线才能达到稳定,并且加载时与卸载时的应力—应变关系曲线能形成一个闭合环,此闭合环称为滞后环(lap loop),或称迟滞环(sluggish loop)。由于蠕变现象存在,滞后环的大小与周期性加载、卸载的速率有关。滞后环所围面积代表着黏弹性物质在周期性应变过程中所损耗的能量。在相同的循环加载速率下,不同的黏弹性物质其滞后环的面积大小不同,表示其损耗的能量不等。

对于黏弹性物质,特别是对于黏弹性生物组织,必须对其进行多次循环加载,才能获得它的稳定的应力—应变关系。这种多次循环加载过程称为预调过程。经过预调处理后,每次卸载完毕(应力为零),黏弹性物质的形状和大小才能恒定,即才有恒定的初始形状和大小。预调过程在研究黏弹性生物组织的力学性质时是必不可少的。

2. 稳定后的应力—应变关系曲线的特点——静态特征

黏弹性物质的应力—应变关系达到稳定后,具有以下特点:

（1）没有正比部分,从一开始就表现为非线性关系;

（2）黏弹性物质通常可被拉长到原长的数倍而不断裂;

（3）在整个形变过程中,当除去应力后,黏弹性物质均能恢复到原来的形状和大小,即始终具有弹性。

第五节　骨的力学性质

骨骼系统的机能有保护内脏,为使肌肉和身体得以方便的活动,提供坚固的运动链和肌肉的附着点。

骨骼可自身修复,并可随力学要求的变化而改变其性能和外形。例如经过一段时间废用或活动明显增加后,常可发现骨骼的强度发生改变。在骨折愈合时亦能见到骨骼形态的改变。这说明骨骼具有适应力学对它的要求的能力。

1. 骨的力学性质

骨的力学性质不仅与其组成材料的成分有关,还与这些成分的组合方式有关。同时还与骨的几何形状、结构有关。因此,当我们讨论骨的力学性质时,必须指明研究的是什么骨,即骨的形状如何,还要指明是骨的哪一部分,即需要指明骨的解剖学部位,是骨密质骨还是包含松质骨。另外讨论骨的力学性质时还应说明骨的新鲜程度以及取自哪一年龄段的个体。

骨在不同方向的载荷作用下表现出不同的力学性质,即骨的力学性质是各向异性的。这是因为骨的结构在不同的方向上是不同的。骨骼在其生理上常见的受载方向上,其强度和刚度最大,具有最好的力学性能。

骨的强度和刚度与应变发生的快慢,即应变率的关系特别密切。单位时间内所产生的应变量称为应变率。应变率大,骨的抗断强度也大,但破坏时的变形量没有显著变化。应变率大即加载迅速,其相应抗断强度大说明骨能够在短时间内承受一巨大的力而不断裂。如果以同样大小的力长时间作用于骨,则能使其发生骨折。骨的强度与应变率或应力作用时间关系密切,称为骨的动力适应性,同时说明骨有一定的黏弹性。

加载速度影响着骨折的类型和骨折处软组织的损伤程度,从而对临床有重要意义。低速受载的情况下,骨和软组织较能保持完整,骨折稍有或没有移位,多为单个裂隙型线性骨折。而在高速受载时,骨折多为粉碎性的并伴有广泛的软组织损伤。

年龄是影响骨的力学性质的另一重要因素。在正常衰老过程中,松质骨内骨小梁发生退形性变薄变细,甚至不少被吸收,结果松质骨量明显减少。同时密质骨的厚度亦有所减小,使骨组织总量减少,骨骼的体积亦有轻度缩小,从而造成骨的力学性能降低。

2. 不同载荷下的骨折

2.1　拉伸、压缩和弯曲载荷引起的骨折

骨在承受拉伸载荷和承受压缩载荷时其力学性能不同。骨在压缩时的抗压强度和最大应变量都比拉伸时大,而拉伸时的弹性模量比压缩时的大。这些差异说明了骨通常不在压力下断裂,而是在张力下破坏。不同部位的骨其抗张强度和抗压强度虽基本相同但也小有差异。但由于其横截面面积的明显不同,使骨在拉伸或压缩载荷作用下骨折发生时,其所受的载荷量有很大差别。横截面面积越大,使骨破坏时的载荷也越大。

临床上拉伸载荷所致的骨折通常见于松质骨。骨组织在拉伸载荷下破坏的机理主要表现

为结合线的分离和骨单位脱离。拉伸载荷造成的骨折多为撕脱骨折且伴有不同程度的肌肉或肌腱拉伤。在临床上多见于干骺端部位,骨折面多为环口形,碗口形45°角左右。拉伸载荷在骨干部位造成的骨折面多为短斜锯齿型。压缩载荷所致的骨折常见于椎体损伤。骨关节周围肌肉异常张力的收缩亦可造成骨关节的压缩骨折。在压缩载荷作用下骨干部位的破坏主要是骨单位呈现为30°～45°角的斜型劈裂。而在干骺部位的破坏,外表无明显裂纹,其内部则为骨小梁的破坏。

骨骼承受弯曲载荷作用时产生的弯曲变形,实际上可归结为张应变和压应变的组合。由于骨的抗张强度小于它的抗压强度,从而骨在弯曲载荷作用下的破坏最终决定于其产生张应变部位的抗张强度。骨的长度、横截面的大小和形状、骨组织在骨中性轴周围的分布情况是影响骨的抗弯强度的三因素。骨骼系统中的长骨,由于长度较长使其抗弯强度倾向于变小。但是,长骨均为管状,骨组织分布离中性轴较远这一因素又使长骨的抗弯强度倾向于变大。同时,长骨的管状结构又能较好地对抗来自各个方向上的弯曲载荷。弯曲载荷在弯曲凸侧造成的骨折多为短斜锯齿型骨折,而在弯曲凹侧造成的骨折多为45°角左右的斜型骨折。

2.2 剪切、扭转载荷引起的骨折

较粗的骨骼受到拉伸载荷或压缩载荷的作用时,从整体看骨骼发生拉伸变形或压缩变形。但是在其内部不同方位取向的局部可能是拉伸变形、压缩变形,也可能产生剪切变形,如图1-17所示。

从图1-18看出,在与骨的中性轴垂直或平行的方位上受到的是张应力或压应力,产生的是张应变或压应变,而在与骨的中性轴成45°角的方位上骨受到的是切应力,从而产生切应变。

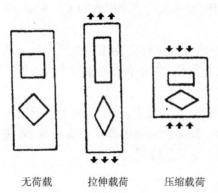

图 1-17 骨承受拉伸或压缩载荷时在
不同的方位上产生不同的应力和应变

无荷载   拉伸载荷   压缩载荷

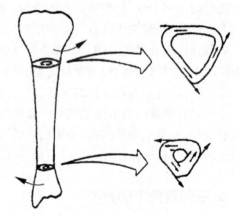

图 1-18 胫骨受扭转载荷作用时上、
下段两个截面上的切应力分布

我们知道:骨骼的剪切强度远小于它的抗张强度,更小于其抗压强度。这说明:在拉伸载荷或压缩载荷作用下,发生的长骨骨折常常是剪切骨折;并且剪切骨折多是与中性轴成45°角的螺旋破裂。以上分析还表明,拉伸载荷或压缩载荷在粗的长骨局部可以起到剪切载荷的作用。剪切载荷造成的损伤常见于骨骺的滑脱。如股骨头骨骺的滑脱,胫骨远端骨骺滑脱等。

物体的扭转变形可归结为由切应变组成。影响物体扭转强度的因素是物体的长度、横截面的大小和形状。

　　图 1–18 给出扭转载荷作用下胫骨上段与下段所产生的切应力和切应变的情况。胫骨上段横截面的骨性面积虽小但其分布离中性轴较远。从而胫骨上段承受较小的切应力和切应变。相反,胫骨下段横截面的骨性面积大,但其分布离中性轴较近承受较大的切应力和切应变。因此胫骨扭转骨折一般发生在它的下部。

　　在扭转载荷作用下,长骨中不同的方位受到不同形式的应力,产生的应变也不同。图 1–19 表明:与骨的中性轴垂直或平行的方位上受到的是切应力,从而产生切应变,而与骨的中性轴成 45° 角的方位上受到的是张应力或压应力,从而产生张应变或压应变。这与长骨受拉伸或压缩载荷时的情况恰相反。正因为如此,扭转载荷导致的骨折,其形状是:裂纹首先发生在受切应力的与骨的中性轴平行的方位上,随着裂纹产生切应变消失,它贮存的能量被释放,裂纹在受张应力的与骨的中性轴成 45° 角的方位上扩展。随后裂纹又在受切应力的与骨中性轴平行的方位上发展,如此反复,形成螺旋状裂纹。这种形式的裂纹可在犬股骨的实验性扭转骨折中看到,见图1–20 所示。

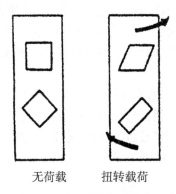

图 1–19　骨承受扭转载荷时在不同方位上产生不同的应力和应变

无荷载　　扭转载荷

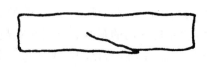

图 1–20　犬股骨实验性扭转骨折

2.3　重复载荷下的疲劳骨折

　　骨骼在重复循环加载作用下,其抗断强度会逐步减小以致在较低的载荷下遭到破坏。这种骨折称为疲劳骨折。使骨发生疲劳骨折的载荷量与循环加载的次数间的关系曲线称为骨的疲劳曲线,如图 1–21 所示。体外骨骼试验表明,当载荷或变形接近骨的屈服点时,骨骼迅速出现疲劳,即产生疲劳骨折所需的循环加载的重复次数大大减少。

　　活体骨重复受载时,疲劳进程不仅受载荷量和重复次数的影响,也受加载频率的影响。由于活体骨可自身修复,只有当骨的重建过程慢于疲劳损害过程时,即当循环加载的频率使骨的重建不足以防止骨的破坏时,才发生疲劳骨折。

　　疲劳骨折通常发生于持续而剧烈的体力活动期间。首先造成肌肉疲劳,使其收缩能力减弱以致难以贮存能量以及难以抵消施加于骨骼上的张应力。其结果改变了骨骼的应力分布,使骨骼受到异常高的应力,最终导致疲劳骨折。在弯曲载

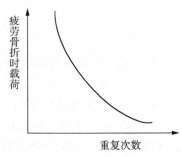

图 1–21　骨的疲劳曲线

荷的重复作用下,疲劳骨折多发生在骨的拉伸侧,为横向裂纹,并迅速发展为完全骨折。

最后应该指出,骨骼在体内受载时,附着于骨骼的肌肉收缩可改变骨骼上的应力分布。肌肉收缩在骨骼中产生压应力,可以部分地或全部地抵消外加载荷使骨承受的张应力。由于骨的抗张强度较低,所以肌肉收缩的这一作用总是增强骨骼的承载能力的。

3. 骨的功能适应性

骨作为运动器官的一部分,在运动和维持姿势时都要承受外力。分析表明,骨以其合理的截面和外形而成为一个优良的承力结构。同时,从内部组织情况也能看到骨是一个合理的优良承力结构。从骨骼综合受力情况的分析来看,凡是骨骼中承受应力大的区域,也正是它强度高的地方,一个明显的例证,就是长骨中松质骨的桁架结构,即骨小梁的排列与应力分布完全一致,表明这种桁架结构是个理想的等强度最优结构。

骨为什么能以较高强度的材料配置在高应力区内,并且能以最少的结构材料来承受最大的功能负荷?目前公认的解释是骨的功能适应性理论。骨的功能适应性理论把骨看成是一个具有反馈效应的系统。在经常的外力作用下骨以一个合适的截面承受这一外力。如果外力增加,骨中应力相应增大,从而刺激骨使其内部组织发生两方面的变化:一是截面积加大,一是截面上单位面积的抗载能力增强。如果外力下降,则会出现相反情况的变化。骨在这种长期的实践过程中演化从而具备了最优的结构形态。

骨的最大特点在于它是一个有生命的器官。在骨中有血液循环,血液向骨输送其所需的养料,并带走排泄的无用的东西。人们在实践中已经认识到,应力对骨的生长、吸收和新陈代谢起着调节作用。长期实践演化的结果使每一个骨都有一个最适宜的应力范围,应力过低或过高都会使骨逐渐萎缩。应力的这一生物效应对人们的健康,特别是青少年发育期、医疗(如整形外科和骨修复术)以及手术后骨的再造过程都是非常重要的。

沃尔夫(Julius Wolff)首先指出:活的骨随着它受的应力和应变的改变而发生变化。骨外部形状的改变称为外部再造,而骨的疏密度,矿物含量的改变称为内部再造。在正常的生长过程中及骨的康复过程中,这两种再造过程均会发生。在骨的再造过程中,在需要增强其强度的地方骨会多生长些,在强度要求低的地方骨会出现再吸收。骨骼由此而改变自身的大小、形状和结构以适应其力学功能的要求,骨的这种再造过程又称为骨的自适应过程。

一般认为压电效应是骨感受应力并引起骨再造的机理,应力通过压电效应促进骨的再造过程。同时也要指出,骨是一种复杂的生物结构,骨的生长和再造必然还遵守生物学的相关规律。

第六节 肌肉的力学性质

肌肉包括骨骼肌、心肌和平滑肌三种,它们的组织成分相同,收缩的机理也大致一样,但在结构、功能和力学性质等方面有着许多差别。骨骼肌可随意收缩,称为随意肌(voluntary muscle)。由于在显微镜下可见到骨骼肌的明暗相间的横条纹,因此,又称横纹肌(across muscle)。心肌、平滑肌的收缩由机体自主控制,与意念无关,研究较为困难。目前关于肌肉力学性质的研究结果,大部分都是针对骨骼肌进行的。肌肉的收缩在人类各种生命活动中最容易观察到。它的力学性能中最显著特点是,当它受到刺激后可以主动地收缩,并产生相应的张力,但它却不会主动地伸长。

1. 骨骼肌的收缩力学

骨骼肌主要分布在骨骼周围，是构成人躯体的主要材料，也是人体运动的"原动机"。

1.1 骨骼肌的伸长收缩

骨骼肌的收缩能力很强，但在单一刺激下不能持久。在神经脉冲、电脉冲或化学刺激下，肌肉收缩产生张力仅可以持续十至数百毫秒。骨骼肌的特点是刺激频率越高产生的张力越大。当频率高于约 100Hz 时，张力达最大值，且不再因频率而变化，也不随时间改变，如图 1-22 所示，这时骨骼肌所处的状态称为挛缩(crispation)。骨骼肌力学特性中真正有实际意义的是它的主动收缩性能，因此，有关骨骼肌力学性质的研究常在其挛缩状态下进行。肌肉未受刺激时的自然状态为静息状态(static state)。骨骼肌的另一个特点是它在静息状态下应力很小，可以忽略不计。

现将一条骨骼肌从静息状态下使其被动拉长，获得的长度与收缩张力关系，如图 1-23 中的曲线 A 所示。曲线 A 表明骨骼肌被动承载时具有明显的黏弹性。对骨骼肌施加刺激使其处于挛缩状态而产生主动收缩，其拉伸获得的长度与收缩张力间的关系，如图 1-23 中曲线 B 所示。图 1-23 中横坐标的 100 表示骨骼肌的静息长度，纵坐标的 100 表示骨骼肌的最大收缩张力。曲线 B 中超过静息长度的部分，是骨骼肌被拉长时的主动收缩的情况，这种收缩称为伸长收缩 (elongate pinch)，如手提重物时手臂肌肉的主动收缩。从图 1-23 可以看出，当骨骼肌处于静息长度附近时，主动收缩所产生的张力为最大值。图 1-23 中的曲线 C 是骨骼肌伸长收缩时，除去被动张力后的主动收缩张力曲线，即其张力为曲线 A、B 之差。曲线 C 表明，骨骼肌主动收缩所产生的张力，远远大于它被动伸长时所产生的张力。

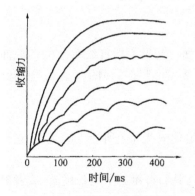

图 1-22　骨骼肌肉收缩的变化

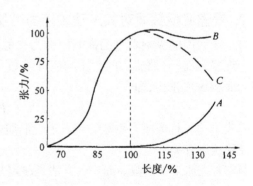

图 1-23　肌肉长度与收缩张力的关系

1.2 骨骼肌的等张收缩

骨骼肌保持其主动收缩产生的张力不变的收缩为等张收缩(equal tensile pinch)。希尔(A.V. Hill)详细研究了等张收缩时骨骼肌的张力 T 与其最大缩短速度 v 之间的关系，并得出了如下经验公式

$$(T+a)(v+b) = b(T_0+a) \tag{1-25}$$

公式(1-25)称为希尔方程(Hill equation)，式中 a、b 为常数，T_0 为初始张力。图 1-24 给出了青蛙

缝匠肌的最大缩短速度与外加载荷间的关系。

希尔方程与实际气体的范德瓦尔斯(Van Der Waals)方程形式相似,方程左边具有张力所作功率的意义。从这一观点看,希尔方程的物理意义是,它说明由生化反应释放能量时,其释放速率是一恒定值。

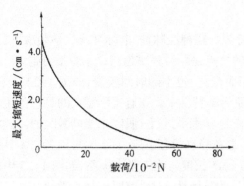

图 1-24 青蛙缝匠肌的最大缩短速度
与外加载荷间的关系

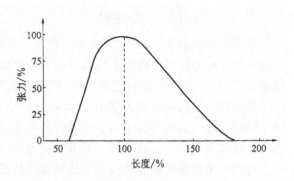

图 1-25 骨骼肌等长收缩时长度与张力关系曲线

1.3 骨骼肌的等长收缩

骨骼肌在其长度固定不变时的主动收缩称为等长收缩(equal length pinch)。实验表明,等长收缩张力强烈地依赖于其长度,二者的关系如图 1-25 所示。图中横坐标 100 代表骨骼肌的静息长度,纵坐标 100 代表等长收缩张力的最大值。图 1-25 表明,骨骼肌在其静息长度附近时,所产生的等长收缩张力值最大,这与图 1-23 中骨骼肌非等长收缩时的情况一致。

2. 骨骼肌横截面对其主动收缩力的影响

与一块肌肉的纵轴垂直的横截面称为它的解剖横截面,与所有肌纤维垂直的横截面称为它的生理横截面。骨骼肌力的大小与肌纤维数量成正比。因此,骨骼肌力的大小 F_m 应与其生理横截面面积 S 成正比,即

$$F_m = \lambda S \tag{1-26}$$

(1-26)式中的 λ 称为肌力系数。它表示骨骼肌在其单位生理横截面上所产生的肌力,它与骨骼肌所处的状态有关。

测定骨骼肌生理横截面面积的方法是测定其体积 V 与其肌纤维的平均长度 l。或者测定骨骼肌的质量 m 及其密度 ρ,以及肌纤维的平均长度 l。由此可以得出

$$S = \frac{V}{l} = \frac{m}{\rho l}$$

将它代入(1-26)式中,有

$$F_m = \lambda \frac{V}{l} = \lambda \frac{m}{\rho l} \tag{1-27}$$

式(1-27)表明:如果认定骨骼肌的密度相同,那么,当骨骼肌处于相同的状态时,即其肌力系数相同,则体积或质量相等的两块骨骼肌,其肌力与其肌纤维的平均长度成反比。这是因为在体积或质量相等的情况下,肌纤维平均长度短的骨骼肌,其生理横截面面积大,而

从式(1-26)看出：当骨骼肌处于相同状态时，其肌力总是与其生理横截面面积成正比的，故而其肌力大。

3. 骨骼肌力的力学效应

通常情况下，骨骼肌力可以分解为两个互相垂直的分量：一个分量沿骨的轴线作用，指向或背离关节转动轴心。这个分量起着稳定关节的作用，称为稳固分量。另一个分量垂直骨的轴线作用，是使骨绕关节转动的分量，称为转动分量。在骨骼肌的收缩过程中，随着骨绕关节的转动，骨骼肌力与骨轴线间的夹角，即骨骼肌的拉力角不断变化，从而使骨骼肌力的稳固分量与转动分量间的比值也不断改变。

骨骼肌力的稳固分量在骨折的治疗中有非常重要的意义，它不仅能加强复位固定的稳定性，而且在一定条件下能增加骨折面的压力以加速骨折愈合。因此，在骨折治疗过程中，要设法适当增大骨骼肌力的稳固分量。骨骼肌力转动分量在肢体运动中有重要作用，但在骨折复位固定后是一个使骨折面产生错位的不利因素。所以，在临床治疗过程中，当骨折面尚未愈合时，应尽量减小骨骼肌力的转动分量。但在骨折面愈合后的骨骼功能的恢复过程中，则要适时适度地增加转动分量，促进骨骼功能的恢复。

4. 心肌的力学性质

心肌为横纹肌，它不是随意肌，称为非随意肌(non-random muscle)，即在神经系统支配下它不能随意收缩，只能有规律地收缩、舒张。心肌与骨骼肌的力学性质不同，心肌的收缩能力强，而且作用时间久，其主要特点如下。

（1）心肌不可缺氧

心脏由心肌组成，从而心肌必须在整个生命过程中，不停地进行强有力的收缩、舒张运动，因此，心肌不可缺氧。

（2）心肌单一脉冲刺激下的收缩、舒张

整个心脏的全部心肌细胞的收缩和松弛的节律性极强，绝对不允许挛缩，故而心肌力学性质应该是单一神经脉冲或电脉冲刺激下心肌的收缩、舒张的规律。

（3）心肌在松弛状态下的应力对心功能有影响

心脏每搏输出量与心脏舒张期末的容量有关，后者取决于心肌的松弛状态下的应力—应变关系。故而松弛状态下心肌的性质不容忽视，对心功能影响颇大。

（4）心肌有被动张力

在生理范围内，骨骼肌的被动张力完全可以忽略，但心肌中的被动张力却是重要的，且不能忽略。由于心肌在正常生理活动范围内存在有被动张力，对同样的应力变化，心肌相应的应变量较小，而骨骼肌的应变量较大。即心肌的弹性模量大，而骨骼肌的弹性模量小。

心肌性能的上述特点，尤其是正常生理活动中心肌的被动张力不容忽视，并且不能允许心肌出现挛缩，从而不能应用希尔方程来描述心肌的力学性质。实际上，有临床意义的是整个心脏的容积与其内部血压间的关系。即当血压改变 Δp 时，心室的容积改变为 ΔV，其比值 $\Delta V/\Delta p$，称为心室顺应性(ventricle acclimation)。心室顺应性是判定心脏舒张过程中力学性能的一个很有意义的临床诊断指标。

5. 平滑肌的力学性质

人体除心脏外，几乎所有内脏器官以及血管中的肌肉都是平滑肌。在显微镜下看不到平滑肌有明暗相间的条纹，故它不是横纹肌。它的运动不受人的自主神经支配，故而也不是随意肌。平滑肌的收缩能力较弱，但却能持续工作。

对许多肌肉性的器官来说，自发的节律性收缩是一普遍现象。其原因在于平滑肌在某些适宜的刺激下会发生自发的、节律性的收缩。实验表明，平滑肌自发节律性收缩时，它的主动张力随时间呈节律性波动。为了便于研究松弛状态下平滑肌的力学性质，必须避免其自发节律性收缩，即须先消除其自发活性。平滑肌在松弛状态下的力学性质往往因消除其自发活性的方法而异，也就是说，平滑肌静态的力学性质依赖于其激活状态。这是平滑肌与骨骼肌不同的特点，后者的主动收缩性能不影响其静态力学性能。

实验表明，平滑肌自发节律收缩时的被动张力可能等于、甚至大于其主动张力，并且还与其长度有关。这是平滑肌又一不同于骨骼肌与心肌的一大特点。骨骼肌的被动张力可以忽略，心肌的被动张力虽不可忽略，但比其主动张力总是小很多。

第七节 血管与心脏的力学性能

1. 血管的力学性能

血管的管壁分为三层：内膜、中膜和外膜。血管壁由三种主要成分所组成：弹性纤维、胶原纤维和平滑肌，它们的含量和结构对不同的血管来说是不同的。

按上述三种主要成分含量的变化，动脉一般分为弹性型和肌肉型两种。弹性型是接近心脏的动脉如主动脉，其力学性能主要由其含量较多的弹性纤维决定。肌肉型大多是远端动脉特别是小动脉，其力学性质主要决定于其中的平滑肌的性能。由于血管中只有平滑肌会产生主动收缩，所以平滑肌是使所有血管产生主动张力的根源。但是由于在主动脉和大动脉中平滑肌含量较少，在正常情况下它对这些动脉的尺寸和刚度的影响较小。如当平滑肌受到电刺激时，主动脉直径只减少约 5%。而对平滑肌为主要成分的小动脉来说，平滑肌对其尺寸和刚度的影响起决定作用。如平滑肌受刺激时小动脉直径可能减小 20%。这就是为什么小动脉对血液流量有着非常灵敏且有效的控制的原因，下一章还会进一步论及。

所有在体血管都束缚在周围组织上，并受到很大的轴向拉伸。例如当从体内取出一段动脉后，它的长度要缩短 30%~40%，足见动脉在体内天然地处于轴向拉伸状态。正因为如此，在正常生理状况下血管的轴向应力、应变的变化量很小。同时考虑到血管平滑肌的螺旋状结构，其螺旋轴与血管轴一致，故而即使在平滑肌主动收缩时，其在轴向引起的应力、应变的变化也不大。另外，体内动脉平均血压总比外部压力大得多，在心脏的高度上要高出约 $1.3 \times 10^4 \mathrm{Pa}$（100mm Hg），可见体内动脉天然地还处于径向膨胀状态。考虑到动脉血压的脉动性，于是对动脉来说重要的是，动脉管内脉动的血压与其管径以及血管壁内应力间的关系。

动脉血管内外的压力差，即所谓跨壁压与其管径间的关系，呈现出较复杂的非线性关系。动脉血管的跨壁压使管壁发生变化的同时，还在血管壁内产生应力及应变。动脉血管受周围组织束缚的结果，使血管壁受牵拉从而产生的轴向张应力，称轴向应力。动脉血管受跨壁压作用的结果,使血管壁的周长发生变化从而产生的应力,称周向应力。血管管径的变化还使血管壁厚度发生变化,从而产生直径方向上的应力,称径向应力。

在体血管受周围组织的束缚,在正常生理状态下血管的轴向应力及应变的变化量均很小。此外,动脉管壁的厚度虽不能忽略,但相对管径来说可视为很薄,故而径向应力及应变的变化相对血管的周向应力、应变的改变并不重要。总之,上述三种应力、应变对动脉血管来说,重要的是其周向应力、应变与其跨壁压间的关系。也就是说,血管壁的周向弹性模量是决定动脉血管力学性能的最主要因素。

心脏每搏出一定量血液进入主动脉,并由此沿动脉血管以脉搏波形式向全身输送。脉搏波以血管直径变化形式沿管壁向前传播的速度受血液密度和血管壁周向弹性模量的影响。当血管的周向弹性模量增大时,即其刚度增大时,脉搏波的传播速度加快。实验表明血管的跨壁压升高,血管的刚度亦增大。因而高血压病人的脉搏波传播速度加快。

小动脉中的平滑肌对其所受轴向应力、周向应力、含氧量等因素改变时的响应,是它调节血流量的关键。实验表明,在一定的压力范围内,小动脉管径不随灌注压(即血压)的改变而改变。这一管径平坦区的存在意味着小动脉血管中平滑肌产生的主动张力对灌注压起着决定性的平衡作用,而不是血管壁的被动应力。实验还表明,小动脉直径越小,管径平坦区范围越宽,血管平滑肌的作用越强。

对毛细血管来说,它的壁很薄。一般认为它仅有一层内皮细胞把血液与周围组织分隔开来。因此,毛细血管可以看成是周围组织中的一条"隧道",血液的压力基本上由周围组织承受,毛细血管并不单独承受跨壁压,周围组织的刚度决定着毛细血管的扩张能力。

静脉与动脉相比,其管壁薄,弹性模量小顺应性大。同时静脉中平滑肌含量高,而平滑肌对神经、体液、药物以及精神状态均有敏感响应。所以,静脉截面积和形状即其容量对姿势的改变,对神经和药物的控制均很敏感,其容量的改变远比动脉大。静脉对上述因素的机能响应在生理上有重要意义。任何压力或肌肉紧张程度的改变,都会引起静脉中血容量的改变,并由此而影响心脏的搏出量。

静脉与动脉存在着以下几点重要区别:① 静脉壁较薄。静脉的薄壁结构使得在正常生理功能状态下,静脉膨胀率的变化范围比动脉大得多。② 一般情况下,静脉中的血压很低,大大低于部位大致相同的动脉压。在某些情况下薄壁的静脉在很小的跨壁压作用下会出现"坍陷"现象。③ 许多静脉具有瓣膜以防止血液倒流。

2. 心脏的力学性能

上节讨论了构成心脏的心肌的力学性质,用这些性质描述整个心脏的力学性能有很大的局限性。在心脏的功能活动中,心室壁中的应力是心室内血液对心室壁的压力(血压)以及心脏外部的压力(心包压)同时作用在心室壁中产生的。心动过程中,心室的容积作周期性变化,心室壁中的应力也作周期性变化。

实验研究及理论分析均表明,只注意心脏的收缩性能,包括心室的收缩力、收缩速度、每搏量等是很不够的,还必须对心脏舒张过程中的力学性能给予定量研究。不同的心室充盈舒张期末的状态,决定着心脏舒张期末的容量、心室收缩压、心搏量以及心搏功等动力学参数。临床也观察到,冠心病、心绞痛和急性心肌梗死病人的左心室的顺应性会减弱变差,但他们的心室收缩力却是正常的。心室的顺应性对判定心脏舒张过程中的力学性能有重要意义。

思考题 习题一

1–1 什么是物体的平衡状态？物体处于平衡状态时应满足的条件是什么？

1–2 什么样的力系为共点力系？当三个共点力使物体处于平衡状态时,它们应满足什么条件？

1–3 说明正应力、正应变和弹性模量的定义以及它们之间的关系。

1–4 黏弹性物质的基本特征是什么？什么是蠕变？什么是应力松弛和滞后现象？

1–5 动物骨头有些是空心的,从力学角度来看它有什么意义？

1–6 肌纤维会产生哪几种张力？整体肌肉的实际张力与这些张力有何关系？

1–7 心肌与骨骼机有何主要区别？什么是心室的顺应性？

1–8 在边长为 $2.0 \times 10^{-2} m$ 的立方体的两平行表面上,各施以 $9.8 \times 10^2 N$ 的切向力,两个力的方向相反,使两平行面的相对位移为 $1.0 \times 10^{-3} m$,求其切变模量。

1–9 有一根 8.0m 长的铜丝和一根 4.0m 长的钢丝,横截面积均为 $0.50 cm^2$。将它们串联后,加 500N 的张力。求每根金属丝的长度改变了多少？($E_{铜} = 1.10 \times 10^{11} Pa$;$E_{钢} = 2.00 \times 10^{11} Pa$)

1–10 试计算横截面积为 $5.0 cm^2$ 的股骨:

(1)在拉力作用下骨折将发生时所具有的张力。(骨的抗张强度为 $1.2 \times 10^8 Pa$)

(2)在 $4.5 \times 10^4 N$ 的压力作用下它的应变。(骨的弹性模量为 $9 \times 10^9 Pa$)

1–11 设某人下肢骨的长度约为 0.60m,平均横截面积 $6.0 cm^2$,该人体重 900N。问此人单脚站立时下肢骨缩短了多少？

1–12 松弛的肱二头肌伸长 2.0cm 时,所需要的力为 10N。当它处于挛缩状态而主动收缩时,产生同样的伸长量则需 200N 的力。若将它看成是一条长 0.20m、横截面积为 $50 cm^2$ 的均匀柱体,求上述两种状态下它的弹性模量。

第二章

流体的流动

【学习要求】

1. 掌握理想流体、稳定流动以及流量和流阻的概念,掌握连续性方程和伯努利方程的物理意义并能熟练应用,掌握牛顿黏滞定律和伯努利定律的意义及其应用。

2. 理解实际流体黏度的物理意义、影响非牛顿流体黏度的诸因素。理解层流和湍流的概念、雷诺数和斯托克司定律。

3. 了解血液的组成及流动特性,了解血液黏度的特性,心血管疾病的流变学特性。

气体和液体统称为流体(fluid)。流体的基本特征是具有流动性,即流体各部分之间极易发生相对运动, 因此, 流体没有固定的形状。研究流体运动规律的学科称为流体动力学(hydrody-namics)。某些物体在适当外力作用下,会呈现出流动与变形二者兼而有之的特性,称为该物体的流变性,该物体亦可称为流变体。可以说,流变性是物体的普遍特性之一,流变学的研究对象和应用范围非常广泛。上一章讲到的切应力以及本章讲到的切变率是表征物体流变性质的两个基本参数。流变学在研究生物机体和人体的许多生命现象及活动过程中,在药物特别是液体制剂药物的研究及生产过程中,有着十分重要的意义。

在人体内,血液、血管和心脏的流变性是影响人体正常生理功能的重要因素。它们流变性质的改变是导致人体一系列病理变化的基础。第一章讨论了血管和心脏的力学性质,也就是流变学中血管和心脏的黏弹性质这一部分内容。本章则讨论血液在循环系统中的流动规律及其所需的流体动力学及流变学的基础知识。流变学知识也是学习药剂学的必备的基础知识。应用流变学理论可以对药物液体制剂的剂型设计、处方组成以及制备质量控制等进行评价。

第一节　流体及其流动性

日常生活中很容易观察到液体和气体没有固定的形状并且能够流动。液体和气体正是由于具有这种流动性而被统称为流体。

我们知道:刚体是在外力作用下其形状和大小不发生任何变化的物体,是理想化的物体;弹性体和塑性体则是在一定应力作用下产生恒定应变的物体;而黏弹性物体在一定应力作用下,其应变有一蠕变过程,时间足够长后,蠕变停止应变达到恒定值。对于流体则有完全不同的情况。恒定切应力作用下的流体,其切应变随施加切应力的时间的增长而加大。只要切应力存在,流体切应变的增长就不会停止,并且在除去切应力后,切应变并不消失。静止的流体切应力总是零。这就是说,只要施加于流体上的切应力的时间足够地长,即使这一切应力非常小,流体的切应变也会足够地大,并随时间不断地增大。我们定义流体为不能永久地抵抗即使是很小切应力的物质。流体在切应力作用下切应变不断增大的性质称为流体的流动性(fluidity)。

流体的流动性只有在切应力的作用下才表现出来。流体虽都具有流动性,但它们流动的难易程度并不相同,即在恒定切应力作用下切应变增长的快慢不相同。流体流动的难易程度决定于流体内部对流动起阻碍作用的内摩擦力的大小。流体的内摩擦力又称黏滞力。除黏滞力外,表征流体流动性质的还有一些物理量:如流速、流量、压力、流阻、黏度等。所有这些物理量统称为流动参量。所谓流体力学就是从理论上研究这些参量之间的关系,以阐明流动的原因、条件和影响因素的一门科学。在人体内,血液是在心脏泵的推动下沿血管流动的。因此,关于流体力学的规律和知识,对于阐明和认识人体血液循环流动的规律,是十分重要的,是一项不可缺少的基础知识。

应该指出,把流体力学的规律和知识应用于人体的血液循环系统的研究时,我们会遇到一系列复杂的情况。例如,心脏不是一个结构简单的泵,其结构极为复杂,而且其功能受多种物理或化学因素的影响和控制;血管不是笔直的刚性管,而是具有复杂分支的黏弹性管,它们的管径大小取决于其中的血压,也取决于管壁的弹性及壁内平滑肌的收缩;血液不是像水一样的简单液体,而是一种很复杂的悬浊液,而且具有一些异常的流动性和黏滞性;血液在血管内的流动不是稳定的,在大多数血管内是脉动的;特别重要的是,血液循环流动是在人体内进行的。因此,在应用流体力学的规律和知识于血液循环系统时,应充分注意研究方法和手段的条件及其局限性。

第二节　理想流体的稳定流动

1. 理想流体

实际流体的流动很复杂。例如,静止的流体受各个方向上的正应力时,会发生体应变;流动的流体相邻各流层流速不同时,各流层间会出现内摩擦力,等等。为了使问题简化,我们用一个抽象化的流体模型来代替实际流体进行分析。实际液体是不容易被压缩的。例如对水每增加1大气压(约1×10^5Pa)其体积只减小约二万分之一。因此,液体可以近似地认为是不可压缩的。气体容易被压缩,但只要温度和压强的变化都很小,也可以近似地认为它的体积不变,特别是气体在流动时,可认为是不可压缩的。

气体和大多数的液体极易流动,即很小的切应力就可引起它们的切应变明显地随时间发生变化。这表明它们流动时各流层间的内摩擦力很小。因此,可以近似地认为气体和大多数液体不产生内摩擦。

综上所述,我们把①绝对不可压缩,②没有内摩擦的流体称为理想流体(ideal fluid)。在一定条件下,理想流体模型可以近似地用来分析大多数的实际流体的流动。

2. 稳定流动

设想流体由一个个粒子所组成。流体流动时,空间各点的流体粒子的速度一般说来并不相同。某一特定流体粒子,其速度随时间也不断改变。对某一瞬间,在流体中设想有这样一些曲线:曲线上各点的切线方向和流体粒子在该点的速度方向相同,这些曲线称为这一时刻的流线（streamline）。流线的疏密程度反映流体流动速度的大小。流线密集的地方流速大；反之，流速小。

如果流体中流线上各点的速度都不随时间而变化，这样的流动称为稳定流动（steady flow）。图 2-1 中 A、B、C 三点处流体粒子的速度虽然不同，但这三处的速度都不随时间而改变，即任何时刻流经 A 点、B 点、C 点处的流体粒子的速度总分别为 v_A、v_B 和 v_C，这就是稳定流动。流体做稳定流动时，流线的形状和位置不会变化，流线也就成了流体粒子的运动轨迹。

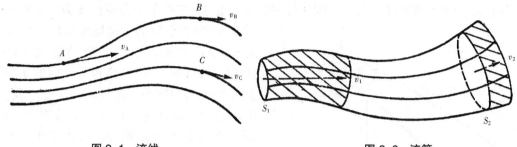

图 2-1　流线　　　　　　　　　　　　　图 2-2　流管

在流动的流体中划出一个小截面，并通过它的周边上各点作出相应的流线，由这些流线所围成的管状区域称为流管（tube of flow），如图 2-2 所示。在稳定流动中，流管的形状和位置也不随时间而变化，并且流管内的流体不会流出管外，管外的流体也不会流入管内。流动着的流体整体可以看成由许多流管组成。只要知道每一流管中流体的流动规律，就可以掌握整个流体的流动规律。流体在固体管道中作稳定流动时，固体管道本身可视为一个流管。

3. 流体的连续性原理—质量守恒定律的具体表达

在一个流管中任取两个与流管垂直的横截面 S_1 和 S_2，见图 2-2，设流体在这两个截面处的流速分别为 v_1 和 v_2。单位时间内流过流管某截面的流体体积称为流体通过该截面的体积流量，简称流量。根据定义，流体通过截面 S_1 和 S_2 的流量应分别等于 $S_1 v_1$ 和 $S_2 v_2$，如图 2-2 中阴影线部分所示。如果所研究的流体是不可压缩的，则流过同一流管的两个截面的流体流量应相等。由此得出：

$$S_1 v_1 = S_2 v_2 \qquad\qquad (2-1)$$

即不可压缩流体作稳定流动时，流过同一流管不同横截面的流量均相等且不随时间发生变化而为一恒量。这一结论称为流体的连续性原理（continuity principle）。上式还可以写成

$$\frac{v_1}{v_2} = \frac{S_2}{S_1} \qquad\qquad (2-2)$$

式（2-2）表明：不可压缩流体流过同一流管，流体的流速与流管的横截面积成反比。

例 2-1　正常成年人休息时，通过主动脉的平均血流速度为 $v = 0.33\mathrm{m \cdot s^{-1}}$，主动脉的半径 $r = 9.0 \times 10^{-3}\mathrm{m}$。求通过主动脉的血流量。

解：主动脉的横截面积是

$$S = \pi r^2 = 3.14 \times (9.0 \times 10^{-3})^2 = 2.5 \times 10^{-4}\mathrm{m^2}$$

假定主动脉是刚性管，血液在其中的流动是不可压缩流体作稳定流动，那么通过主动脉的血流量则为

$$Q = Sv = 2.5 \times 10^{-4} \times 0.33 = 0.83 \times 10^{-4}\ \mathrm{m^3 \cdot s^{-1}}$$

第三节　伯努利方程

1. 伯努利方程——能量守恒定律的具体形式

现在讨论理想流体稳定流动的基本规律。图2-3表示理想流体在一个截面不均匀的流管中作稳定流动时的情况。我们选取某时刻位于流管AB之间的一段流体作为研究对象，经过极短的时间Δt后，这段流体的位置从AB移动到了$A'B'$。在这极短的路程AA'（或BB'）上流管的高度、截面积和流体的速度、压强等变化极为微小，都可看作不变。我们用S_1、v_1、P_1、h_1和S_2、v_2、P_2、h_2分别表示在截面A和B处的截面积、流速、压强和高度，这里，高度可以从任意选定的一个水平面算起。现在，我们分析一下在Δt时间内各力对这段流体所作的功，以及由此而引起的这段流体机械能的变化。

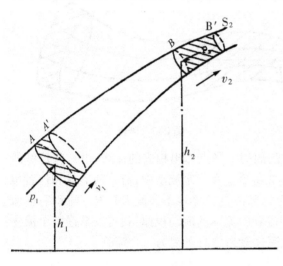

图2-3　伯努利方程的推导

理想流体是没有内摩擦力的，流管四周外侧的流体对这部分流体的作用力必垂直流管壁因而不作功。只有流管内部作用在这部分流体前后截面上的压力才对它做功。在极短的时间Δt内，作用在截面A上的压力$F_1 = P_1 S_1$与流体流动方向相同，所以做正功为$F_1 v_1 \Delta t$；作用在截面B上的压力$F_2 = P_2 S_2$与流体流动方向相反，所以做负功为$F_2 v_2 \Delta t$；在Δt时间内，作用在AB之间的流体上的外力所做的总功为

$$W = P_1 S_1 v_1 \Delta t - P_2 S_2 v_2 \Delta t$$

式中$S_1 v_1 \Delta t$、$S_2 v_2 \Delta t$分别等于包围AA'和BB'内的流体的体积。按照连续性原理，这两个体积是相等的，用V表示它，则上式为

$$W = (P_1 - P_2) V$$

再看这段流体从位置AB移到位置$A'B'$时机械能的变化。因为流体作稳定流动，流管内各处的流速不随时间而变，在这段流体移动的前后，$A'B$一段流体的机械能不发生变化，所以，移动的结果，相当于把原来的AA'内的一小段流体搬到了BB'的位置。因此，要计算AB一段流体的机械能的变化，只要考察这一小段流体从AA'搬到BB'后它的机械能发生了怎样的变化。设流体的密度为ρ，这一小段流体的质量为m，$m = \rho V$。于是这一小段流体在AA'处的总机械能为$\frac{1}{2} m v_1^2 + mgh_1$，而在$BB'$处的总机械能则变为$\frac{1}{2} m v_2^2 + mgh_2$，由此可见，AB之间一段流体移到$A'B'$的位置时，它的总机械能的增量为

$$\Delta E = \left(\frac{1}{2}mv_2^2 + mgh_2\right) - \left(\frac{1}{2}mv_1^2 + mgh_1\right)$$

$$= \left(\frac{1}{2}\rho v_2^2 + \rho gh_2\right)V - \left(\frac{1}{2}\rho v_1^2 + \rho gh_1\right)V$$

根据功能原理:$W = \Delta E$,故有

$$(p_1 - p_2)V = \left(\frac{1}{2}\rho v_2^2 + \rho gh_2\right)V - \left(\frac{1}{2}\rho v_1^2 + \rho gh_1\right)V$$

消去 V,移项整理后得

$$p_1 + \frac{1}{2}\rho v_1^2 + \rho gh_1 = p_2 + \frac{1}{2}\rho v_2^2 + \rho gh_2 \qquad (2\text{-}3)$$

由于横截面 A、B 是任意选定的,可见对同一流管中的任何截面来说,有

$$p + \frac{1}{2}\rho v^2 + \rho gh = 恒量 \qquad (2\text{-}4)$$

公式(2-3)和(2-4)都称为伯努利方程(Bernoulli's equation)。由公式中看到,压强 P 具有和单位体积流体的动能 $\frac{1}{2}\rho v^2$、位能 ρgh 相同的能量意义,所以我们把流体中的压强 P 又称为单位体积流体的压强能,而把单位体积液体的动能 $\frac{1}{2}\rho v^2$、位能 ρgh 又分别称为动压强和静压强。于是,伯努利方程表明:理想流体作稳定流动时,流管内各截面处单位体积流体的压强能、动能与位能之和均相等且为一恒量。伯努利方程实质上是能量守恒定律应用于理想流体稳定流动时的具体表达形式。

例 2-2 由一楼到二楼的水管可看成为一流管。流管中取 A、B 两点,并作相应的两个横截面 S_A 和 S_B。A 点在一楼,设此处 $v_A = 4.0 \text{m} \cdot \text{s}^{-1}$,$S_A = 1.00 \times 10^{-4}\pi \text{m}^2$,$P_A = 4.0 \times 10^5 \text{Pa}$,$h_A = 0$(参考面取在 A 点处);B 点取在二楼水龙头处,$h_B = 5.0 \text{m}$,$S_B = 0.25 \times 10^{-4}\pi \text{m}^2$。求 v_B 和 p_B。

解:把水在水管中的流动看作是理想流体做稳定流动,由连续性原理可求得 v_B

$$v_B = \frac{S_A}{S_B}v_A = \frac{1.00 \times 10^{-4}\pi}{0.25 \times 10^{-4}\pi} \times 4.0 = 16\text{m} \cdot \text{s}^{-1}$$

水管中的截面 S_A、S_B 为同一流管中的不同截面,由伯努利方程可求得 p_B

$$p_B = p_A + \frac{1}{2}\rho v_A^2 + \rho gh_A - \frac{1}{2}\rho v_B^2 - \rho gh_B$$

$$= 4.0 \times 10^5 + \frac{1}{2} \times 10^3 \times 4.0^2 - \frac{1}{2} \times 10^3 \times 16^2 - 10^3 \times 10 \times 5.0$$

$$= 2.3 \times 10^5 (\text{Pa})$$

2. 血压与体位的关系

如果均匀管中流动的液体流速不变,或者在非均匀管道内流速的变化影响可忽略时,则压强与高度的关系为

$$p_1 + \rho gh_1 = p_2 + \rho gh_2$$

即 $$p + \rho gh = 常量 \qquad (2\text{-}5)$$

可见,高处的压强小,而低处的压强大。

依据式(2-5)压强和高度的关系,可以解释血压与体位的关系。图 2-4 表示人体取平卧位时头部动脉压为 12.6kPa,静脉压为 0.7kPa,而当取直立位时头部动脉压为 6.8kPa,静脉压变为 -5.2kPa。减少的 5.8~5.9kPa 是由高度改变所造成的。同理,对于脚部来说,由平卧位改为直立位时,动脉压将由 12.6kPa 变为 24.3kPa,静脉压将由 0.7kPa 变为 12.4kPa,静脉压增加的11.7kPa 也是由高度原因造成的。因此,测量血压一定要考虑体位和测量部位对测量值的影响。

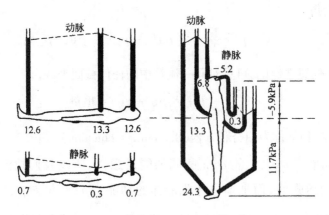

图 2-4　血压与体位的关系

另一方面,平卧位时头与足部的动脉平均血压,比靠近心脏的平均动脉血压要低 0.6kPa,这是血液黏滞性的影响所造成的。动脉血液由心脏流到头与足的过程,克服血液流动过程中摩擦力做功。头与足血压降低的程度,与血液流动中克服摩擦力做功的多少有关。

第四节　实际流体的流动

1. 实际流体的黏滞性、黏度

如前所述,流体流动的难易程度决定于流体的黏滞力,实际流体具有黏滞力的性质称为液体的黏滞性。黏滞性大的流体不易流动,反之容易流动。

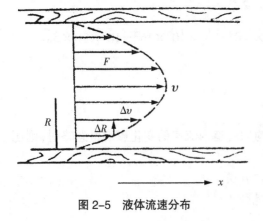

图 2-5　液体流速分布

现以流体在圆管内流动为例,进一步研究实际流体的流动性。图 2-5 给出圆管内流体流速的分布情况。附着在管壁上的极薄一层流体的流速为零,称为附着层。随着距管壁的距离 R 的增大,流层的流速 v 也不断增大,在圆管轴心处流速达最大。设流层距管壁的距离增大 ΔR 时,其流速增大 Δv,比值 $\dfrac{\Delta v}{\Delta R}$ 则表示单位距离上相邻两流层间流速的变化,称为速度梯度(velocity gradient)。

实验表明:流体相邻两流层间的黏滞力 F 和它们间的速度梯度 $\frac{\Delta v}{\Delta R}$ 以及它们间的接触面积 S 的乘积成正比。这一规律称为牛顿黏滞性定律(Newton's viscosity law)。写成数学表达式则有:

$$F = \eta \frac{\Delta v}{\Delta R} S \tag{2-6}$$

公式(2-6)中比例系数 η 称为流体的黏度(coefficient of viscosity),黏度的国际制单位是 Pa·s(帕·秒)。一种常用的黏度单位是 P(泊)。$1P = 0.1Pa·s$。

表 2-1 给出一些常见的气体和液体的黏度。由表 2-1 看出:液体的黏度一般比气体的黏度大得多;黏度还和温度有关,对液体而言,温度越高,黏度越小,对气体则相反。

现在进一步考察流体流动时相邻流层间相对移动的情况。流体开始流动时取流体中体积元 ABCD,如图 2-6 所示。经过 Δt_1 时间后,由于 CD 流层的流速大于 AB 流层,体积元 ABCD,到达 A'B'C'D' 并发生了切应变。经过 $\Delta t_2 (\Delta t_2 > \Delta t_1)$ 时间后,体积元到达 A"B"C"D",切应变增大。由此可知,流体流动时相邻流层间的相对移动就是流体切应变随时间不断增大的过程。流体相邻流层间的相对移动是由于它们间存在着速度梯度,那么流体的速度梯度与其切应变增大的快慢之间有何关系?

表 2-1 一些常见流体的黏度

流体	温度°C	$\eta/(10^{-6}Pa·s)$	流体	温度°C	$\eta/(10^{-3}Pa·s)$
空气	0	17.08	甘油	2.8	4200
	18	18.27		8.1	2518
	40	19.04		14.3	1387
	54	19.58		20.3	830
水	0	1702	酒精	20	16
	20	1000	蓖麻油	17.5	1225.0
	37	690			
	40	656		50	122.7
	60	469	血液	37	2.0~4.0
	80	356	血浆	37	1.0~1.4
	100	284	血清	37	0.9~1.2

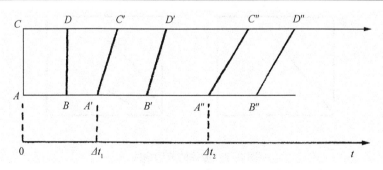

图 2-6 流体流动时切应变的变化过程

在图 2-6 中,取流体流动的方向为 x,则流体的速度梯度又可写成:

$$\frac{\Delta v}{\Delta R} = \Delta\left(\frac{\Delta x}{\Delta t}\right)\frac{1}{\Delta R} = \Delta\left(\frac{\Delta x}{\Delta R}\right)\frac{1}{\Delta t} = \frac{\Delta \gamma}{\Delta t}$$

即
$$\frac{\Delta v}{\Delta R} = \frac{\Delta \gamma}{\Delta t} \qquad\qquad (2-7)$$

公式(2-7)右端即为流体的切应变 γ 随时间变化的快慢,称为切应变率,用 $\dot{\gamma}$ 表示。切应变率等于单位时间内切应变的改变量。公式(2-7)表明:流体流动时的速度梯度就是它的切应变率。

按切应力定义,有 $\tau = \dfrac{F}{S}$,因此,牛顿黏滞定律(2-6)又可写为:

$$\tau = \eta\dot{\gamma} \qquad\qquad (2-8)$$

公式(2-8)表明:在恒定的切应力 τ 作用下,黏度 η 大的流体,其切应变率 $\dot{\gamma}$ 小,即黏度大的流体难于流动。反之,黏度小的流体容易流动。黏度是反映流体流动难易程度的一个物理量。它定量地给出了流体黏滞性的大小。

2. 牛顿流体与非牛顿流体

黏度是反映流体流动性质的一项指标。根据牛顿黏滞性定律,黏度等于切应力与切应变率之比,因此,流体的流动性质又可以用切应力与切应变率之间的关系曲线来表示,这一曲线称为流动曲线。流体的流动性质不同,其流动曲线也不相同。实验表明:有一类流体,其切应力与切应变率之间有正比例关系。其流动曲线为通过原点的一条直线,如图 2-7a 所示。这一类流体称为牛顿流体(Newtonian fluid)。牛顿流体的黏度为恒定值,即黏度不随切应变率的变化而变化。一般低分子液体,如水、汽油、酒精等属于牛顿流体。另有一类流体,它们的特点是切应力与切应变率不成正比例关系,它们的流动曲线虽也通过原点,但不是一条直线而为一曲线,如图 2-7b。这一类流体称为非牛顿流体(non-Newtonian fluid)。非牛顿流体的黏度不是恒定值,它随切应变率或时间等因素的变化而变化。许多溶液、混浊液、胶体溶液等均属非牛顿流体。

非牛顿流体中还包括一些更为特异的流体,它们的特点是只有当切应力超过某一数值后才发生流动,低于这一数值,流体不发生流动。以切应力 τ 对切应变率 $\dot{\gamma}$ 作图所得的流动曲线的特点是不通过原点,其起始点在 τ 轴上某点 τ_0,如图 2-8 所示。这种能引起流体流动的最低切应力 τ_0 称为致流切应力。致流切应力的存在表明该流体具有塑性,确切说,该流体在 $\tau < \tau_0$ 范围内有黏弹性。这种流体又称塑性流体。塑性流体超过致流切应力以后的流动曲线,可能是直线,也可能是曲线。

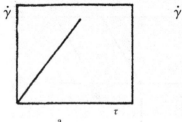 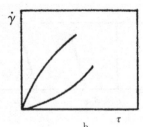

图 2-7　流体的流动曲线

a. 牛顿流体；b. 非牛顿流体

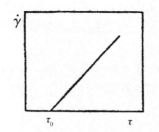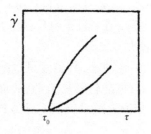

图 2-8　具有致流切应力的非牛顿流体

3. 影响非牛顿流体黏度的因素

非牛顿流体一般多见于高浓度的高分子溶液、悬浮液和胶体溶液。这类溶液的非牛顿流动特性,其黏度随切应力的改变而改变的原因在于溶液内部的高分子或胶体粒子的结构及其相互作用。药物中的高分子溶液剂、溶胶剂和混悬剂均属此类溶液。

(1)高分子或胶体粒子在流动时的取向状况

高分子或胶体粒子一般具有不同的形状。这些不同形状的高分子或胶体粒子在液体流动时对流动产生很大的阻力,从而使溶液具有较高的黏度。但是,在溶液流动时,这些不同形状的粒子可通过取向来减少对流动的阻力,从而导致黏度的降低。对球形粒子,没有取向问题,因而球形粒子没有因取向而影响溶液的黏度这一因素。但是,对含有非球形固体粒子分散相的溶液,当流动的切应变率逐渐增大时,固体粒子的取向程度随之增大,造成对流动的阻力减小,结果出现溶液的黏度随着切应变率的增高而逐渐降低的变化曲线。由分子热运动而引起的高分子或胶体粒子布朗运动的存在,这些粒子的取向呈可逆性,即随着切应变率的降低,溶液的黏度也逐步沿原曲线增高。这就是说,因粒子取向而引起的溶液黏度的变化是可逆的。

(2)高分子或胶体粒子在流动时的结构状况

含有大量高分子或胶体粒子分散相的溶液,由于这些粒子的形状以及相互间的作用,可发生二次结合,从而形成各种结构。这种结构对流动的阻力较大,从而使溶液具有较高的黏度。当流速加大,切应变率增大时,这种二次形成的结构将被破坏,从而导致溶液黏度降低。由于二次形成的结构受到破坏后,仍含有未被破坏的部分,所以二次结构很难得到完全恢复。正由于这样,由二次结构而引起的溶液黏度的变化是不可逆的。

(3)高分子或胶体粒子本身的变形或破坏

在固体粒子之间不形成二次结构的情况下,高的切应变率亦可引起粒子本身的变形或破坏。这是溶液的黏度随切应变率增大而降低的另一因素。对高浓度的高分子或胶体粒子溶液,由粒子本身的变形、破坏引起的黏度降低,与由二次结构的破坏而引起的黏度降低,可同时发生。

高的切应变率所引起的粒子本身的变形或破坏,当这些变形或破坏后的形状,不利于流体流动时,也可导致溶液黏度的升高。

(4)高分子或胶体粒子的分散程度

非牛顿流体的流动性还与溶液内粒子的分散程度有密切关系。粒子作为分散相,其分散程度与它同溶剂的相互作用以及溶剂的性质、结构等有关。凡粒子表面吸附有一溶剂层,即粒子具有强烈的溶剂化作用的悬浊液,或粒子本身带有一定电荷使粒子不发生凝结的悬浊液,都是具有良好分散性的悬浊液。这类悬浊液自然沉积后的沉积容积较小。相反,凡粒子的溶剂化作用较弱,或粒子本身不带电荷,结果粒子容易凝集并形成某种结构,这类悬浊液是分散性不良的悬浊液,它们的沉积容积较大。

具有良好分散性的悬浊液,其黏度虽也随切应变率的变化而变化,但由于粒子间相互作用较弱,在很高的浓度下,也能较容易流动,故而它不具有致流切应力。相反,分散性不好的悬浊液,由于粒子间相互作用较强,从而具有致流切应力。

4. 悬浮液的黏度

含有粒子分散相的溶液称为悬浊液,或称悬浮液。如上所述,其黏度决定于分散相粒子的浓度、形状及其变形,以及粒子间的相互作用状况。此外,悬浮液黏度还决定于悬浮介质,即溶剂的黏度。

悬浮粒子的浓度一般用容积百分比 φ 表示,其定义为:悬浮粒子的沉积容积与悬浮液总容积之比。悬浮粒子的沉积容积包括粒子本身的总体积以及粒子间隙吸附的溶剂的体积。

Einstein(1906年)首先从理论上发现悬浮液的黏度 η 与悬浮介质在相同温度下的黏度 η_0 之间,有如下关系:

$$\eta = \eta_0(1 + 2.5\varphi) \tag{2-9}$$

公式(2-9)称为 Einstein 方程。它在以下假设条件下成立:① 悬浮粒子比悬浮介质的分子大,但比测量装置的尺寸小得多。② 悬浮粒子是球形的刚性体。③ 悬浮粒子的浓度 φ 非常小,粒子间无相互作用。④ 重力、悬浮介质的扰动均可忽略。

如果悬浮粒子不是球形,而是其它形状,这种具有小容积百分比的悬浮液的黏度由下式给定:

$$\eta = \eta_0(1 + \gamma\varphi) \tag{2-10}$$

式(2-10)中的 γ 称为形状系数。$\gamma > 2.5$,且随粒子的不对称性的增加而增大。

如果悬浮粒子不是刚性小球,而是可变形的液滴,1932年泰勒(Taylor)给出这种小容积百分比的悬浮液的黏度为

$$\eta = \eta_0(1 + 2.5\varphi T) \tag{2-11}$$

式(2-11)中的 T 称为 Taylor 系数($T < 1$),它由下式决定

$$T = \frac{P + 0.4}{P + 1} \tag{2-12}$$

而

$$P = \frac{\eta_i}{\eta_0} \tag{2-13}$$

式(2-13)中 η_i 是液滴的黏度。Taylor 系数是一个缩减系数,即对于给定的 η_0 和 φ 来说,液滴悬浮液的黏度比刚性小球悬浮液的黏度要小。

当悬浮粒子的容积百分比较大时,粒子将相互干扰,上述方程不再成立。Gold-Guth-Simhaml 引入 φ 的二次项,给出这种悬浮液的黏度。

$$\eta = \eta_0(1 + 2.5\varphi + 14.1\varphi^2) \tag{2-14}$$

5. 实际流体的流动状态,雷诺数

以上讨论的流体流动状态都是流体的各流层之间仅作相对滑动,彼此不相混合。流体的这种分层流动状态称为片流,或称层流(laminar flow)。流体做片流时,每层的流速虽有很大不同,但每层内各流体粒子的流速则是相同的。流体的稳定流动属于片流。

实验发现,当流体流动速度逐渐增大时,稳定的片流开始成为不稳定的片流。当流体流速继续增大超过一定数值后,流体将不再保持分层的流动,流体粒子有了垂直于总流动方向的横向流动,能从一流层运动到另一流层中,使各流层相互混淆起来而受到破坏,形成小旋涡,整个流动杂乱而不稳定。具有这种特点的流动状态称为湍流(turbulent flow)。

实验中还发现,影响出现湍流的因素除流速外,还有流体的密度 ρ,黏度 η 以及流体流经的管道半径 r。雷诺(Osborne Reynolds)通过大量实验研究后指出,流体的流动状态取决于雷诺数 Re(Reynolds number),它等于

$$Re = \frac{\rho v r}{\eta} \tag{2-15}$$

一般来说,当 $Re < 1000$ 时,流体呈片流;当 $Re > 2000$ 时,流体呈湍流;当 $1000 < Re < 2000$ 时,流体的流动处于片流与湍流间的过渡状态,即可能是片流,也可能是湍流。

湍流与片流有本质的区别。流体处于湍流状态时,流体粒子时而向前运动和流体流动的总方向一致,时而有横向的以至逆向的运动。它们运动速度的大小和方向都作无规则的变化,结果使流体流动所受的阻力大大增加,流量降低,所消耗的能量也比片流状态时多。湍流与片流的另一个重要区别是:流体作湍流时伴随有声音,而作片流时则无声音。人体血管内的血液流动多为片流,在大动脉中亦为片流,但在心脏的收缩期以及搏出量增加的情况下,也可能出现湍流。利用湍流时发出的声音可使医生借助听诊器来判断心、肺的功能状况。

第五节　泊肃叶定律、斯托克斯定律

1. 泊肃叶定律

圆管中流动着的实际流体,由于其黏滞性,同一横截面上的各层流体粒子有不同的流速。最外层流体附着于管壁,流速为零,愈向轴心流速愈大,形成一层层的同轴圆筒层相互滑动。欲维持流体在圆管内稳定流动,应克服各流层间的黏滞力,在圆管两端维持一定的压强差,设圆管两端的压强差为 Δp,圆管长 l、内半径为 R,流体的黏度为 η。法国科学家泊肃叶(Jcam Louis Poiseuille)做了大量实验并根据理论推导,得出流体从圆管道中流出的流量为

$$Q = \frac{\pi R^4}{8 \eta l} \Delta P \tag{2-16}$$

上式称为泊肃叶定律(Poiseuille's law),它是流体力学的基础定律之一。公式(2-16)表明:流体的流量 Q 与圆管半径 R 的四次方成正比,与管道中的压强梯度 $\Delta P/l$ 成正比,与流体的黏度 η 成反比。

泊肃叶定律指出流体流量与管道半径的四次方成正比表明,管道半径的微小变化对流体流

量就会产生很大影响。这一结论可以解释血液在体内不同部位的分布,主要靠小动脉壁中的平滑肌束来控制的事实。血管壁中平滑肌的主动收缩可使小动脉半径的相对改变量很大。人体不同部位,不同器官所需新鲜血液通过这些小动脉输送。当某一部位或某一器官需要较多新鲜血液时,其他部位的小动脉壁主动收缩管径变小。由于相对改变量大,使通过这些小动脉的血流量有明显的减少,从而保证有足够的血流量供给需要新鲜血液较多的部位或器官。人体小动脉对血液流量有着非常灵敏而有效的控制。

应该指出:泊肃叶定律只适用于牛顿流体在圆管道中作稳定流动的情况。

2. 流动时的流阻

伯努利定律又可以写成下面的形式

$$Q = \frac{\Delta P}{Z} \tag{2-17}$$

把上式与直流电路中的欧姆定律相比较,我们称式中的 $Z = 8\eta l / \pi R^4$ 为流体在管道中流动时的流阻(flow resistance)。公式(2-17)虽然从伯努利定律变换形式而来,但它不仅仅只适用于牛顿流体在圆管道中作稳定流动的情况,对一切流体在任何管道中的任何形态的流动,公式(2-17)均能成立,只不过这时的流阻 Z 不再等于 $8\eta l / \pi R^4$ 罢了。一般情况下流体流动时的流阻由实验测定,它的大小不仅决定于流体本身的性质——流体的黏度,还决定于管道的几何因素,如管道半径、长度等。公式(2-17)为一般情况下的流量公式,它反映了流量、压强差和流阻间的关系,而公式(2-16)为一特殊情况下的流量公式。流阻的国际制单位是:Pa·s·m⁻³(帕·秒·米⁻³)。

流体流动时流阻的存在表明,实际流体在流动中一定伴随有机械能的损失。损失的这部分能量最后转换成了其他形式的能量。

如果流体连续地通过几个流阻不同的串联管道,与直流电路相似,流体流动的总流阻等于各分流阻的总和

$$Z_{\text{总}} = Z_1 + Z_2 + \cdots + Z_n \tag{2-18}$$

当几个管道并联时,总流阻与各分流阻间的关系为

$$\frac{1}{Z_{\text{总}}} = \frac{1}{Z_1} + \frac{1}{Z_2} + \cdots + \frac{1}{Z_n} \tag{2-19}$$

在人体内,由于所有血管的长度均是恒定的,因此,血液在人体内流动的流阻的变化主要取决于血管内径在生理或病理条件下的变化,以及血液黏度的变化。人体内血管相互联结而成的几何形状非常复杂,同时,由于血管开放或闭合侧支分路,再加上血管的内腔又随着血管壁平滑肌的收缩程度、管壁的弹性、血管内的压力以及血液黏度的变化而发生变化等因素,因此准确地测量血管内的流阻是很困难的。

公式(2-17)可应用于心血管系统。心输出量即为流量,主动脉压与腔静脉压之差为压强差。由于腔静脉压近似为零,故主动脉压常被称为血压,即血压为压强差。流阻在生理学中称为总外周阻力。对一个心输出量为 5000mL/min 和主动脉血压为 1.3×10^4Pa(100mmHg)的人体来说,其总外周阻力为

$$Z = \frac{\Delta P}{Q} = \frac{1.3 \times 10^4}{5000} = 2.6 (\text{Pa·min/mL})$$

公式(2-17)还可以应用于某一段血管或某一脏器。这时流量应为流过这一段血管或这一脏器的血液量,压强差为这段血管两端或这一脏器动、静脉间的血压差,流阻即为这段血管或这一脏器的流阻(外周阻力)。例如,对肾循环来说,其血流量约为 600mL/min,在动脉压仍取 1.3×10^4Pa 的条件下,肾脏的外周阻力为

$$Z_1 = \frac{\Delta P_1}{Q_1} = \frac{1.3\times10^4}{600} = 21.7\text{Pa·min/mL}$$

可以看出,肾脏的外周阻力约为人体总外周阻力的 8.3 倍。同样计算后可知,儿童的总外周阻力比成年人大得多。这是因为成年人与儿童的动脉压虽然大体相等,但成年人的心输出量却明显高于儿童的缘故。

例 2-3 成年人主动脉的半径约为 1.3×10^{-2}m,问在一段 0.2m 距离内的流阻 Z 和压强降落 ΔP 是多少? 设血流量为 1.00×10^{-4}m^3/s,$\eta=3.0\times10^{-3}$Pa·s。

解:

$$Z = \frac{8\eta L}{\pi R^4} = \frac{8\times3.0\times10^{-3}\times0.2}{3.14\times(1.3\times10^{-2})^4} = 5.35\times10^4\text{Pa·s/m}^3$$

$$\Delta P = ZQ = 5.35\times10^4\times1.0\times10^{-4} = 5.35\text{Pa}$$

可见在主动脉中,血压的下降是微不足道的。

奥氏黏度计是一种常用的测量液体黏度的仪器,是用比较法进行测量的。如图 2-9 所示,设已知标准液体的黏度为 η_1,密度为 ρ_1,液面从 m 点降至 n 点的时间为 Δt_1;而同体积的未知黏度液体的密度为 ρ_2,其液面从 m 点降至 n 点的时间为 Δt_2,则可由式(2-16)应有:

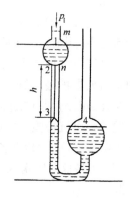

$$V_{mn} = \frac{\pi R^4 \Delta P_1}{8\eta_1 L}\Delta t_1 = \frac{\pi R^4 \Delta P_2}{8\eta_2 L}\Delta t_2$$

注意到 $\Delta P_1 = \rho_1 g h_{mn}$,$\Delta P_2 = \rho_2 g h_{mn}$,由此可以得到下列关系式:

$$\frac{\rho_1 \Delta t_1}{\eta_1} = \frac{\rho_2 \Delta t_2}{\eta_2}$$

图 2-9 奥氏黏度计

从而得到

$$\eta_2 = \frac{\rho_2 \Delta t_2}{\rho_1 \Delta t_1}\eta_1 \tag{2-20}$$

3. 斯托克斯定律

物体在流体中运动时,受到一定的阻力。这一阻力并非来自流体与该物体之间。物体表面附着一层流体为边界层,这一边界层与其相邻流层间的黏滞力是阻碍物体运动的阻力。如果物体是小的球体,而且流体相对小球作稳定流动,则小球体所受的阻力为:

$$F = 6\pi\eta rv \tag{2-21}$$

公式(2-21)称为斯托克斯定律(Stokes's law)。式中 η 是流体的黏度,r 是小球的半径,v 是小球相对流体的运动速度。(2-21)式表明:小球在流体中相对运动所受的阻力与流体的黏度、小球的几何尺寸及其运动速度等因素有关。

设黏滞性流体中一小球受重力作用下沉。作用在小球上向下的力为重力 $\frac{4}{3}\pi r^3 \rho g$,$\rho$ 是球

体密度。作用在小球上向上的力除浮力 $\frac{4}{3}\pi r^3 \sigma g$ 外,还有小球在沉降过程中所受的阻力 $6\pi\eta rv$。其中,σ 是流体的密度。于是,小球所受的向下的合力为

$$\frac{4}{3}\pi r^3(\rho-\sigma)g - 6\pi\eta rv$$

在合力作用下,小球加速地下沉。但随着下沉速度的增大,阻力 $6\pi\eta rv$ 愈来愈大,直到

$$\frac{4}{3}\pi r^3(\rho-\sigma)g = 6\pi\eta rv$$

时,小球所受合力为零,将匀速下降,这时的下降速度达到最大,它等于

$$v = \frac{2}{9\eta}r^2(\rho-\sigma)g \tag{2-22}$$

该速度称为收尾速度或沉降速度(sedimentation velocity)。由公式(2-22)可知,当小球体,如空气中的尘粒、黏滞性流体中的胶体粒子、血液中的细胞及生物大分子等,在黏滞性流体中下沉时,沉降速度与它和流体的密度差以及重力加速度成正比,与其半径的平方成正比,与流体的黏度成反比。

公式(2-22)常被用来测定流体的黏度,方法是把一个已知 r 和 ρ 的小球放入密度为 σ 的待测流体中,测出它的沉降速度,就可以计算出流体的黏度值来。

血液由两种主要部分:血细胞和血浆组成。经过抗凝处理的血液放进一根细而长的有刻度的垂直放置的玻璃管——血沉管中,红细胞在重力作用下将在血浆中下沉,管中血液上部出现血浆柱。记录血浆柱随时间的变化情况,即可得出红细胞的沉降速度。这就是临床上的一种常规检验——血沉检验。应该指出:斯托克斯定律和公式(2-22)不能直接应用于血沉检验中的红细胞沉降速度。这是因为红细胞不是球体,它的表面性质、彼此间的相互作用等因素均影响其沉降速度。正是这些因素的变化,反映着各种病理过程。因此,通过血沉检验可帮助医生对病人作出诊断。

小球体在流体中靠重力下沉称为重力沉降,其沉降速度一般很慢。例如血沉检验就很花时间。为加快沉降速度常用离心沉降法。含有微小颗粒的混悬液,放进离心管中作离心旋转,将会使微小颗粒较快地沉降下来使其与溶剂分开,这就是离心沉降。

离心沉降常被用来测定血细胞在血液中的体积百分含量。将抗凝处理过的血液放进离心管中,经离心分离后血液将分为血浆层和血细胞沉淀层两部分。血细胞沉淀部分的体积占血液总体积的百分比,即为血细胞的体积百分含量,称为血细胞压积,它是影响血液黏度的重要因素之一。

公式(2-22)还是对溶胶剂与混悬剂药物的动力稳定性进行分析、鉴定的理论根据。药物粒子的半径越小,药物粒子与药物溶剂的密度差别越小,药物溶剂的黏度越大,则沉降速度越小,溶胶剂与混悬剂药物的动力稳定性越好。反之,其动力稳定性越差。

在粒子高度分散的溶胶剂与混悬剂药物中,粒子一方面受到重力而沉降,另一方面由于热运动形成的布朗运动又使其浓度有趋于均一的趋势。两种相反效应的共同作用,最终使粒子的分布达到平衡形成一定的浓度梯度。这种状态称为沉降平衡(sedimentation equilibrium)。药物溶液应该浓度均匀,因此药物溶液达到沉降平衡时,其浓度梯度越小越好。

第六节　血液在循环系统中的流动

血液是一种在血浆中悬浮有血细胞的悬浮液,属于非牛顿流体。血液中血细胞的浓度很高,血细胞本身是黏弹性体,变形能力很强,它们之间有相互聚集的能力。血浆中不仅有脂质,无机盐,还有各种蛋白质。血浆成分或浓度的变化可以影响血细胞的形态,二者相互影响,构成了血液流动的复杂性。

血液黏度是衡量血液流动性的一项综合指标。血液黏度增高,可以使血流流阻增加,血流量减少,氧气和营养物质不能及时运送到机体各脏器组织,组织的代谢难以维持正常进行,直接影响到脏器组织完成其生理功能。

1. 血液的组成及流动特性

血液循环的推动力来自心脏,通道是血管,流动着的血液有独特的流变学性质。血液的主要任务是供给生命活动所必须的营养,在肺和组织细胞之间输运 O_2 和 CO_2。

血液是一种复杂的溶液,它由血浆和血细胞两部分组成,体积大约各占一半左右。血浆总体积的90%是水,7%是蛋白质,其余部分是其它有机物及无机物。血浆中的蛋白质由纤维蛋白原、球蛋白和白蛋白组成。从血浆中除去纤维蛋白原即得到血清。血细胞中主要是红细胞。白细胞和血小板在血细胞中所占容积甚小,分别只占血细胞总体积的 1/600 和 1/800。

从物理化学的角度来看,血液是一种组分十分复杂的悬浮液。血液与一般悬浮液不同,它有以下特点。

(1)它是一种高浓度的悬浮液。悬浮的血细胞浓度很高,其压积一般高达 45% 左右。

(2)血液中的溶质——血细胞不是刚性的悬浮球体,并且它们之间有很强的相互作用。人的红细胞呈双凹碟形,直径约为 $7.6\,\mu m$,四周边缘厚度约 $2.7\,\mu m$,中心厚度约 $1.0\,\mu m$。红细胞极容易变形,它可以通过直径比其自身直径还小的毛细血管。红细胞和血小板还容易发生聚集,其聚集性受流动着的血液的切应变率的影响。

(3)血液中的溶剂——血浆是不均匀的介质,血浆中的纤维蛋白原和球蛋白等对血细胞的聚集有重大影响。

血液的上述特点,特别是血细胞的聚集性和可变形性与血液的流动状态有关,受其影响,从而使血液的流动具有非牛顿流动特性,即血液为非牛顿流体。

血液具有屈服应力(yield stress)。非牛顿流体中的一些流体(如血液)具有这样的特点,即只有当切应力超过某一数值后,才发生流动,低于这一数值则不发生流动。这个能够引起流体发生流动的最低切应力值,叫致流应力,又叫屈服应力。这种流体称为塑性流体。血液的屈服应力与纤维蛋白原浓度和红细胞压积有关。

血液有黏弹性(viscoelasticity)。在非稳定流动条件下,血液表现出黏弹性,即应力不仅取决于瞬时切变率,而且与切变率变化的历史过程有关。血液在体内的流动都是非稳定的,因此血液具有黏弹性,是黏弹体。在分析大血管血流时,为简化问题通常不计黏弹性,但血管较小时,血液的黏弹性应予考虑。血液的黏弹性在血液的脉动流中表现也很明显。

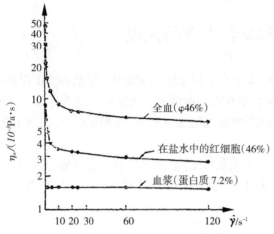

图 2-10 血液和血浆的黏度与切应变率的关系曲线

2. 血液的黏度

血液黏度是决定血液流阻的因素之一，是血液流变学性质的综合指标。血液黏度除由血浆和血细胞的流变特性以及它们间的相互影响这些本身的因素决定外，还受心脏和血管的流变学性质，以及一些其它的外部因素的影响。由于不同病理状态下血液黏度的变化有其规律性，所以它为疾病的诊断、治疗以及预后判断提供了有用的资料，从而血液黏度这一综合性血液流变学指标具有着十分重要的意义。

根据牛顿黏滞性定律(2-8)式：$\tau = \eta\dot{\gamma}$，可以测定出血液黏度与切应变率$\dot{\gamma}$之间的关系。图 2-10 给出了所测得的血液、含有红细胞的生理盐水以及血浆的黏度与切应变率的关系曲线。可以看出，在整个切应变率的变化范围内，血浆的黏度与切应变率无关，是一恒定值，表明血浆属牛顿流体。然而对于血液以及含有红细胞的生理盐水来说，它们的黏度特点是：在高切应变率的变化范围内，其黏度不随切应变率的变化而变化，为一恒定值，说明它们也显示出牛顿流体的特征，尽管它们黏度的绝对值明显地高于血浆的。但是，在低切应变率的变化范围内，血液及含红细胞的生理盐水的黏度随切应变率的降低而明显升高，不是恒定值，这说明它们是非牛顿流体。

血液具有触变性(thixotropy)。血液在非稳定流动状态下，血液黏度除了与切变率大小有关外，还与切应力的作用时间有关，即在切变率恒定时，血液黏度会随切应力施加时间的延长而减小，这就是血液的触变性。需要说明的是，若切应力施加时间足够长，黏度达一定数值后不再随时间改变，其数值大小取决于切变率。

在血液流变学中除血液黏度这一综合性指标外，还常用相对黏度及还原黏度等概念。相对黏度被定义为：血液黏度与血浆黏度之比值。

$$\eta_r = \eta_a/\eta_0 \qquad (2-23)$$

式中 η_a 为血液黏度，η_0 为血浆黏度，η_r 为相对黏度。还原黏度被定义为：血液黏度与血细胞压积的比值

$$\eta_H = \eta_a/\varphi \qquad (2-24)$$

由于血液为非牛顿流体，通常把由实验测定的血液黏度又称为全血黏度或血液的表观黏度。

影响血液黏度的主要内部因素有：

（1）血细胞压积，即血细胞在血液中的体积百分比含量。血细胞压积越大，血液黏度越大。

（2）红细胞的大小和形态。红细胞的大小和形态决定红细胞的压积，从而对血液黏度产生影响。而红细胞内外的渗透压则是决定红细胞形态的重要因素。

（3）红细胞的聚集性与变形能力。影响红细胞聚集性的主要因素则为：血液流动的切应变率、红细胞表面所带负电荷量、由纤维蛋白原所导致的红细胞间桥接作用。红细胞的变形能力决定着血液在微循环中的流动性能。

（4）血小板的聚集性。血小板聚集体比红细胞聚集体稳定得多。同时切应变率对血小板聚集的影响呈现双向作用，即随切应变率的增大，血小板聚集程度先增大达到最大程度后聚集程度反而降低。

（5）血浆黏度。血浆黏度主要取决于它们中的蛋白质含量，特别是纤维蛋白原的浓度。另外，血浆是使血液具有屈服应力的关键因素之一。血浆 pH 值也会影响全血黏度。pH 值在 6.85~7.35 范围内，pH 值升高时，全血黏度降低。

（6）实验观察发现，当血液流过小血管时，靠管壁附近会形成一个无红细胞的边缘区，这一区域只含血浆称为血浆层，血浆层里面称为核心流。这一现象称为红细胞集轴现象。流体在管内流动时黏滞力主要来自管壁附近的区域，因为这里流体的切变率最大。由于红细胞的集轴现象，一方面壁面血浆层的存在使黏度明显降低，另一方面核心流区内的红细胞压积增大从而又使黏度有所增高。但是，总的效果来说，红细胞集轴现象使血液的总的表观黏度减小。

除上述主要的内部因素外，血液表观黏度还与血管半径、弯曲度、锥度、分支，血管壁的光滑度、黏弹性、通透性等血液自身以外的因素有关。总之，血液黏度是血液流变学性质的一项综合指标。

3. 心血管疾病的流变学特性

（1）血栓形成。血液在体内血管中凝结的过程叫做血栓形成。一个血栓或多个血栓的形成，可能完全出于生理上的原因，未必会发展成具有临床表现的病理学状态。有时，血液流过血栓而作用在其上的应力会使血栓破碎，破碎的血栓会被血液带走，最后被较小的血管阻塞，这样的血栓叫做栓子。而栓子使血管处于闭塞状态，叫做栓塞。

血栓形成有多种原因，但总是受到流体力学的影响，血液流变学在血栓形成的机理中非常重要。

湍流与血栓形成有很大关系。由于湍流损伤血细胞和动脉壁，从而引起血栓的形成。湍流不仅会引起血栓的形成，而且形成的栓子的大小也与湍流的强度成比例。一定的湍流状态下，在较小半径的血管中形成血栓的可能性更大。

血栓形成常与滞流区有关。滞流区及其附近的血管壁由于某种代谢紊乱可能会受到损伤，从而导致血栓的形成。

红细胞与纤维蛋白原之间的作用，常使红细胞聚集，在低切变率下红细胞聚集增强，有利于血栓形成。

（2）动脉粥样硬化。动脉粥样硬化主要是动脉血管壁内层的疾病。动脉粥样硬化可以由血管壁内皮损伤引起，内皮损伤通过代谢过程可在内皮和平滑肌中发生一系列生理、病理性变化，平滑肌增生、过多的结缔组织的形成和脂类沉积，这就是动脉粥样硬化过程。

动脉粥样硬化通常发生在动脉弯曲或者分支血管入口处等血管形状急骤变化的部位。血液在这些部位的流动状态，流速分布，切应力分布，切应变率分布比较复杂，从而容易诱发病变。

（3）脑动脉瘤。临床实践表明，动脉瘤无例外地发生于血管分支尖顶，发生于脑动脉的概率更大。研究表明：脑动脉瘤和这里局部湍流引起的高频压力脉动关系密切。这是因为：颅内动脉血管的壁厚—半径比，比其他部位小；颅内动脉血管组织所含的弹性蛋白纤维数量较少；颅内动脉血管缺乏外围组织的支持。

思考题 习题二

2-1 连续性方程和伯努利方程的适用条件是什么?

2-2 若两只船平行前进时靠得较近,为什么它们极易碰撞?

2-3 有人认为从连续性方程来看,管子愈粗流速愈小,而从伯努利定律来看,管子愈粗流速愈大,两者似有矛盾,你认为如何? 为什么?

2-4 水在粗细不均匀的水平管中作稳定流动,已知截面 S_1 处的压强为 110Pa,流速为 0.2m·s^{-1},截面 S_2 处的压强为 5Pa,求 S_2 处的流速(内摩擦不计)。

2-5 水在截面不同的水平管中作稳定流动,出口处的截面积为管的最细处的 3 倍,若出口处的流速为 2m·s^{-1},问最细处的压强为多少?

2-6 在水管的某一点,水的流速为 2m·s^{-1},高出大气压的计示压强为 10^4Pa,设水管的另一点的高度比第一点降低了 1m,如果在第二点处水管的横截面积是第一点的 $\frac{1}{2}$,求第二点处的计示压强。

2-7 一直立圆柱形容器,高 0.2m,直径 0.1m,顶部开启,底部有一面积为 $10^{-4}$$m^2$ 的小孔,水以每秒 $1.4 \times 10^{-4}$$m^3$ 的快慢由水管自上面放入容器中。问容器内水面可上升的高度?

2-8 一条半径为 3mm 的小动脉被一硬斑部分阻塞,此狭窄段的有效半径为 2mm,血流平均速度为 50cm·s^{-1},试求:① 未变窄处的血流平均速度。② 会不会发生湍流。③ 狭窄处的血流动压强。(血液 $\rho = 1.05 \times 10^3$kg/m^3)

2-9 设某人的心输出量为 $0.83 \times 10^{-4}$$m^3$·$s^{-1}$,体循环的总压强差为 12.0kPa,试求此人体循环的总流阻(即总外周阻力)是多少 Pa·S·m^{-3}?

2-10 设橄榄油的黏度为 0.18Pa·s,流过管长为 0.5m、半径为 1cm 的管子时两端压强差为 2×10^4Pa,求其体积流量。

2-11 假设排尿时,尿从计示压强为 40mmHg 的膀胱经过尿道后由尿道口排出,已知尿道长 4cm,体积流量为 21cm³·s^{-1},尿的黏度为 6.9×10^{-4}Pa·s,求尿道的有效直径。

2-12 设血液的黏度为水的 5 倍,如以 72cm·s^{-1} 的平均流速通过主动脉,试用临界雷诺数 1000 来计算其产生湍流时的半径。已知水的黏度为 6.9×10^{-4}Pa·s。

2-13 直径为 0.01mm 的水滴在速度为 2cm/s 的上升气流中,是否可向地面落下?(设此时空气的黏度 $\eta = 1.8 \times 10^{-5}$Pa·s)

2-14 液体中有一空气泡,泡的直径为 1mm,液体的黏度为 0.15Pa·s,密度为 9×10^3kg/m^3。求:① 空气泡在该液体中上升时的收尾速度是多少? ② 如果这个空气泡在水中上升,其收尾速度又是多少?(水的密度取 10^3kg/m^3,黏度为 1×10^{-3}Pa·s)

第三章
分子动理论

物体是由大量的分子或原子组成的。从单个分子来看,它们受到大量其他分子的复杂作用,其运动变化过程具有很大的偶然性,或称无规则性。但是大量分子的运动在整体上却表现有确定的规律, 从而使物体具有确定的性质,并成为物质运动的又一基本形式——热运动(chaotic motion)。

在研究物质的热运动形式以及热运动和其他运动形式间的转化规律时, 遇到两类物理量。我们把由实验所能测定的,反映物体整体性质的物理量,称为宏观量(macroscopic quantity),例如它的压强、体积和温度等。我们从微观观点对物体进行研究时,把描述物体中分子或原子的性质的物理量,称为微观量(microscopic quantity),例如分子的位置、速度、能量、动量和体积等。由于分子时刻处于无规则运动中,各个分子的微观量不断改变,因此微观量是不能由实验直接测定的。

微观量与宏观量之间存在着内在的联系,因为它们描述的是同一研究对象。大量分子运动在整体上所表现的确定规律性,是一种统计规律性,而宏观量则是相应微观量的统计平均结果。

呼吸的功能是给组织细胞提供足够的氧气,并从组织细胞排除多余的二氧化碳。要深入了解呼吸过程中 O_2 和 CO_2 从空气经肺泡到其毛细血管血液间的迁移, 以及在毛细血管血液与组织细胞间的迁移,必须先阐述有关气体分压强及气体扩散规律的基本知识。

人肺中大约有 3 亿个大小不等,直径变动于 $75\sim300\mu m$ 的肺泡。肺泡内表面衬有很薄的一层组织液,称为肺泡液。从物理学的角度看,肺泡是彼此连通的微液泡。要了解如此结构的肺泡怎样地维持其稳定,以及它在肺的弹性效应中的作用,须要具备有关液体表面性质方面的基本知识。

第一节 分子运动基本概念、气体的状态参量

1. 分子运动的基本概念

1.1 分子运动基本概念

分子运动基本概念以下述的一些概念为基本出发点。这些概念都是在一定的实验基础上总结出来的。

（1）物体都是由大量的、不连续的分子或原子组成的。例如，2g 的氢（H_2）含有 $6.022×10^{23}$ 个氢分子，这个数字足以说明物体中的分子是大量的。再者，由气体很容易被压缩；水和酒精混合后的体积小于二者原有体积之和；在 20,000atm 的压强下压缩钢筒中的油，结果发现油可以透过钢筒壁渗出等事实，说明了大量分子的不连续性。

（2）物体内的分子在不停地无规则地运动着，其剧烈程度与物体的温度有关。大量分子的无规则运动称为分子的热运动。

当两种气体处于同一容器中，经过一定时间后，由于分子间的相互渗入它们会达到完全均匀地混合。这种现象称为扩散。在液体和固体中同样会发生扩散现象。

1827 年布朗（Robert Brown）在显微镜下观察到悬浮在水中的花粉颗粒呈现出不停地杂乱无章的不规则运动，而且花粉颗粒越小运动越剧烈。这种运动后来被称为布朗运动。

无论扩散现象还是布朗运动都说明，一切物质的分子都在不停地无规则地运动着。同时，实验还指出，温度越高，扩散越快，布朗运动越剧烈，从而说明温度的高低反映着物质内部分子无规则运动的剧烈程度。

（3）分子之间有一定的相互作用力。例如，在一定温度下气体可凝聚成液体和固体的事实说明分子间有相互的吸引力；液体和固体难以压缩的事实则说明分子之间除了吸引力，还有排斥力。只有当物体被压缩到使分子非常接近时，分子之间的力才呈现为相互排斥力。

1.2 分子现象的统计规律

统计规律是对大量偶然事件综合起来的结果，它要求两个条件：个别事物的偶然性和偶然事物的大量性。这里所说的个别事物的偶然性是相对于大量事物整体的统计规律而言的，偶然性是有原因的。例如气体的每个分子的速度，尽管彼此各不相同，不断改变，但各个分子的速度大小、方向如何，和其他分子相碰撞的过程怎样等，都是由力学规律所决定的。另一方面，当气体中所包含的分子数目极大时，气体整体的性质已不能由力学规律所表达，而要由统计规律来描述。就是说，只有偶然事物的大量性，统计规律才呈现出来。

分子热运动现象也具有个别事物的偶然性与偶然事物大量性这两个条件，从而具有统计性规律。气体分子热运动现象的两条最基本的统计规律如下：

（1）气体处于热平衡状态时，其分子出现在容器中各处的机会均等，即气体分子的空间分布是均匀的。这一结论为热平衡时的气体密度各处均匀的事实所证实。

（2）气体处于热平衡状态时，其分子沿任何方向运动的机会均等，即在任一时刻沿任何方向

运动的分子数均相等。若向某一方向运动的分子数多,则在该方向上气体密度将不再均匀。

这里所说热平衡状态是指气体处于一定不变的外界条件下,经过一段时间后,其宏观性质各处均匀且不再发生变化时所达到的确定的状态。

现以气体的密度为例来具体说明宏观量的统计性质。设 ρ 为气体的密度,m 为每个分子的质量,n 为分子的数密度,即单位体积内的分子数,则 $\rho = n \cdot m$。现在取一个小的体积元 dV,在任意短的时间内,从微观看来都有很多分子出入于 dV,因此在 dV 内的分子数目是时多时少涨落不定的。由此可见,分子数密度以及宏观量气体密度只能是一种统计平均的结果。在我们所选的体积元 dV 从微观看来足够大,即它所包含的分子数是大量的,同时所考虑的时间从微观看来也足够长的情况下,作为统计平均结果的分子数密度 n 以及气体密度 ρ 才具有确定的数值。当气体处于热平衡状态时,具有确定数值的分子数密度 n 和气体密度 ρ 均不随地点和时间变化。为了反映气体处于非平衡状态时,其分子数密度 n 以及气体密度 ρ 随地点而改变,或随时间而变化的情况,就要求从宏观看来,dV 要足够地小,观察的时间也要足够地短。依此条件,即宏观上尺度要小,时间要短,微观上尺度要大,时间要长,对微观量求统计平均,便可得出相应的宏观量,从而确定出两者间的统计规律性的联系。

2. 气体的状态参量　平衡过程

本节是从宏观的角度来研究气体的性质。所谓宏观的角度是把气体看作是一个整体而不考虑其分子结构。

一定量的气体,其宏观状态的特征可用体积、压强、温度三个宏观物理量来描述。以下先简单地介绍这三个宏观量的意义和单位,然后再说明在什么情况下才可以用这三个量来描述气体的状态。

(1) 体积 V

气体没有固定的体积,气体分子的热运动使它总要充满整个容器。这里所谓气体的体积,实际上是指盛着气体的容器的容积,也就是容器中气体分子所能达到的空间范围。切不可把气体的体积与气体分子本身体积的总和相混淆,因为气体分子间的空隙很大,前者比后者大得多。体积用符号 V 表示。

在国际单位制中,体积的单位是 m^3(立方米)。也可用较小的单位,如 L(升),$1L = 10^{-3}m^3$;又如 cm^3(立方厘米),$1cm^3 = 10^{-6}m^3$ 等。

(2) 压强 P

气体的压强是指气体作用于容器壁单位面积上的垂直作用力,它是大量气体分子对器壁碰撞产生的宏观效果。在气体内部任一点也存在着压强,这是指通过该点的一个单位小面积上两侧气体相互间的垂直作用压力;小面积的方位可以是任意的,在静止的气体内,同一点处不同方位的面积上的压强都相等。压强用符号 P 表示。

在国际单位制中,压强的单位是 Pa(帕斯卡)

$$1Pa = 1N/m^2$$

此外,在实际中,常用的压强单位还有:

1) mmHg(毫米汞高):1 毫米汞高是指 1 毫米高的水银柱作用在它的单位底面积上的力。

$$1mmHg = 133.3Pa$$

2）atm（标准大气压）：1标准大气压等于760mmHg。

$$1atm=760mmHg=1.013\times10^5Pa$$

（3）温度 t,T

温度的概念起源于人们对物体冷热的感觉，我们说热的物体温度高、冷的物体温度低；所以，在宏观上温度是描述物体冷热程度的物理量。温度的微观本质与物质分子热运动密切相关，温度的高低反映物质内部分子运动剧烈程度的不同。

温度的数值标度和分度方法称为温标。在物理学中常用的温标有两种：

1）摄氏温标（用符号 t 代替）：规定在一个标准大气压下，纯水的冰点的温度为零摄氏度（0℃），沸点的温度为100摄氏度(100℃)；中间等分为100等份，每一等份代表1℃。摄氏温度的单位称为摄氏度，符号为℃。

2）热力学温标(用符号 T 代替)：在国际单位制中，温度与长度、质量、时间、电流强度等一样，也是一个基本量，称为热力学温度。并规定热力学温度的基本单位叫开尔文，简称"开"，符号为 K。1K 的大小与1℃的大小相同，只是零点比摄氏温标下移273.15℃。

热力学温标与摄氏温标间的换算关系是

$$T=273.15+t$$

在热学中主要采用热力学温标。

压强、体积、温度是描述一定量气体的特征必需的三个参量。若一定量气体占据一定体积，而且气体内处处温度、压强皆相同，则称气体处于平衡状态(equilibrium state)。这时整个气体的状态可以用一组参量 P、V、T 来表征，故称 P、V、T 三量为气体的状态参量（state parameter）。

当一定质量的气体与外界交换能量时(例如，对它作功或加热)，它原来的平衡状态就受到破坏，直到与外界停止交换能量后，经过一定时间，气体中各部分的状态才又逐渐趋于一致，而达到另一个新的平衡状态(这段时间称为弛豫时间)。气体从一个状态经过若干中间状态变化到另一个状态所经历的过程叫做状态变化过程。如果其中经过的所有的中间状态都接近于平衡状态，则称这种状态变化过程为平衡过程。显然，平衡过程是一种理想过程，因为状态要发生变化，就必然要破坏原来的平衡，而且实际发生的过程往往进行得较快，在没有达到新的平衡以前又继续了下一步的变化，使过程所经历的中间状态是一系列的非平衡状态，这样的实际过程称为非平衡过程。不过，只要过程进行得足够缓慢，使得过程进行的每一步所经历的时间都远比弛豫时间长；那么，在过程进行中的任意时刻，系统都可近似地认为是处于平衡状态；这样的过程称为准静态过程(quasistationary process)。准静态过程可视为是平衡过程。准静态过程是有实际意义的，热力学中常用它来描述过程。

第二节 理想气体状态方程、压强公式

1. 理想气体模型

从分子动理论的观点来建立理想气体模型，这一模型基于下列假设。

（1）构成气体的分子，其大小比起它们之间的平均距离来可忽略不计而被视为一质点。我们知道,在通常情况下可使气体所占的体积在很大的范围内改变而毫无困难,并且当气体凝结成液体时液体所占的体积可以小到气体所占体积的几千分之一。可见这一假设是合理的。

（2）除碰撞瞬间外,没有任何的力作用在分子上。因为分子力的作用范围远远小于分子间的距离,故而分子间相互作用除碰撞瞬间外,可以忽略。同时,分子的动能平均说来远比它们在重力场中的势能大得多,所以分子所受的重力也可以忽略。在两次碰撞之间分子质点作匀速直线运动,遵从牛顿运动定律。

（3）碰撞是完全弹性的,这表明气体分子在碰撞前后动量守恒,能量亦守恒。

分子动理论表明,温度的高低反映着物质内部分子热运动的剧烈程度。对气体来说,气体的压强是大量气体分子对承受面不断碰撞的结果。气体压强表示单位承受面面积上所获得的来自气体分子的平均作用力。

2. 理想气体状态方程

气体放在容器中它总是充满整个容器,因而气体的体积就是它所占容器的容积。一定质量的气体在平衡状态下占有一定体积时,它的各个部分具有相应确定的均匀的温度和压强。

实验研究表明,对一定质量的气体当其温度保持不变时,气体体积减小,压强增大,压强与体积成反比:

$$\frac{p_1}{p_2} = \frac{V_2}{V_1} \tag{3-1}$$

上式称玻义耳—马略特定律(Boylc—Mariotte law)。

对一定质量气体当其体积保持不变时,若升高其温度则其压强增大,实验表明,压强与热力学温度成正比:

$$\frac{p_1}{p_2} = \frac{T_1}{T_2} \tag{3-2}$$

上式称为查理定律(Charles law)。

实验研究还表明,对一定质量气体当其压强保持不变时,其体积与热力学温度成正比:

$$\frac{V_1}{V_2} = \frac{T_1}{T_2} \tag{3-3}$$

上式称为盖·吕萨克定律(Gay—Lussac law)。

从分子动理论的观点对上述三个实验定律可做如下解释:

对一定质量的气体当其温度不变时,减小其体积将使其单位体积内的分子数量增多,气体分子对承受面单位面积的碰撞次数相应增多,因而使压强增大。

对一定质量气体当保持其体积不变时,温度升高表明分子热运动剧烈程度升高,即分子的平均速度增大,分子对承受面单位面积的碰撞次数相应增多,同时碰撞力也相应增大,故而使压强增大。

同样,对一定质量气体来说,当其体积增大时,单位体积内的分子数减少,将会使气体的压强变小。为保持其压强不变,则需升高其温度。反之亦然。

只有理想气体才完全遵从上述三个定律。实际气体只在常温常压下才比较准确地遵从上述三定律。

实际过程中,描述气体状态的三个状态参量:体积 V、温度 T 和压强 P 通常总是同时发生变化的。现在从以上三个定律来推导一定质量的理想气体,它的三个状态参量间的相互关系。

设有一定质量的理想气体,开始时它的压强、体积和温度分别为 p_1、V_1 和 T_1,经过某一变化过程到终末时其压强、体积和温度分别为 p_2、V_2 和 T_2。气体从开始的平衡状态到终末的平衡状态,可能经历各种不同的变化过程。设想气体先经过一个等温过程,温度 T_1 保持不变。令压强从

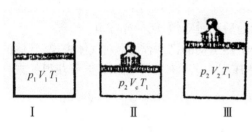

p_1 变到 p_2,这时体积从 V_1 相应地变到了 V_c。在图 3-1 气体状态变化图解中表示为从状态 Ⅰ 变到了状态 Ⅱ。再令气体经历一个等压过程,压强 p_2 保持不变。设温度从 T_1 变到 T_2,相应地体积从 V_c 变到了 V_2。在图 3-1 中表示为从状态 Ⅱ 变到了状态 Ⅲ。在从状态 Ⅰ 到状态 Ⅱ 的变化过程中,根据玻义耳—马略特定律(3-1)式,有

图 3-1　气体状态变化图解

$$p_1 V_1 = p_2 V_c$$

在从状态 Ⅱ 到状态 Ⅲ 的变化过程中,根据盖·吕萨克定律(3-3)式,有

$$\frac{V_c}{V_2} = \frac{T_1}{T_2}$$

把上二式联立经整理后,即可得到

$$\frac{p_1 V_1}{T_1} = \frac{p_2 V_2}{T_2}$$

这个公式表明,一定质量的理想气体从初始的平衡状态变化到终末的平衡状态,其压强和体积乘积与热力学温度的比值不变,是一个恒量,即

$$\frac{pV}{T} = 恒量 \tag{3-4}$$

公式(3-4)称为理想气体的状态方程(equation of state)。式中恒量的数值和气体质量的多少有关,而与气体性质无关。对 1mol(摩尔)的理想气体来说,$\frac{pV}{T}$ 的数值通常用 R 表示,称为普适气体恒量(gas constant),又称摩尔气体常数。在国际单位制中

$$R = 8.314 \text{J/mol} \cdot \text{K}(焦/摩·开)$$

于是,对于 1mol 的任何理想气体,其状态方程是

$$pV = RT \tag{3-5}$$

而对于质量为 m,摩尔质量为 M 的理想气体,其状态方程是:

$$pV = \frac{m}{M} RT \tag{3-6}$$

式中 $\frac{m}{M}$ 是该理想气体的摩尔数,代表着该理想气体物质的多少。

3. 理想气体压强公式

现在从理想气体模型,按照分子动理论的现点来计算理想气体的压强,并阐明气体压强的

微观本质。

如图 3-2 所示，在一个边长为 L 的立方形容器中盛有某种气体，计有 N 个分子，每个分子的质量为 m。现在来计算和 OX 轴成垂直的容器器壁 A_1 所受的压强。在 N 个分子中，考虑任意一个分子 α，它的速度为 v，此速度可以分为沿 OX，OY，OZ 三个方向的分速度 v_x、v_y、v_z。这个分子和器壁面 A_1 的碰撞是弹性碰撞，所以每碰一次，沿 OX 方向上的分速度改变为 $-v_x$，因此，它的动量在 OX 方向上的分量改变为

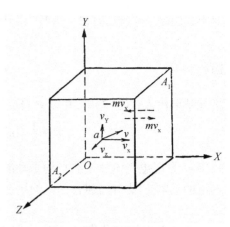

图 3-2　推导气体压强公式用图

$$-mv_x-(mv_x)=-2mv_x$$

方向为向左，而给予器壁 A_1 的冲量是 $2mv_x$，方向向右。无论分子 α 的速度方向如何，它和器壁 A_1 两次连续碰撞之间，沿 OX 方向所经过的距离总是 $2L$。因此，在单位时间内，这个分子和 A_1 的碰撞次数为 $v_x/2L$。根据动量原理，单位时间内分子 α 给予器壁 A_1 的冲量，即它对器壁 A_1 的碰撞的作用力为

$$2mv_x \cdot \frac{v_x}{2L}=\frac{m}{L}v_x^2$$

显然，这个力是断续地而不是连续地作用在 A_1 面上的。但是由于容器中的大量分子都对 A_1 面不断地碰撞，因此在任何时间内，A_1 所受到大量分子的作用力可视为是连续的。

假定 N 个分子的速度分别为 $v_1,v_2,\cdots,v_N$，它们在 OX 方向分速度的大小分别为 $v_{1x},v_{2x},\cdots,v_{Nx}$，则所有分子和器壁 A_1 碰撞的作用力大小为

$$f_x=\frac{m}{L}(v_{1x}^2+v_{2x}^2+\cdots v_{Nx}^2)=\frac{m}{L}\sum_{i=1}^{N}v_{ix}^2$$

A_1 的面积为 L^2，所以作用于 A_1 上的压强为

$$P_x=\frac{f_x}{L^2}=\frac{m}{L^3}\sum_{i=1}^{N}v_{ix}^2$$

由于每个分子在 OX 方向的分速度不相同，所以上式中各个分子的分速度的平方和，可由其平均值 $\bar{v_x^2}$ 来表示。同时 L^3 是容器的容积，也就是气体所占有的体积 V，所以 N/V 就是分子数密度 n。于是上式可写成

$$P_x=\frac{Nm}{L^3}\cdot\frac{\sum\limits_{i=1}^{N}v_{ix}^2}{N}=\frac{Nm}{V}\bar{v_x^2}=nm\bar{v_x^2} \tag{3-7a}$$

同理，在和 OY、OZ 方向成垂直的器壁面上所受的压强分别为

$$P_y=nm\bar{v_y^2} \tag{3-7b}$$

$$P_z=nm\bar{v_z^2} \tag{3-7c}$$

式中，$\bar{v_y^2}$ 和 $\bar{v_z^2}$ 分别表示在 OY 和 OZ 方向上各个分子的分速度的平方的平均值。

根据气体分子沿任何方向运动的机会均等的统计规律，应该有

$$\bar{v_x^2}=\bar{v_y^2}=\bar{v_z^2}$$

由于

$$v_i^2=v_{ix}^2+v_{iy}^2+v_{iz}^2$$

对上式两端求平均（$i=1,2,\cdots,N$），得到

$$\bar{v}^2 = \bar{v}_x^2 + \bar{v}_y^2 + \bar{v}_z^2$$

因此

$$\bar{v}_x^2 = \bar{v}_y^2 = \bar{v}_z^2 = \frac{1}{3}\bar{v}^2$$

将此结果代入式(3-7)中，并以 P 表示气体在任一方向上的压强，则有

$$P = \frac{1}{3}nm\bar{v}^2 = \frac{2}{3}n\left(\frac{1}{2}m\bar{v}^2\right) = \frac{2}{3}n\bar{e}_k \tag{3-8}$$

式中 $\bar{e}_k$ 为理想气体分子的平均平动能。式(3-8)就是理想气体的压强公式，又称为气体分子动理论的基本方程。它表明，气体的压强与气体分子的数密度和气体分子的平均平动能的乘积成正比。

通过上面的推导我们看到，容器中的气体施于器壁的压强，是大量气体分子对器壁不断碰撞的结果。压强表示单位时间内单位面积器壁所获得的来自气体分子的平均冲量，是一个统计平均量。由此可见，单个分子对器壁的冲量具有偶然性、不连续性，而大量分子整体给予器壁的冲量则表现为一恒定的、持续的压力。

公式(3-8)是表征三个统计平均量 P、n 和 $\bar{e}_k$ 之间相互联系的一个统计规律。压强 P 可由实验测定，而分子的数密度 n 和它的平均平动能 $\bar{e}_k$ 则不能由实验直接测定。就是说公式(3-8)无法用实验直接验证。但是，用这个公式可以推论出许多已经验证过的实验定律，如玻义耳—马略特定律、盖·吕萨克定律、道尔顿定律等。因此，气体分子动理论是符合客观实际的。

4. 分子的平均平动能——分子动理论对温度的解释

根据理想气体的压强公式及其状态方程，可以得出气体的温度与分子的平均平动能之间的关系，从而可以阐明温度这一宏观物理量的微观本质。

由分子动理论的基本方程，即理想气体压强公式(3-8)

$$P = \frac{2}{3}n\bar{e}_k$$

与作为宏观实验规律的理想气体状态方程

$$PV = \frac{m}{M}RT$$

相比较，消去 P，可得

$$\bar{e}_k = \frac{3}{2} \cdot \frac{1}{nV} \cdot \frac{m}{M}RT$$

式中 V 是气体所占有的体积，m 是气体的质量，M 是气体的摩尔质量，M 的单位是千克·摩尔$^{-1}$（kg·mol^{-1}）；T 是气体的热力学温度，它以开尔文（K）为单位，R 是摩尔气体常数。因为 $N=nV$，并且 $N=\frac{m}{M}N_A$，$N_A=6.022\times10^{23}\text{mol}^{-1}$ 为 1mol 气体所含有的分子数，称为阿伏伽德罗常数（Amedeo Avogadro constant），所以

$$\bar{e}_k = \frac{3}{2} \cdot \frac{R}{N_A}T$$

R 和 N_A 均为常数，R/N_A 可用另一常数 k 表示。k 被称为玻耳兹曼常数(Boltzmann constant)，其数值为

$$k = 1.380 \times 10^{-23} \text{焦耳·开}^{-1} (\text{J·K}^{-1})$$

这样,我们得到了理想气体分子的平均平动能只与理想气体的热力学温度成正比的关系式

$$\bar{e}_k = \frac{3}{2} k T \tag{3-9}$$

公式(3-9)从分子动理论的观点阐明了温度的微观本质。它揭示了宏观量温度 T 与微观量分子平动能的统计平均值 $\bar{e}_k$ 间的关系。由此可见,温度标志着物质内部分子无规则运动的强弱,它是大量分子热运动的集体表现,是含有统计意义的一个宏观物理量。对个别分子,说它有一定的温度是没有意义的。

关系式(3-9)实际上是作为分子动理论基本规律之一的能量均分定理应用于理想气体分子平动时的表达式。它和理想气体压强公式(3-8)一起,可以导出理想气体的一些宏观实验定律。

第三节　气体的分压强

1. 混合气体的压强——道尔顿分压定律

设有几种彼此不起化学作用的不同气体,混合储放在同一容器中,它们有共同的温度。根据(3-9)式,温度相同表明各种气体分子的平均平动能相等,设等于 $\bar{e}_k$,即

$$\bar{e}_{k1} = \bar{e}_{k2} = \cdots = \bar{e}_k$$

设单位体积内所含各种气体的分子数分别为 $n_1, n_2, \cdots$,则在单位体积内混合气体的分子数为 $n = n_1 + n_2 + \cdots$。再令 $P_1、P_2、\cdots$ 分别代表各种气体单独占据整个容器时的压强,即所谓分压强;P 代表混合气体的压强,则根据公式(3-8),有

$$P_1 + P_2 + \cdots = \frac{2}{3} n_1 \bar{e}_{k1} + \frac{2}{3} n_2 \bar{e}_{k2} + \cdots = \frac{2}{3} (n_1 + n_2 + \cdots) \bar{e}_k$$

$$= \frac{2}{3} n \bar{e}_k = P$$

上式表明,混合气体的压强等于组成混合气体的各成分的分压强之和。这就是道尔顿分压定律。

2. 水蒸气的分压强

空气中水蒸气的分压强有它自身的特点。实验发现,空气中水蒸气的分压强有一个最大值,称为饱和水蒸气压。饱和水蒸气压的大小直接取决于温度的高低,而与空气的总气压的大小无关。例如在温度为 37℃ 时,不管空气的气压是标准大气压(760×133.3Pa),还是低于或高于标准大气压,饱和水蒸气压总是 47×133.3Pa。肺的呼吸气是潮湿的空气,其中水蒸气压即为已达到饱和的水蒸气压。

3. 气体在液体中的分压

当液体中溶解有气体时,即气体分子可进入液体。同时,进入液体的气体分子又能跑出来。

若单位时间内离开液体的气体分子数和进入液体的分子数相等而达到动态平衡时,溶解于液体中的气体就不再增减。我们说溶解于液体中的气体也有分压强,定义它等于动态平衡时该气体在液面外空气中的分压强。或者说,动态平衡时液体中气体的分压强与其在液面外空气中的分压强相等。液体中气体的分压强生理学中称为液体中气体的张力。

动态平衡时某种气体在液体内外的分压强相等,气体在液体内外可看成是相对静止的。若液体外该气体的分压强有所增加,则动态平衡就遭到破坏,单位时间内进入液体的气体分子数就比逸出的多,溶于液体中的气体就会增加,直至重新达到新的动态平衡为止。实验表明,在动态平衡时溶解于液体中的气体的体积 V_g 与该气体在液面外的分压强 p 以及液体的体积 V_L 成正比,即

$$V_g = \alpha p V_L \tag{3-10}$$

式(3-10)称为亨利(Henri)定律,式中比例系数 α 称为该气体在这种溶液中的溶解度。亨利定律表明,液面上分压强相等的两种气体在液体中的溶解量并不一定相等。在液体中某种气体的分压强,亦即在液面上空气中它的分压强,甚至可以很低而这种气体在该液体中的含量却可以很高。这是因为各种气体在液体中具有不同的溶解度。例如,在标准状态下达到动态平衡时,100mL水含有4.9mL的氧,而100mL的植物油可含24.5mL的氧,虽然水面上和油面上空气中的氧的分压强是相等的。又如,当温度为37℃、氧的分压强为 1.0×10^5Pa 时,100mL的血浆中大约只溶2.14mL的氧。但是当温度同为37℃,二氧化碳的分压强为 1.0×10^5Pa 时,100mL的血浆却可溶51.5mL的二氧化碳。

在人体肺部和血液中含有 O_2、CO_2、N_2 气以及水蒸气。在肺的不同部位和不同血管的血液中 O_2、CO_2、N_2 及水蒸气的分压强值是不相同的。在逐次呼吸中,甚至在一次呼吸中它们的分压值都有波动。表3-1给出的各项数值是健康人在海平面处平静呼吸状态下的平均值。

表3-1　人体肺部及血液中气体分压及总压强 /($\times 133.3$Pa)

分压值	干燥空气	潮湿气管内的空气(37℃)	肺泡气	动脉血	混合静脉血
p_{O_2}	159.1	149.2	104	100	40
p_{CO_2}	0.3	0.3	40	40	46
p_{H_2O}	0.0	47.0	47	47	47
p_{N_2}	600.6	563.5	569	573	573
P	760.0	760.0	760	760	706

第四节　能量按自由度均分定理

1. 自由度概念

上面从分子动理论的观点来讨论理想气体的压强和温度时,认为分子是一个质点,即只考虑了分子的平动,从而得出了理想气体分子平动能的统计平均结果。这种气体分子模型可以解释许多宏观的实验规律。但是关于双原子分子、多原子分子模型所推得的理论结果与一些实验

规律不符合。这就要求我们应该考虑分子内部的结构情况，不仅要考虑分子的平动，还要考虑它的转动和振动。为了研究确定分子的各种运动形式能量的统计规律，需要引入自由度(degree of freedom)的概念。

决定一物体在空间中的位置所需要的独立坐标数，称为该物体的自由度数。

如果一个质点可以在空间自由运动，那么它的位置需要三个独立坐标来决定，例如直角坐标系的 X、Y、Z。因此这质点有三个自由度。如果一质点被限制在一平面或一曲面上运动，则它的位置只需要用两个独立坐标（X、Y、Z 中有一个是不独立的）来决定，因此它只有两个自由度。被限制在一直线或一曲线上运动的质点，则只有一个自由度。

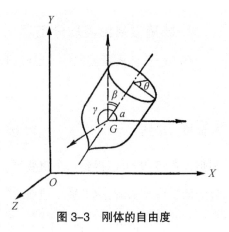

图 3-3　刚体的自由度

刚体除平动外还有转动。刚体的一般运动可分解为质心 G 的平动和绕通过质心的轴的转动。刚体的位置可决定如下：①用三个独立坐标如 X、Y、Z 决定其质心 G 的位置；②用两个独立坐标如方位角 α、β（三个方位角 α、β、γ 中只有两个是独立的）决定转轴的方位；③用一个独立坐标如 θ 决定刚体对起始位置转过的角度，见图 3-3。因此自由运动的刚体有六个自由度：①中的三个自由度属于平动，②和③中的三个自由度属于转动。当刚体的运动受到某种限制时，其自由度数也要减少。例如绕定轴转动的刚体只有一个自由度。

气体分子的自由度数随其分子结构而异。忽略原子的内部结构，单原子分子可视为一自由运动的质点，所以有三个自由度。

双原子分子中的两个原子是由键联接起来的。如果这条键是刚性的，由于质心的位置需要三个独立坐标决定，键的方位要由两个独立坐标决定，而被视为质点的原子绕以键为轴的转动可以忽略，因此这种双原子分子有五个自由度。但是，根据对分子光谱的研究知道，双原子分子的两个原子还沿着键的方向做微小振动，因此联接原子的键就不能被认为是刚性的，需用一根质量可以忽略的弹簧键模型来表示。对这样的双原子分子，还要再有一个独立坐标来决定两原子的相对位置，因此它共有六个自由度：三个平动自由度、两个转动自由度和一个振动自由度。

由三个或三个以上原子组成的多原子分子，其自由度数需根据其结构情况进行具体分析才能确定。最简单的情况是原子间的所有键都是刚性的，则多原子分子可视为一刚体，有六个自由度。一般的情况，如一分子由 n 个原子组成($n \geqslant 3$)，则这一分子最多有 $3n$ 个自由度，其中 3 个属于平动，3 个属于转动，其余 $3n-6$ 个属于振动。当分子中原子的排列或其运动受到某种限制时，其自由度数相应地减少。例如 CO_2 为三原子分子，有 6 个自由度。这 6 个自由度并不是把 CO_2 视为刚体时的 3 个平动自由度与 3 个转动自由度之和。根据结构分析知道，CO_2 的分子结构为线型结构，因此它的 6 个自由度与弹簧键模型的双原子分子的相同，其中一个属于振动自由度。

应该指出，同一种气体其分子运动情况还要根据气体的温度而定，分子的模型及其自由度数也要随温度的变动而作相应的修改。例如氢分子在低温时只可能有平动，其分子模型可视为一质点，相应的自由度数为 3。在室温下它可能有平动和转动，其分子模型为一刚性键联结两个质点，相应的自由度数为 5。只有在高温下它才既有平动和转动，也有振动，从而其分子模型为由质量可忽略的弹簧键联接的两个质点，相应的自由度数为 6。

2. 能量按自由度均分定理

在理想气体压强公式一节已经得出下列关系：

$$\bar{v}_x^2 = \bar{v}_y^2 = \bar{v}_z^2 = \frac{1}{3}\bar{v}^2$$

从而可以得到

$$\frac{1}{2}m\bar{v}_x^2 = \frac{1}{2}m\bar{v}_y^2 = \frac{1}{2}m\bar{v}_z^2 = \frac{1}{3}\left(\frac{1}{2}m\bar{v}^2\right) = \frac{1}{3}\bar{e}_K$$

根据公式(3-9)可以得到一个重要结果：分子在每一个平动自由度上具有相同的平均平动能，即分子的平均平动能 $\frac{3}{2}kT$ 是均匀地分配于每一个平动自由度上的，其大小等于 $\frac{1}{2}kT$。

这个结论可以推广到分子的转动和振动。根据经典统计物理学的基本原理，可以得出一个普遍的定理——能量按自由度均分定理，简称能量均分定理(equipartition theorem)：在温度为 T 的热平衡状态下，物质(气体、液体或固体)分子的每一个自由度均具有相同的平均动能，其大小为 $\frac{1}{2}kT$。根据这个定理，若物质分子共有 i 个自由度，则每个分子的平均总动能为 $\frac{i}{2}kT$。

能量均分定理是关于分子热运动能量的统计规律，是对大量分子能量统计平均所得的结果。对个别分子来说，在任一瞬时它的各种形式的能量以及其总能量完全可能与根据能量均分定理所确定的平均值有很大的差别，而且每一种形式的能量也不一定按自由度均匀分配。对大量分子整体来说，能量所以会按自由度均分是由于分子频繁碰撞的结果。在碰撞过程中，一个分子的能量可以传递给另一个分子，一种形式的能量可以转化为另一种形式，而且能量还可以从一个自由度转移到另一个自由度上去。某一种形式或某一个自由度上的能量多了，在碰撞时，能量由这种形式或这一自由度转换为其他形式或其他自由度的概率就比较大。因此，在热平衡状态下，任何一种形式的运动或任何一个自由度上的运动都不会比别的运动形式或别的自由度上的运动占优势。于是，在任何自由度上的运动的概率都是相等的，即能量是按自由度均分的。

3. 理想气体的内能

实际上，气体的分子除了具有上述各种形式的动能及其内部原子间的振动势能外，由于分子间存在着相互作用的保守力，所以分子还具有与这种力相应的势能。所有气体分子的这些形式的动能和势能的总和，称为气体的内能(internal energy)。

对理想气体，由于分子间无相互作用力存在，所以理想气体的内能是所有分子的各种形式动能及分子内原子间的振动势能的总和。于是 1mol 理想气体的内能则为

$$E_0 = N_A \cdot \frac{i}{2}kT = \frac{i}{2}RT \tag{3-11}$$

式中 i 为该理想气体分子的总自由度数。若某一理想气体的质量为 m，摩尔质量为 M，则该理想气体的内能为

$$E = \frac{m}{M}E_0 = \frac{m}{M} \cdot \frac{i}{2}RT \tag{3-12}$$

公式(3-12)表明：一定质量理想气体的内能完全决定于它的分子的自由度数及其温度，而

与它的体积和压强无关。即对于给定的理想气体,内能只是它的温度的单值函数。这一性质有时把它作为理想气体的另一定义。对于一定量理想气体,只要温度的变化量相等,则它的内能的变化量也相等,与变化的具体过程并无关系。

例 3–1 已知密封在容器中的混合气体的成分有氮(N_2)、氧(O_2)和氩(Ar)。它们的分子数密度分别为 $n_1=2.10\times10^{25}m^{-3}$,$n_2=0.56\times10^{25}m^{-3}$ 和 $n_3=0.02\times10^{25}m^{-3}$。试求当容器中气体被加热到 $t=150℃$ 时的压强。

解: 根据理想气体压强公式(3–8)和分子平均平动能与温度的关系式(3–9),可以得到

$$P = \frac{2}{3}n\bar{e}_k = \frac{2}{3}n\cdot\frac{3}{2}kT = nkT$$

再根据道尔顿分压定律,于是得到混合气体的压强

$$P = P_1+P_2+P_3 = n_1kT+n_2kT+n_3kT = (n_1+n_2+n_3)kT$$

将已知的 n_1、n_2、n_3 的数据代入,且 $T=423K$,$k=1.38\times10^{-23}J\cdot K^{-1}$,于是得到

$$P = (2.10+0.56+0.02)\times10^{25}\times1.38\times10^{-23}\times423 = 1.56\times10^5Pa$$

例 3–2 装有质量为 m 的气体的容器,以速度 v 运动。今使容器突然停止,气体的全部动能将转化为其内能。问气体分子速度的方均值增加多少?先后假定气体是单原子分子及双原子分子。问所得结果的物理意义是什么?

解: 依题意,气体定向运动的动能 $\frac{1}{2}mv^2$ 全部用来增加气体的内能。按能量均分定理,增加的这部分内能是均匀地分配于每一个分子和每一个自由度上的。设气体的总分子数为 N,气体分子的自由度数为 i,于是,每一个分子的平均总能量将增加 $\frac{1}{N}\cdot\frac{1}{2}mv^2$,并且每个分子的平均平动能的增量应为 $\frac{3}{i}\cdot\frac{1}{N}\cdot\frac{1}{2}mv^2$。设气体分子的质量为 m_0,气体定向运动停止前后,分子速度的方均值分别为 $\bar{v}_1^2$、$\bar{v}_2^2$,于是

$$\frac{1}{2}m_0\bar{v}_2^2 - \frac{1}{2}m_0\bar{v}_1^2 = \frac{3}{i}\cdot\frac{1}{N}\cdot\frac{1}{2}mv^2$$

因为 $m=Nm_0$,从而得到

$$\bar{v}_2^2 - \bar{v}_1^2 = \frac{3}{i}v^2$$

（1）对单原子分子气体,$i=3$,因此

$$\bar{v}_2^2 - \bar{v}_1^2 = v^2$$

即气体分子速度的方均值增量等于气体定向运动速度 v 的平方。它表明气体定向运动的动能全部转换成了分子的平动能。

（2）对刚性键的双原子分子气体,$i=5$,因此

$$\bar{v}_2^2 - \bar{v}_1^2 = \frac{3}{5}v^2$$

即气体分子速度的方均值增量等于气体定向运动速度 v 平方的 $\frac{3}{5}$。说明气体定向运动的动能只

有 $\frac{3}{5}$ 转换成了分子的平动能,其余 $\frac{2}{5}$ 按能量均分定理知,它转换成了分子的转动能。

第五节　输运过程

前面讨论的都是气体在平衡态下的性质,这时物体各处的温度、压强、密度和浓度等都是均匀的,系统处于平衡状态。但是,当物体(特别是气体和液体)远离平衡态时,其内部各处的温度、压强、密度等就各不相同,这时将发生物质粒子、能量或动量在物体内各部分间的迁移现象。例如,气体或液体各部分的密度不均匀时,就会出现分子从高密度处向低密度处迁移,形成质量迁移的现象,称为扩散;当物体各部分的温度不均匀时,发生高温处能量较大的分子与低温处能量较小的分子交换能量,出现能量迁移的现象,称为热传导;而当流体内部各层流速不相同时,会发生动量的迁移,即黏滞现象。这些都是典型的从非平衡态趋向平衡态的变化过程。在从非平衡态趋向于平衡态的过程中,物体内出现的质量、能量或动量的转运过程,称为输运过程(transport process)。

从表面上看,扩散、热传导和黏滞现象似乎互不相关,但实际上这三种现象具有共同的宏观特征和微观机制,它们产生的原因都是由于分子的热运动和分子间的频繁碰撞。从分子动理论的观点可以推导出输运过程的基本规律,并确定扩散系数、导热系数、黏度等与物体结构参量之间的关系。黏度在第二章中已作了介绍。本节着重介绍有关能量和质量转运过程的物理基础。

1. 热传导

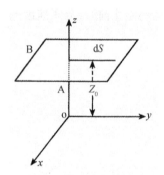

图3-4　物体内输运过程定律的推导图

当物体内部的温度不均匀时,就会有能量从温度较高处传递到温度较低处,这种现象称为热传导(heat conduction)。设温度 T 沿 z 轴正向逐渐升高,如图3-4物体内输运过程定律的推导图所示。在时间 t 内,通过与 z 轴垂直的截面 S 从 B 部传递到 A 部的能量 Q 与温度梯度 $\Delta T/\Delta z$、面积 S 和时间 t 成正比

$$Q = -K\left(\frac{\Delta T}{\Delta z}\right) \cdot S \cdot t \qquad (3\text{-}13)$$

式中 $\Delta T/\Delta z$ 是温度梯度,它表示温度在单位距离中的变化量;负号表示能量传递的方向与温度梯度的方向相反,即能量沿温度逐渐降低的方向传递;K 称为导热系数,它由物体的性质决定,其单位为 $W \cdot m^{-1} \cdot K^{-1}$。

热传导过程起源于分子的热运动。温度较高处的分子动能较大,温度较低处的分子动能较小。温度较高处的分子有可能进入温度较低处,使该处分子的平均动能增加;温度较低处的分子也有可能进入温度较高处,使该处分子的平均动能减小。在分子相互碰撞时,虽然两个分子运动速度的改变与碰撞时的具体情况有关,但平均起来总是来自高温处的分子损失能量,而来自低温处的分子获得能量。因此,热传导过程是微观粒子输运能量的过程,是使物体的温度均匀化而趋于热平衡的过程。

2. 扩散

首先观察下面的实验。有两个开口瓶,如图 3-5 所示,上瓶装有氧气,下瓶装有一氧化氮。抽出中间的玻璃板后,我们先看到在两瓶口交界处出现棕红色,以后逐渐分别向上下扩展,直到两瓶内都成为棕红色为止。一氧化氮遇到氧生成棕红色的二氧化氮,因此这一实验表明两瓶内的气体进行了交换。虽然一氧化氮密度比氧大,但是一氧化氮仍然由下瓶进入了上瓶,而氧则由上瓶进入了下瓶,从而发生了气体交换。就各种气体而言,它们都是由其浓度高的区域进入到浓度低的区域的。

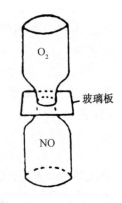

图 3-5 气体的扩散现象

当物质在空间各部分的浓度不均匀时,物质的分子或原子会从浓度大的地方移动到浓度小的地方,这种现象称为扩散(diffusion)。这里,我们讨论一种物质在另一种物质中扩散的规律。我们称前者为扩散物质,称后者为扩散介质。扩散介质的浓度处处均匀。

设扩散物质的浓度 C 仅沿 x 方向变化,改变单位距离所引起的物质浓度的改变量 $\Delta C/\Delta x$,称为该物质沿 x 方向上的浓度梯度。在 x 轴上某处垂直 x 轴取面积 S。实验表明:在 t 时间内沿 x 轴正方向通过面积 S 输运的扩散物质的质量 m 有以下规律:

$$m = -D\frac{\Delta C}{\Delta x}St \tag{3-14}$$

式(3-14)称为斐克(Fick)第一扩散定律。该定律表明:由扩散所输运的物质的质量,与扩散截面积成正比,与观察的时间成正比,与扩散物质的浓度梯度成正比。其比例系数 D 称为扩散系数,它不仅与扩散物质的性质有关,还和扩散介质的性质有关,同时还和温度有关。温度越高,扩散系数的量值越大。(3-14)式中的负号表示扩散物质的质量沿浓度降低的方向输运,即扩散向浓度低的方向进行。

扩散过程在气体、液体和固体中均可发生。扩散过程是由于物质分子的不等量交换而实现的,所以扩散过程伴随有物质质量的输运。

物质分子在扩散过程中的运动是以折线方式前进的。物质分子从某处沿浓度降低的方向扩散到另一处所需要的时间 t,与扩散距离的平方成正比,而与扩散系数成反比。这就是斐克第二扩散定律:

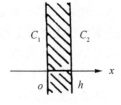

图 3-6 气体穿过平面膜的扩散

$$t = \frac{x^2}{D} \tag{3-15}$$

现在考虑气体从某平面膜一侧扩散到其另一侧的规律。设有一厚度均匀的平面膜,气体在其两侧的浓度分别为 C_1 和 C_2,该气体将沿垂直于膜平面的 x 方向进行扩散。平面膜的厚度为 h,当 $x=0$ 时气体的浓度为 C_1,$x=h$ 时气体的浓度为 C_2,如图 3-6 所示。单位时间内扩散通过平面膜的质量称为质量流量,用 $\dot{m}$ 表示,根据斐克扩散定律则有

$$\dot{m} = -\frac{DS}{h}(C_2 - C_1) \tag{3-16}$$

(3-16)式中的 S 是平面膜的面积。

生理学中我们习惯将气体的浓度用其分压强表示。由亨利定律(3-10)式知,气体在溶液中的浓度(容积比)等于气体的分压强与其在该溶液中的溶解度的乘积,即

$$C = \alpha p$$

于是,气体在溶液中扩散通过某平面膜的质量流量可以写为

$$\dot{m} = -\frac{DS\alpha}{h}(p_2 - p_1) \tag{3-17}$$

将 $\dot{m}$ 被气体的密度 ρ 来除,则得到其体积流量,即单位时间内扩散通过某平面膜的气体的体积,用 $\dot{V}$ 表示,有

$$\dot{V} = -\frac{DS\alpha}{\rho h}(p_2 - p_1) \tag{3-18}$$

公式(3-18)表明,气体在溶液中通过某平面膜进行扩散的体积流量,与膜的面积成正比,与膜两侧气体的分压差成正比,与气体在溶液中的溶解度成正比,而与膜的厚度成反比,与气体的密度成反比。比例系数是气体在膜中的扩散系数。

3. 渗透

在自然界中有一类物质,只能让溶剂分子通过而不让溶质分子通过,或对不同的溶质分子其通透性不同。这类物质称为半透膜,这种通透性又称渗透现象。人体的细胞膜、组织膜均为半透膜。用半透膜把纯溶剂与溶液隔开,则溶剂会自动地通过半透膜渗透到溶液中,使溶液液面升高。溶液液面升高形成一定压力能使渗透现象停止,达到渗透平衡。这一能阻止纯溶剂进入溶液的压力称为溶液的渗透压。

应该注意,渗透现象不仅在溶液与纯溶剂间存在,在不同浓度的溶液间同样存在。溶液的渗透压与溶液浓度成正比。溶液浓度高其渗透压高,称高渗溶液,反之称低渗溶液。具有相等渗透压的溶液称为等渗溶液。当渗透压不相等的两溶液由半透膜隔开时,则溶剂分子总是由低渗溶液通过半透膜向高渗溶液中转移,使高渗溶液的浓度逐渐降低,而低渗溶液的浓度逐渐增高,直至两溶液的浓度相等,成为等渗溶液为止。

渗透和扩散都是物质质量的输运过程,它们密切相关,但是它们又有严格区别。扩散研究的是扩散物质(即溶质)在扩散介质(即溶剂)中的输运规律。而渗透现象研究的却是溶剂分子经过某种特殊物质,即半透膜时的输运规律。此外,扩散现象亦常在气体中发生。

渗透现象在自然界中非常广泛,它在生命过程中有着重要作用。人体和高等动物组织内部有许多生物膜,如红细胞膜、细胞膜、毛细血管壁等,它们都是半透膜。血液、细胞液、组织液等相应都具有一定的渗透压。当静脉注射或输液时,必须使用其渗透压与血浆渗透压相等的等渗溶液。如果大量滴注高渗溶液,会使血浆浓度增大,血细胞内细胞液中的水分将向血浆渗透,导致血细胞萎缩。如果大量滴注低渗溶液,会使血浆稀释,血浆中水分将向血细胞内渗透,使血细胞膨胀,严重时可造成血细胞破裂,产生溶血现象。在正常人体中,体液能够维持恒定的渗透压,这对于水、盐的代谢过程起着极为重要的作用。

渗透以及扩散在药学研究中有重要意义。在药物的液体制剂的质量控制中,其渗透压是重要的指标之一。如眼药水必须与眼球内的组织液具有相同的渗透压。又如药物的浸出制剂的制

备过程中均涉及渗透和扩散的知识。其制备过程包括以下相互联系的几个物理阶段。

（1）润湿、渗透过程。当药物粉粒与浸出溶剂混合时，浸出溶剂首先附着于粉粒表面使之润湿，然后通过渗透进入药物细胞中。

（2）溶解、解吸过程。浸出溶剂进入药物细胞后，将溶解、解吸其有效成分。同时使细胞内的渗透压升高，从而使更多的浸出溶剂渗透入药物细胞中，解吸更多的有效成分。

（3）扩散过程。浸出溶剂解吸药物有效成分后形成浓溶液与周围溶剂形成浓度差使药物有效成分向浸出溶剂中扩散。扩散过程遵从斐克第一扩散定律。扩散系数既和药物有关，也与浸出溶剂有关，一般可由下式求得

$$D=\frac{RT}{N_A} \cdot \frac{1}{6\pi \cdot r \cdot \eta}$$

式中 R—普适气体恒量，N_A—阿伏伽德罗常量，T—绝对温度，r—药物有效成分粉粒半径，η—浸出溶剂黏度。

（4）置换过程。浸出药物有效成分的快慢，关键在于保持药物中的浓溶液与周围溶剂间的浓度差。因此，要不断用新的或稀释的浸出溶剂置换药物周围浓度高的浸出液，以加快浸出制剂的制备过程。

第六节　液体的表面现象

1. 表面张力和表面能

从滴药管尖端缓缓挤出的药液，总是先形成液球，然后一滴滴地滴下。图 3-7 给出一个金属丝环，环上系一丝线环。把它们一起浸在肥皂液中然后取出，金属丝环中形成一层肥皂液膜，丝线环则在液膜上成任意形状且可游动，如图 3-7a 所示。当把丝线环内的肥皂液膜刺破，丝线环即被拉成圆形，如图 3-7b 所示。这一事实表明丝线环外的肥皂液对丝线环有向四周外的拉力作用。

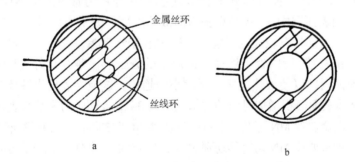

图 3-7　表面张力使丝线环成圆形

上述实验及大量事实表明，液体表面好象是一张拉紧的弹性膜，在表面内存在着沿表面切向，使表面有收缩倾向的张力作用。我们称这种张力为表面张力（surface tension）。图 3-8 中的长方框所围的是一液体表面。设想有一条分界线 MN 把液面分为（1）和（2）两部分。两部分之间存在着相互的拉力 f_1 和 f_2。这两个力都与液面相切并与 MN 垂直。它们大小相等、方向相反，互为作

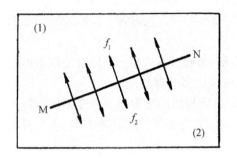

图 3-8 表面张力

用力与反作用力。这就是液面上相邻两部分间相互作用着的表面张力。

实验表明:表面张力的大小和设想的相互作用的分界线的长度成正比,即

$$f = \gamma l \qquad (3-19)$$

式中比例系数 γ 称为液体的表面张力系数(coefficient of surface tension)。表面张力系数是反映液体表面力学性质的一个物理量,它在量值上等于垂直作用在液体表面内某单位长度分界线上的张力。表面张力系数的国际制单位是 $N \cdot m^{-1}$(牛/米)。

液体的表面张力系数不仅决定于液体自身性质,还和与此液体相接触的液面外物质有关,同时和温度有关。温度越高,表面张力系数越小。表 3-2 给出几种液体的表面张力系数值。表中除特别指明液面外物质外,均指该液体与空气相接触时的表面张力系数。

表 3-2　20° C 时几种液体的表面张力系数

液体	水	酒精	乙醚	苯	汞	肥皂液	胆汁
$\gamma(\times 10^{-3} N \cdot m^{-1})$	73	22	17	29	490	20	48
液体	血浆	牛奶	正常尿	黄疸病人尿	水—苯	水—醚	汞–水
$\gamma(\times 10^{-3} N \cdot m^{-1})$	60	50	66	55	34	12	427

从微观的角度来看,液体表面为具有一定厚度的薄层,称为表面层。液体表面层的厚度大约等于其分子作用半径的大小。图 3-9 中液体内部的分子 C 受周围四面八方其他分子的作用,所受合力为零。而处于表面层内的分子 A、B,一方面受液体分子的作用力,这一作用力的合力指向液体内部,另方面则受液体外面气体分子的作用力,这一作用力常可忽略不计。因此,要把一个分子从液体内部移到表面层中去,就要克服指向液体内部的分子力而做功。这就是说液体分子在表面层中比在液体内部具有较大的势能。我们称这部分势能为表面能。因为一个物体处于稳定状态时应有最小的势能,所以处于液体表面层中的分子应该越少越好,从而液体表面层中的分子有尽量挤入液体内部以使液体表面尽量缩小的趋势。这最终表现为液体具有表面张力。

现在计算使液体表面面积增加时作功的情况。图 3-10 表面张力系数与表面能关系的推导中 ABCD 为一金属框架,金属丝 MN 可在其上自由滑动。MBCN 之间有一层液膜,液膜的表面张力会使 MN 滑向 BC 一边。如果要使 MN 匀速移动到 M′N′,必须施加一个外力 F,其大小应等于液膜的表面张力 $2\gamma l$(液膜有上、下两个表面)。这时外力 F 做的功为

$$\Delta W = F \Delta x = 2\gamma l \Delta x = \gamma \Delta S$$

式中 ΔS 为所增加的液膜表面积。根据功能原理这个功应等于液膜增加表面积时所增加的表面能(surface energy)。于是

$$\Delta W = \gamma \Delta S = \Delta E_p$$

所以

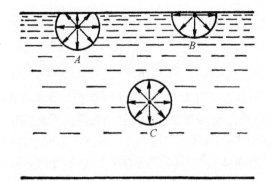

图 3-9　液体分子所受的力

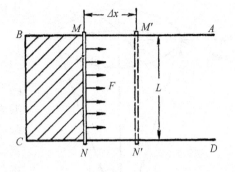

图 3-10　表面张力系数与表面能关系的推导

$$\gamma = \frac{\Delta E_{\mathrm{p}}}{\Delta S} \tag{3-20}$$

公式(3-20)表明,表面张力系数还可以定义为:增加单位表面积时所增加的液体表面能。表面张力系数的国际制单位还可以是 $\mathrm{J \cdot m^{-2}}$(焦/米²)。

我们知道,要制成符合要求的稳定的乳剂药物,必须使分散相能形成稳定的微小乳滴。加入乳化剂,它在乳滴形成过程中可以有效地降低乳滴的表面张力系数,从而能形成半径很微小、分散度极好的乳滴。乳滴的总表面积虽然增大了,但其总表面能并不增加,乳滴的稳定得以保证。

2. 曲面下的附加压强

呈曲面形状的液体表面,由于其表面张力的作用,有取平面形状的趋势,结果使凸液面对其下面液体施以压力, 而凹液面则对其下面液体施以拉力,如图 3-11 所示。就是说,与液体的表面是平面的情况下液体所受的压强比较起来,弯曲的液面对其内部液体均施 有 一 个 附 加 压 强 (supplementary pressure)。在凸面情况下, 附加压强是正的,在凹面情况下附加压强是负的。

现就液面是半径为 R 的球面的一部

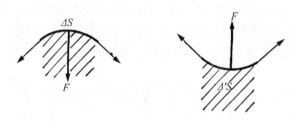

图 3-11　弯曲液面的附加压强

分的情况,求出附加压强的值。取液面的一部分 ΔS,设这部分球面的顶点为 O,球心为 C,球面所张的圆锥半角为 ϕ,如图 3-12 所示。取该液面周线的一小段 Δl,作用在 Δl 上的表面张力与 Δl 垂直,且与 ΔS 相切,其大小为

$$\Delta f = \gamma \Delta l$$

式中 γ 是该液体的表面张力系数。Δf 可以分解为 Δf_1 和 Δf_2 两个分力。分力 Δf_1 的方向指向液体内部,其大小为

$$\Delta f_1 = \Delta f \sin\phi = \gamma \Delta l \sin\phi$$

假定 ΔS 的周界半径为 r,周长为 $2\pi r$,则表面张力在指向液体内部方向上诸分力的合力是

$$f_1 = \sum \Delta f_1 = \gamma \sin\phi \sum \Delta l = \gamma \sin\phi \cdot 2\pi r$$

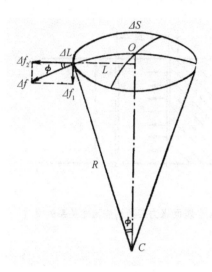

图 3-12 球面下的附加压强

由图 3-12 可知,$\sin\phi = \dfrac{r}{R}$,代入上式得

$$f_1 = 2\gamma \frac{\pi r^2}{R}$$

Δf 的另一分力 Δf_2,其方向与半径 OC 垂直。沿液面 ΔS 的周界各个分力 Δf_2 彼此抵消,其合力为零。因此,液面 ΔS 所受表面张力的总合力即为 f_1,其方向指向液体内部,它将使液面 ΔS 向液体内部压紧。当 ΔS 很小时,可以近似地把它看作是一个半径为 r 的小圆形,其面积即为

$$\Delta S = \pi r^2$$

以 ΔS 去除 Δf_1,化简后就得到曲面对于液体内部所施加的附加压强

$$p = \frac{2\gamma}{R} \tag{3-21}$$

公式(3-21)表明,附加压强与液体表面张力系数成正比,与球形液面的半径成反比。球面半径越小,附加压强越大。图 3-13 给出一个用活门隔开的管子,两端各有一个液泡。上面的讨论指出,球形液面产生附加压强。考虑到液泡有内外两个表面,根据公式(3-21),当活门未打开时液泡 A、B 内的压强应分别为

$$p_A = p_0 + \frac{4\gamma}{R_A} \qquad\qquad p_B = p_0 + \frac{4\gamma}{R_B}$$

式中 p_0 为液泡外面的大气压强,γ 为液泡的表面张力系数,R_A 和 R_B 分别为液泡 A、B 的半径。当 $R_A > R_B$ 时,则 $P_A < P_B$。当活门打开后,将会看到较小的液泡 B 逐渐变小,而较大的液泡 A 则越来越大,直到液泡 B 缩小为球面的一部分,其球面半径同液泡 A 的变大了的半径相同时,两液泡内的压强相等均为 p 为止,如图 3-13b 所示。

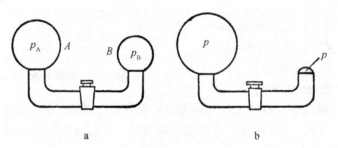

图 3-13 大小不等两液泡连通后其大小的变化

3. 毛细现象 气体栓塞

3.1 毛细现象

在玻璃板上放一小滴水银,它总是近似球形而不附着在玻璃板上,这时我们说水银不润湿玻璃。在无油脂的玻璃板上放一滴水,水会沿着玻璃面向外扩展,附着在玻璃上,这时我们说水

润湿玻璃。液体和固体接触时,有时液体能润湿固体,有时则不能。这种差别是由液体分子之间的吸引力(称为内聚力)小于或大于液体分子与固体分子之间的吸引力(称为附着力)所决定的。如果内聚力小于附着力,则液体与固体的界面有尽量扩大的趋势,固体上的液滴将展开成薄膜,固体被润湿;如果内聚力大于附着力,则液体与固体的界面有尽量缩小的趋势,固体上的液滴不会展开,不发生润湿现象。在固体和液体的界面处,液体表面的切面经液体内部与固体表面间的夹角 θ 称为接触角(contact angle),其值介于 0° 和 180° 之间,具体由附着力和内聚力的大小而定。附着力越大,θ 越小,液体越能润湿固体。$\theta = 0°$ 时,液体完全润湿固体。图 3-14a 表示附着力大于内聚力,固体被润湿,θ 小于 90°;图 3-14b 表示内聚力大于附着力,固体不被润湿,θ 大于 90°,$\theta = 180°$ 时为完全不润湿。

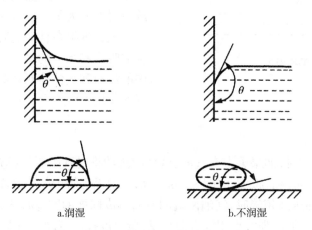

a.润湿 b.不润湿

图 3-14 接触角

　　润湿现象在药物制剂中有多方面应用。例如,一些外用散剂需要有良好的润湿性能才能发挥药效,片剂中的崩解剂要求对水有良好的润湿性。为使针剂内的注射液尽可能地抽入注射器内,要在安瓿内涂有一层不润湿的高聚物。中药制剂的浸出过程首先是浸出溶剂对药材粉粒表面的润湿,继而才会有渗透、解吸、扩散等过程,最终制成浸出剂。

　　内径很小的管子称为毛细管。将毛细管的一端插入液体中,液体润湿管壁时,管内液面上升,不润湿时则下降,这种现象称为毛细现象(capillarity)。

　　下面分析液面上升的情况。因毛细管内径很小,将其插入液体时,管内的液面可看成是球面的一部分,如图 3-15 所示。由于液面是凹面,因此液面下的压强低于液面外的大气压强。设接触角为 θ,毛细管的内半径为 r,液面的曲率半径为 R。由图 3-15 可见,$r = R\cos\theta$。根据式(3-21)液面内外的压强差为

$$P = \frac{2\gamma}{R} = \frac{2\gamma \cdot \cos\theta}{r}$$

此压强差使管内液面上升。根据液体静力学,达到平衡时,管内液面下的 B 点应该和同水平面的 C 点压强相同,即

$$p_0 - \frac{2\gamma\cos\theta}{r} + \rho g h = p_0$$

式中 p_0 为大气压强,h 为平衡时管内外液面的高度差,ρ 是液体的密度。由上式得

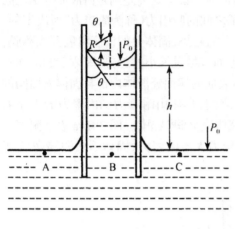

图 3-15 毛细现象

$$h = \frac{2\gamma}{rg\rho}\cos\theta \qquad (3-22)$$

上式说明，毛细管中液面上升的高度与表面张力系数成正比，而与毛细管的内径成反比。管径越细，液面上升越高。

对于不润湿管壁的液体，在毛细管内的液面是凸的，液面内的压强高于液面外的压强，管内的液面将下降至管外的液面之下，其高度差也可用式(3-22)计算，此时接触角 $\theta > \pi/2$，故所得的 h 为负，表示管中液面下降。

毛细现象在日常生活中经常遇到。对于植物的吸收和水分的输运，动物血液在毛细血管中的流通和气体栓塞现象，毛细现象都起着重要的作用。

3.2 气体栓塞

液体在细管中流动时，如果管中有气泡，液体的流动将受到阻碍，气泡多时可发生阻塞，这种现象称为气体栓塞(air embolism)。图 3-16a 表示均匀毛细管中的一段润湿性液柱，中间有一个气泡，在左右两端的压强相等时，气泡两端的液面形成同样的凹弯月面，且其曲率半径相等，因表面张力而出现的附加压强大小相等方向相反，所以液柱不流动。如果在毛细管左端增加压强 ΔP，这时气泡左边的曲率半径变大，右边的曲率半径变小，因而使左端弯曲液面所产生的附加压强 $P_{左}$ 比右端弯曲液面所产生的附加压强 $P_{右}$ 小。如果它们的差值正好等于 ΔP，即 $\Delta P = P_{右} - P_{左}$，则系统仍处于平衡状态，液柱不会向右移动，如图 3-16b 所示。只有当两端的压强差 ΔP 超过某一临界值 δ 时，气泡才能移动。这个临界值 δ 与液体和管壁的性质以及管的半径有关。当管中有 n 个气泡时，则只有当 $\Delta P \geq n\delta$ 时液体才能带着气泡移动，如图 3-16c 所示。

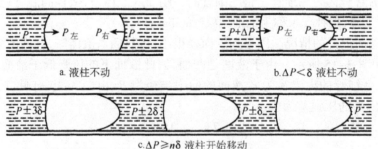

a. 液柱不动

b. $\Delta P < \delta$ 液柱不动

c. $\Delta P \geq n\delta$ 液柱开始移动

图 3-16 气体栓塞

给病人输液时，要经常注意防止输液管中出现气体栓塞现象。作静脉注射时，应特别注意不能在注射器中留有气泡，以免在微血管中发生栓塞。此外，潜水员从深水中上来，或病人和工作人员从高压氧舱中出来，都应有适当的缓冲时间，否则，高压时溶于血液中的过量气体，在正常压强下会迅速释放出来形成气泡，容易形成气体栓塞。

4. 表面活性物质与表面吸附

一种密度较小的液滴 I 浮在另一种密度较大的液体 II 的表面上,如图 3-17 所示。液滴 I 的上表面与空气接触,其表面张力系数为 γ_1;它的下表面与液体 II 相接触,其表面张力系数为 $\gamma_{1,2}$;液体 II 与空气接触的表面其表面张力系数为 γ_2。三个界面会合处是一个圆周。在这个圆周上作用着三个表面张力 f_1、f_2 和 $f_{1,2}$,它们分别与对应的界面相切。表面张力 f_1 和 $f_{1,2}$ 有使液滴 I 紧缩的趋势,而表面张力 f_2 有使液滴 I 伸展的趋势。当液滴 I 平衡时,力 f_1、f_2 和 $f_{1,2}$ 三者的矢量和应等于零。根据矢量和为零的三角形法则,显然只有当

$$|f_2| < |f_1| + |f_{1,2}|$$

时,液滴 I 才可能平衡,而保持液滴的形状。亦即只有在 $\gamma_2 < \gamma_1 + \gamma_{1,2}$ 的情况下,液滴 I 才能在液体 II 的表面上保持为液滴形状。

如果表面张力系数

$$\gamma_2 > \gamma_1 + \gamma_{1,2}$$

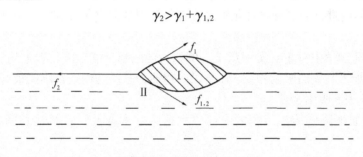

图 3-17 表面吸附现象的解释

在这种情况下

$$|f_2| > |f_1| + |f_{1,2}|$$

于是液滴 I 将在液体 II 的表面上伸展成为一薄膜。液体 I 在液体 II 的表面上伸展成薄膜的现象,称为液体 II 对液体 I 的表面吸附,而把液体 II 称为对液体 I 的吸附剂(absorbent)。一种液体在另一种液体上伸展成薄膜的现象称为表面吸附现象(surface absorption)。

对于溶液,其表面张力系数通常都与纯溶剂的表面张力系数有差别,有的溶质使溶液的表面张力系数减小,有的溶质则使其增大,前者称为表面活性物质(surface active agent),后者称为表面非活性物质(depressant of surface activity)。水的表面活性物质常见的有胆盐、蛋黄素以及有机酸、酚、醛、酮、肥皂等。水的表面非活性物质常见的有氯化钠、糖类、淀粉等。表面自由能是一种势能,由于势能有自动减少的趋势,所以溶液中表面活性物质的粒子会自动地向溶液表面聚集,因而使表面能达到最小值。溶质在表面层中的浓度远大于溶液内部的浓度,形成一个吸附层,这与上面讨论的液体在其他物质上的表面吸附现象极为相似。由于溶质向表面聚集,所以很少的表面活性物质就能显著降低表面张力系数,例如肥皂水的表面张力系数大约只有纯水的一半。表面活性物质能够使液膜稳定,因为当某处的液膜由于液体流动而变薄时,其中的表面活性物质减少,表面张力随之增加,从而使这里液膜变厚而不至于破裂。

在固体表面上,气体很容易被吸附。当气体接近固体的表面层时,气体分子会黏附在固体的

表面上。温度升高,吸附作用减弱。例如玻璃片,浸入很热的水中,不多久玻璃片上就覆盖了许多细小的气泡,这就是原先吸附在玻璃片上的空气,由于玻璃片温度升高而不能再被吸附,而从表面层释放出来的结果。

被吸附在固体表面上的气体量与固体的表面积成正比。固体在单位表面积吸附着的气体量称为吸附度(absorptivity)。吸附度不但随温度的升高而降低,而且还与气体的压强、固体和气体性质等因素有关。往往多孔性物质的表面积很大,吸附力强。例如活性炭的吸附度很大,在低温时尤为显著。医疗中常用一种白色的黏土粉末——白陶土或活性炭给病人服用,用来吸附胃肠中的细菌、色素以及食物分解出来的毒素等有机物质。

固体不但会吸附气体,而且会吸附溶解在液体中的各种物质。常用的净水器,就是让水流经过滤器中不同的多孔物质层滤出后,使水中的有害物质被多孔物质吸附,从而达到净化水的目的。

在自然界中,动植物都是一些非常复杂的物理化学系统,其中存在固、液、气三态共存的界面情况。生物机体内进行的多种物理化学过程都与吸附现象有关,因此,吸附现象在生物体内十分普遍。

表面吸附在药剂学中有重要实用意义。例如为使眼药膏能在眼结膜上均匀形成薄膜,需在药膏基质配方中加入其表面吸附物质。凡是以矿物油为基质的制剂都不能很好地在皮肤上均匀铺开,均需加入其表面吸附物质。

表面活性物质能降低溶液液膜的表面张力这一基本特性,使其在药物生产中具有以下作用。

(1)增溶作用。它不同于溶解过程。溶解过程是溶质以分子或离子状态分散在溶液中,而增溶过程则是表面活性物质在溶液中发生定向排列形成所谓"胶团",药物分子则分布在胶团的中心和夹缝中,从而使药物在药剂中的"溶解度"大大增加。

(2)乳化作用。表面活性物质可以使两种互不相溶的液体形成稳定的高度分散体系,即乳剂。这是因为表面活性物质吸附于乳滴表面,使其总表面能大大降低,从而形成稳定乳剂。制备乳剂必须加入适量表面活性物质——乳化剂。

(3)助悬作用。不溶性固体粒子分散在液体中形成混悬液。混悬液中固体粒子会发生自由沉降而不稳定。加入适量表面活性物质——稳定剂,能延缓、最终阻止固体粒子的自由沉降,制备出稳定的混悬液制剂。

第七节 肺呼吸的物理原理

呼吸的主要功能是为身体组织细胞提供足够的 O_2,并从组织细胞排除多余的 CO_2,人体利用两个系统来完成呼吸功能中 O_2 和 CO_2 的这一迁移过程。一个是血液循环系统,它借助血红蛋白运输 O_2 和 CO_2,同时还携带人体必需的物质使之进出组织细胞,另一个是呼吸系统,它是一个气体交换器,把 O_2 输入到血液中去,并把血液中多余的 CO_2 排走。这两个系统配合精确,相互合作最终完成人体同周围环境间的气体交换。

人体呼吸过程由三个环节组成,一是外界空气与肺泡之间以及肺泡与毛细血管中血液之间的气体交换,这种交换的结果使腔静脉中的混合静脉血变成动脉血,称为外呼吸;二是毛细血管血液与组织细胞之间的气体交换,这种交换的结果使动脉血又变成静脉血,称为内呼吸;三是血液的气体运输,通过血液的运行,一方面把肺部吸取的 O_2 及时地送到组织细胞,另一方面又把组织细胞产生的 CO_2 送到肺并排出体外。

本节讨论的主要是外呼吸过程中的力学问题,即肺的呼吸力学。

1. 肺的构造与功能

人体呼吸系统在开始处是两条鼻管,然后合成一条管道,即气管。气管分为两条主支,即左右两侧支气管。每一支气管再分为大叶支气管及小叶支气管。继续往下分为小支气管,经过大约 16 次再分而成为终末小支气管,见图 3-18。从气管、支气管直至终末小支气管,构成了传送气道,其功能是引导吸入的空气到肺中进行气体交换的地方,而形成解剖上的所谓"死腔"或"无效腔",其容积大约有 150mL。

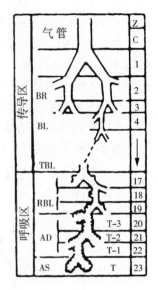

图 3-18 气管结构示意

BR:支气管;BL:小支气管;TBL:终末小支气管;RBL:呼吸性小支气管;AD:肺泡小管;AS:肺泡

终末小支气管再分,则成为呼吸性小支气管,在它上面已开始附有一些肺泡。进一步再分,形成肺泡小管,全由肺泡排列而成,而最终则分成了一个个的肺泡囊,见图 3-18。这些有肺泡部分的肺脏正是进行气体交换的场所,称为呼吸区。由终末小支气管到最远端的肺泡,其间距离仅约 5mm,但是呼吸区构成了大部分的肺,其容积约有 2500mL。

呼吸系统的功能可以简化为图 3-19 所示的模式。图中圆环内区域代表肺泡,通到肺泡的带有阴影的管子代表所有的传送气道。混合静脉血流过肺泡上面的毛细血管时同肺泡紧密接触,并同肺泡气之间进行气体交换,从而变成动脉血。大箭头代表吸进和呼出的气体,小箭头代表肺泡气与血液之间 O_2 和 CO_2 的迁移。

人的两侧肺共有约 3 亿个肺泡,其直径变动于 75~300μm 之间。有些肺泡很靠近肺的中心肺门,有些则位于尖或基底部,距离肺门 20~30cm。适量的新鲜空气几乎是同时地通过约 100 万条不同长度和直径的呼吸性小支气管进入到这 3 亿个不同大小的肺泡中去的。

人在休息时每分钟需要迁移 200~250mL 的 O_2,而在进行大运动量活动时,所需要的 O_2 可高达 5000mL。为保证足够量的 O_2 以及 CO_2 在肺泡气与血液间进行迁移,按斐克扩散定律要求,在肺泡与肺毛细血管间应有一个面积极大且厚度极薄的气体交换表面,奇妙的是,3 亿个肺泡它们的总面积约有 85m²,

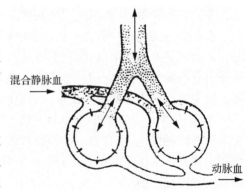

图 3-19 呼吸功能的模式

在它上面密布着短而壁薄的毛细血管网。这些毛细血管床总面积约为 70m²,形成了与肺泡间进行气体交换的表面。而每条毛细血管的壁厚不到 0.1μm,成为一层薄薄的血液—气体壁障。

大小不等,彼此连通的肺泡,其内表面衬有很薄的一层组织液,称为肺泡液。从物理学角度看,肺泡可以视为彼此连通的微液泡。如果肺泡液的表面张力系数为定常值,那么在肺泡液表面张力的作用下,根据拉普拉斯定律(Laplace law)。半径小的肺泡将逐渐缩小把气体挤入半径大的肺泡内,结果最终会使肺成为单一的气囊。但是正常的肺中大小不等的肺泡总处于稳定的状态中,小的肺泡并不萎缩,大的肺泡也不被胀大,它们的肺泡压总相等。这就要求在大的肺泡中肺泡液的表面张力系数大,而在小的肺泡中肺泡液的表面张力系数小。肺泡液的表面张力系数不是定常值,而是随表面积的增大而增大的性质,保证了肺中大小不等的肺泡总处于稳定状态中。

为了证实肺泡液的表面张力系数随面积而变化,克莱门茨(Clements)从肺脏取得肺泡液提取物,然后测定其表面张力系数,结果绘在图3-20中。作为对照,图3-20中还给出了血浆、洗涤剂和水的表面张力系数。图3-20表明,肺泡液提取物的表面张力系数随面积的扩大而增大,并且还具有滞后现象。肺泡液之所以有这种性质,是因为它含有一种表面活性物质,其成分为复杂的脂蛋白。这种表面活性物质在肺泡液中的表面浓度随肺泡的增大而减小,使得大肺泡内的肺泡液的表面张力系数大,小肺泡内肺泡液的表面张力系数小,从而保证了大小不等肺泡的稳定。

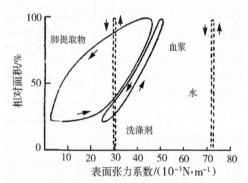

图 3-20　肺泡液提取物的表面
张力系数与面积的关系曲线

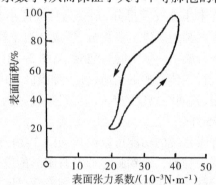

图3-21　死于呼吸窘迫综合征的新生儿
的肺泡液表面张力系数与表面积的关系

肺泡液表面活性物质的生理效应不仅在于它保证了肺泡间的稳定性,而且它还使肺泡液的表面张力大为降低,从而增大了肺的顺应性,使呼吸更为容易,减小了呼吸功。

有关肺泡间稳定性的另一机制是最近提出的所谓肺泡的相互依赖性。坚硬胸廓的作用之一是使肺泡间彼此相互牵制、相互支持着。这种相互关联的结构使得某一群肺泡的容积改变,必然牵动其它群肺泡,并使它们产生应力。结果使得一部分肺泡组织与其余部分组织发生不同步的容积改变要比同步改变更为困难。肺泡间的这种相互依赖性保证了它们的稳定性。

艾弗里(Avery)和米德(Mead)发现不成熟胎儿的肺及死于呼吸窘迫综合征(透明膜病)的新生儿的萎陷的肺内,不含有表面活性物质。从这类肺中获得的肺泡液提取物其表面张力系数与面积的关系如图3-21所示。与图3-20比较可以看出,患儿的肺泡液提取物的表面张力系数随面积变化的幅度小。

2. 肺内气体交换

呼吸系统从物理学角度看,是一个气体交换器。"肺泵"吸入新鲜空气把 O_2 输入血液,同时把血液中多余的 CO_2 带走。"肺泵"的一个特点是,它使气体的进入和排出是通过同一套管道进行的。这些管道既传送新鲜空气进入肺泡,也从肺泡中收集肺泡气再排出体外。人体的呼吸又称肺通气,肺通气的主要作用是维持肺泡内的气体组成呈现为最适合人体生理需要的状态。肺泡内的气体称为肺泡气,它可看作是大气与肺泡毛细血管血液之间的一个气体间隔,流过肺泡的毛细血管血液不断地从肺泡气中摄取 O_2,同时又不断地释放 CO_2 到肺泡气中,借助于周期性的肺通气过程,既向肺泡供应 O_2,又将 CO_2 从肺泡中排出,从而使得肺泡气在周期性波动情况下有一个基本稳定的组成。

肺内的气体交换涉及到两个前提过程:① 把血液送到毛细血管床,称为灌注;② 把新鲜空气送到肺泡,称为换气。两者中任一过程不正常均不能获得最佳气体交换。上述两个过程的综合效果,从物理学角度看就是保证 O_2 和 CO_2 在肺泡内与在肺毛细血管血液中两者间有最佳的浓度差,或者说有最佳的分压差。O_2 和 CO_2 在肺泡气与肺毛细血管血液间的分压差,引起它们的扩散——生理学中常称为弥散,从而实现肺的气体交换功能。

肺内气体交换的完成经历三个阶段:① 吸入的新鲜空气进入肺泡与吸气前已存在于肺泡中的肺泡气之间的扩散过程;② O_2 依次通过肺泡壁、毛细血管壁、血浆和红细胞膜扩散到血红蛋白液中,以及 CO_2 的反顺序扩散过程;③ 红细胞内的化学反应过程。

从上述三个过程所需时间来看,理论分析表明:肺泡内的气体扩散过程可以认为几乎是不需要时间的。同时又知道 CO_2 越过肺泡与血红蛋白间的壁障的扩散过程要比 O_2 的快约 20 倍。因此,影响是否具有良好的外呼吸效果的决定性因素是 O_2 越过壁障的扩散及其与血红蛋白间的化学反应这两个过程。在正常情况下,O_2 实现这两个过程需时约 0.25s,而血液流过肺毛细血管的时间约 0.75s。在 O_2 的迁移过程正常的情况下,能否获得良好的外呼吸效果,决定于血液的灌注是否充分,即是否有足够量的红细胞进入肺毛细血管及时地把早已迁移到肺毛细血管中的 O_2 带走。换句话说,正常的肺保留了相当多的扩散能力。但是,在 O_2 的迁移异常的情况下,例如肺泡壁增厚,肺的扩散性质受损等,从而使肺毛细血管血液中的 O_2 分压即使当血液流到肺毛细血管终端时仍可能达不到肺泡气中的 O_2 分压值,即气体交换不足。这种情况生理学上称为扩散受限。这种情况下,良好的外呼吸效果的获得决定于 O_2 的迁移过程。

在高海拔地区,由于人吸入的是低气压的大气,大气中 O_2 分压的减小,引起肺泡气中的 O_2 分压降低。尽管血液流经肺毛细血管之初其 O_2 分压也有相应降低,但总效果还是在肺泡与血红蛋白间的壁障两侧 O_2 的分压差减小了。按斐克扩散定律知,这将减缓 O_2 越过壁障的扩散,形成扩散受限。

在剧烈运动时,血流加快,红细胞流经肺毛细血管的时间也缩短到正常流经时间 0.75s 的 1/3。这意味着血红蛋白与氧作用的时间缩短,它会大大刺激肺所保留的扩散作用。

3. 决定 O_2 扩散的因素

决定 O_2 扩散的有以下因素。

(1) 肺泡与肺毛细血管血液间 O_2 的分压差。

(2) O_2 的扩散路程。详细说来,O_2 的扩散路程包括肺泡内表面活性物质衬层、肺泡上皮膜、毛细血管内皮膜、毛细血管中血浆层、红细胞膜以及红细胞内液,直到和一个血红蛋白分子相遇。正常情况下这层壁障很短。但在病理情况下这一扩散路程则加长。

1) 纤维组织或肺泡细胞增生可使肺泡壁变厚,见图 3-22 中的 $g,1$。

2）毛细血管膜可以变厚。

3）肺泡与毛细血管膜可以被水肿或渗出液分开,后者又可为纤维组织所取代,见图3-22中的g,2。

4）肺泡内可以有水肿液或渗出液,见图3-22中的g,3和g,4。

5）毛细血管扩张引起的毛细血管内距离的增加,见图3-22中的f。

图3-22中,a:肺泡的正常组成(ALV)汇聚于一个肺泡管(A、D),肺毛细血管半数开放半数关闭,T、B为终末小支气管。b:肺泡壁和约半数毛细血管被破坏。c:肺泡管阻塞,气体交换面积减少,但潜在的肺毛细血管接触面积没有减少。d:肺循环阻塞,没有肺毛细血管血流。e:开放的肺毛细血管数目增加(如在运动时)。f:肺毛细血管扩张(如慢性二尖瓣狭窄患者)。g:扩散路程变长。

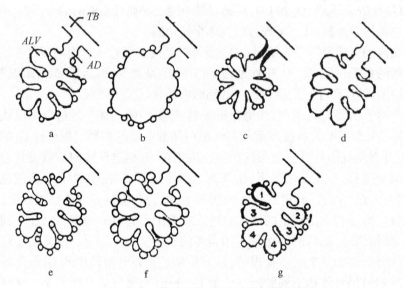

图3-22　气体扩散路程和气体交换面积

（3）O_2的扩散面积。扩散面积并不是全部肺泡的面积或全部肺毛细血管面积,而是与有血流的肺毛细血管相接触的进行功能活动的肺泡面积,人体扩散面积约为70m^2。在病理情况下,如肺气肿,肺泡壁遭到破坏使肺泡和肺毛细血管面积都减少,见图3-22中的b。这时肺毛细血管膜既不增厚也没有物理性阻塞,O_2的扩散受到限制的原因在于气体交换面积的减少。另外,由于肺泡、肺小叶的不通气亦可使扩散面积减少,见图3-22中的c。开放的肺毛细血管数目的增加或减少,也改变扩散面积,分别见图3-22中的e和d。

（4）肺毛细血管膜和红细胞膜的性质。如前所述,气体从肺泡向肺毛细血管扩散,乃是从气态进入液态的组织液中,因此气体在组织液中的溶解度影响着气体的扩散速率。肺毛细血管膜和红细胞膜的性质随疾病而发生改变时,有可能改变气体在其组织液中的溶解度,还有可能影响气体在膜内的扩散系数,从而影响气体扩散速率。

4. 肺的扩散容量

把气体在液体中扩散的规律(3-18)式应用到肺泡与肺毛细血管间的气体交换过程中时,必须知道气体越过肺泡与肺毛细血管血液间的气—血壁障的扩散系数D、扩散面积S、扩散路

程 h 以及气体在组织液中的溶解度。但是我们常常无法对这些量进行测定。另外,还应该考虑红细胞中发生的血红蛋白的氧合反应过程。克罗赫(Krogh)将这些因素综合考虑,用一个简化方程来处理肺内气体交换的全过程,则方程(3-18)改写为

$$\dot{V} = D_L(p_1 - p_2) \tag{3-23}$$

方程(3-23)中常数 D_L 称为肺扩散容量,生理学中称为肺的弥散量。

肺扩散容量 D_L 的常用单位是 $mL/minPa$,其意义是每分钟时间内在每帕斯卡的分压差的推动下气体扩散的毫升数。

方程(3-23)可以改写为

$$p_1 - p_2 = \frac{1}{D_L}\dot{V} \tag{3-24}$$

式(3-24)中肺扩散容量 D_L 的倒数 $1/D_L$ 称为肺的扩散阻力。

5. 呼吸的动力与阻力

空气是流体,由伯努利方程知,在无高度差或高度差可以忽略的情况下,它总是从高压向低压部位流动。当肺泡气压等于大气压时,无气流。吸气时肺泡压一定低于大气压,而呼气时肺泡压又一定高于大气压。人在自然呼吸时,通过吸气肌的主动收缩使胸廓扩大,造成肺泡压为负压,即低于大气压,处于大气压水平的空气就流进肺内。然后肺和胸廓的弹性回位造成肺泡压为正压,即高于大气压,又驱使气体排出肺。"肺泵"的一大特点就是它作为负压泵来完成人的自然呼吸过程。

5.1 吸气肌

作为吸气动力的吸气肌由以下几部分组成:

(1) 膈肌。它是一大片将胸腔和腹腔分开的穹顶形肌肉,是吸气动作的主要肌肉,并且可能是平静呼吸时唯一动作的吸气肌。吸气时,膈肌主动收缩将其中心部分向下拉,膈肌下移扩大胸廓。

(2) 肋间外肌。吸气时这些肌肉的主动收缩将每一条肋骨的前端抬起,把肋骨向上及向外拉,从而增加了骨性胸廓的前后径。肋间外肌收缩也使肋间隙紧张,防止它们在吸气时被向里吸。

(3) 辅助吸气肌。斜角肌和胸锁乳突肌是最重要的辅助吸气肌。还有一些辅助吸气肌并不是通过扩大胸廓而是通过减小气流阻力以帮助吸气的。如颌舌骨肌、二腹肌、鼻翼肌、颈阔肌、颊肌、颚提肌以及喉肌、舌肌等。

5.2 呼气肌

自然呼吸时呼气是被动的。正常的呼气是由于在吸气时受牵拉组织的弹性回位完成的。当呼吸非常快、用力呼气或在一些病理状态下,呼气才成为主动。能主动收缩成为呼气动力的呼气肌有:

(1) 腹肌。它包括腹外斜肌、腹直肌、腹内斜肌以及腹横肌等,是最重要的呼气肌。这些肌肉的主动收缩,通过增加腹压将膈肌向上推,从而达到呼气目的。

正常呼吸时腹肌是平静的,当肺通气增加到超过 40L/min 时,腹肌开始活动。

(2) 肋间内肌。它的主动收缩将肋骨下压,使肋骨向下及向内移,缩小了骨性胸廓的前后径,同时还使肋间隙绷紧,防止它们在用力呼气时向外凸出。

（3）膈肌。虽然它主要是吸气肌,但它在吸气终末并不完全地、突然地松弛。它在呼气的早期仍然存有张力以便让胸廓容量的减少不太突然,使呼气平稳。过了呼气早期,膈肌才完全松弛。平静呼气时,膈肌被肺的弹性回位向上拉,这时膈肌表现的不是动力,而是阻力。

5.3 肺和胸廓的弹性回位及其顺应性

吸气时,肺和胸廓受吸气肌主动收缩的牵拉,其弹性回位表现为吸气的阻力。在正常呼气时,肺和胸廓的弹性回位又表现为呼气的动力。

在正常情况下肺和胸廓通过胸膜腔耦合在一起。肺和胸廓的弹性回位及其顺应性应该是肺和胸廓二者黏弹性组合的结果。肺和胸廓系统的总顺应性与肺顺应性、胸廓顺应性三者间有如下关系:

$$\frac{1}{总顺应性}=\frac{1}{肺顺应性}+\frac{1}{胸廓顺应性}$$

关于肺的弹性回位及其顺应性,它又包括两个因素。一是肺组织本身的黏弹性,另一个是肺泡液的表面张力。肺泡液的表面张力和肺的黏弹力共同决定肺的弹性回位的强弱及其顺应性的大小。

肺泡液内由于具有表面活性物质,一方面它保证了肺泡的稳定性,另方面它使肺泡液的表面张力大为降低,从而增大了肺的顺应性,使呼吸变得容易。

5.4 肺和胸廓的黏性

肺和胸廓均属黏弹性物质。它们的黏性成分,无论在吸气过程还是在呼气过程中均呈现为阻力。

5.5 气道阻力

气道在呼吸时对流经的气体均呈现为摩擦阻力。

气道跨壁压可以影响气道阻力。通常肺尖部的气道阻力较肺底部的气道阻力小。肺容积对气道阻力有重要影响。当肺容积增大时气道阻力则迅速下降。气道的顺应性在深呼吸时对气道阻力的影响特别明显。凡能导致支气管平滑肌收缩的各种生理或病理性变化,均会使呼吸道变窄,从而使气道阻力升高。

6. 肺功能的测定

肺功能测定是医生对有肺部疾患的病人作出诊断的重要手段之一。这里则侧重于讲述肺功能测定的物理原理。

6.1 功能残气量和残气量的测定

一种测定方法是氦气稀释法。受试者由一个含已知浓度氦气的肺量计呼吸,几次呼吸之后肺量计与肺内氦的浓度可达平衡。设原来肺量计内氦的浓度为 C_1,几次呼吸后平衡时的浓度为 C_2。并设肺量计容积为 V,肺总容量为 V_{TLC}。由于没有氦的消耗。因此

$$VC_1=(V+V_{TLC})C_2$$

从而可得

$$V_{TLC} = \frac{C_1 - C_2}{C_2} V \qquad (3-25)$$

肺活量 V_{VC} 和深呼气量 V_{IC} 很容易用普通肺量计测得,从而可以得到功能残气量

$$V_{FRC} = V_{TLC} - V_{IC}$$

和残气量

$$V_{RV} = V_{TLC} - V_{VC}$$

6.2 用力呼气

受试者先缓慢地但是最大限度地吸气,然后尽可能快、尽可能用力地完全地呼气。用呼吸仪记录下来呼气容积对时间的关系,如图 3-23 所示,由呼气容积—时间曲线上可测得 1s 用力呼气量 FEV_1,肺活量 VC 和呼气中段最大呼气速率 MMFR。

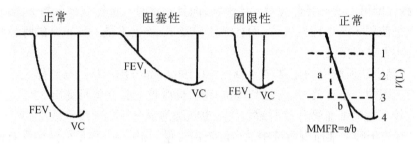

图 3-23　最大用力呼气时呼气容量—时间曲线

根据 FEV_1 与 VC 的比率医生可对病人作出诊断。正常人 FEV_1 和 VC 的比率是 80%。"囿限性"肺疾患者的 FEV_1 和 VC 均会降低,但两者的比率可能正常或增大。"阻塞性"肺疾患者的 FEV_1 比 VC 降低得要多,故而 FEV_1 与 VC 的比率总是减小。

这种检测方法简便,不使病人感到疲劳。借助它可探查中度至重度的气道阻塞病变。但对发现早期病变还不够敏感。

6.3 扩散功能的测定,肺扩散容量

如前所述,肺内气体交换不仅决定于气体的扩散,还决定于血液对肺的灌注。因此要进行肺扩散容量的测定,所选用的气体应不受肺血流量的限制而总能得到充分的扩散。因为血红蛋白所能结合的 O_2 或 CO 的量,比之正常情况下透过肺毛细血管膜的 O_2 或 CO 的量大得多,以致这两种气体的摄取量不受血流量的限制,即 O_2 或 CO 的扩散能够充分进行。所以 O_2 或 CO 可被用于测定肺扩散容量。

用 O_2 作为测定肺扩散容量的气体是有困难的。我们知道,流入肺毛细血管的静脉血含有一定量的 O_2,血氧饱和度约为 75%,即有一定的氧分压。随着氧的交换的进行,肺毛细血管血液中的氧分压不断变化,这就使得肺毛细血管血液中的氧分压无法测定。但是对于 CO 来说,由于它和血红蛋白的亲和力比氧的大 210 倍,进入血液中的任何一个 CO 分子几乎都能立即与血红蛋白分子结合,所以肺毛细血管血液中的 CO 分压接近为零。根据方程(3-23)知,CO 可被用来测定肺的扩散容量。

用 CO 测定肺扩散容量的方法中最简单的是一口气测定法。即受试者一次性吸入含有低浓

度 CO 的混合气,然后摒住呼吸约 10 秒钟。在这段时间内,一部分 CO 离开肺泡进入血液。扩散容量越大,进入血液的 CO 也越多。根据方程(3–23)应有

$$D_{LCO} = \frac{\dot{V}}{p_{1CO} - p_{2CO}} \qquad (3-26)$$

要测定 CO 的肺扩散容量 D_{LCO} 必须知道三个数据:① 每分钟从肺泡扩散到肺毛细血管血液中的 CO 的毫升数 $\dot{V}$。如果已知肺的功能残气量,则可根据摒住呼吸的开始和终末时所测得的肺泡气中 CO 的百分比浓度而求得输运到血液中的毫升数。② 肺泡气中 CO 的分压 p_{1CO}。在摒住呼吸期间肺泡气中与口腔中 CO 的分压相等,可由仪表测定。由于摒住呼吸阶段 CO 仍不断扩散到肺毛细血管血液中,故应取测量值的均数作为 p_{1CO}。③ 肺毛细血管血液中 CO 的分压 p_{2CO},已如上述它接近于零。

CO 一口气测定法的优点是迅速,病人容易合作,只需一次性吸入含低浓度 CO 的混合气并摒住呼吸 10 秒钟即可。这种混合气对人体无害,而且测试时只进行气体分析无需血液样本。这个方法的缺点是使用了非生理性气体,而且摒住呼吸 10 秒也不是一种正常的呼吸状态,某些具有呼吸困难的病人难以接受。

CO 一口气测定法所测出的正常值为 $D_{LCO} = 0.19\,mL/min \cdot Pa$。$D_{LCO}$ 与身体大小有关,这意味着与气体交换面积的大小有关。D_{LCO} 还和体位有关,仰卧位比直立位可高出 25%。这是由于仰卧位时肺上叶有较多的毛细血管开放所致。D_{LCO} 也随肺泡氧分压的改变而改变,氧分压低时 D_{LCO} 较大。D_{LCO} 又有赖于肺毛细血管血液中的血红蛋白含量。很明显,如果血液中没有血红蛋白,则肺毛细血管血液中的 p_{2CO} 不为零,那就无法测定 D_{LCO} 了。严重贫血或红细胞增多症的病人,必须注意 p_{2CO} 的影响而对 D_{LCO} 进行修正。

6.4　肺顺应性的测定

让受试者呼吸,连续地检测其肺容积和肺内压或胸内压,就可以得到肺内压—肺容积或胸内压—肺容积的动态关系曲线。这些曲线的斜率就是肺的动态顺应性或肺与胸廓系统的总的动态顺应性。动态顺应性不是恒定值。它可以反映肺、胸廓的弹性回位,它们的黏弹性以及气道阻力综合状况。

如果让受试者将一系列已知少量的气体依次吸入肺内,随即闭住气道依次测定其肺内压或胸内压,则可得到肺内压—肺容积或胸内压—肺容积的静态关系曲线。由此可得相应的静态顺应性。静态顺应性不反映气道阻力的状况。由动态顺应性与静态顺应性的对比可做出对气道阻力状况的判断。

6.5　气道阻力的测定

肺内压和肺容积的关系,一种是静态关系,一种是动态关系。肺内压—肺容积的静态关系曲线是在无气流的情况下得到的,肺和胸廓系统的总弹性回位是影响这一关系的决定性因素。然而有实际意义的是肺的在体呼吸,是肺内压—肺容积的动态关系。对这一动态关系起影响的,除肺和胸廓系统的总弹性回位外,还有肺对气流的阻力。根据流体的流阻公式,应有

$$肺阻力 = \frac{口腔压 - 胸内压}{气体流量} \qquad (3-27)$$

但是这个肺阻力包括气道阻力和肺组织的黏弹性及肺泡液表面张力所形成的阻力两部分,对气道阻力来说,应有

$$气道阻力 = \frac{口腔压 - 肺泡压}{气体流量} \tag{3-28}$$

这是因为肺泡内基本上无气流,所以肺泡压与胸内压之差主要用来克服肺组织本身所形成的阻力,使肺泡容积改变形成一定的气体流量。

为了测定气道阻力,只需测肺泡压和气体流量两个物理量即可。口腔压和大气压基本相等。气体流量用流量仪可连续测量,而肺泡压可用身体体积描记仪连续测量。受试者置身于身体体积描记仪的密闭箱中。呼吸时,肺容积的改变导致密闭箱中气体体积的改变,导致密闭箱内压力的改变,由密闭箱压可换算出肺泡压。这两种仪器被广泛用于临床生理实验室。

6.6 闭合气量的测定

让受试者取直立位并由残气量开始吸气至肺总量。受试者开始吸入的是空气。当其吸至功能残气量水平时,转而吸入氧气直至肺总量。然后均匀地尽力地呼气直至残气量水平。由闭合气量测定仪连续测定出呼出气中氮的浓度与肺容积的关系,得到如图 3-24 所示的曲线。

如前所述,由残气量开始吸入的空气几乎全部进入肺尖部而几乎没有进入肺底部。因为这时肺底部的小气道闭合。而由功能残气量开始,转为肺底部通气良好,肺尖部通气不足。于是氧气充分进入肺底部。空气(含 80% 的氮)与氧气在肺内的不均匀分布导致呼出气中氮的浓度—肺容积关系曲线分四个阶段。① 首先呼出的气体,是解剖死腔中的气体,为氧气所充满,没有氮的含量。② 呼出的是解剖死腔与肺泡中的混合气。随着肺泡气成分的增加,考虑到肺底部通气良好逐步向肺尖部变差这一因素,呼出气中氮浓度是非线性地不断增大。③ 呼出的是肺泡气,氮浓度基本不变。④ 呼气接近终末

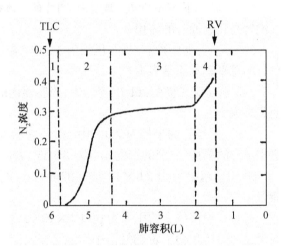

图 3-24 由氮浓度—肺容积曲线测闭合气量

时,由于肺底部小气道开始关闭,这时呼出的全部是肺尖部的肺泡气,几乎不含吸入的氧气,导致氮浓度再次突然急骤上升,直至呼气终结。第⑤阶段所相应的肺容积即为"闭合气量"。

对正常年轻人,闭合气量约为肺活量 VC 的 10%。随着年龄增长闭合气量亦增大,甚至可达到他的功能残气量。凡肺的弹性回位减小,气管支撑结构组织丧失或气管狭窄的病人,其闭合气量均可发生异常。闭合气量可作为小气道疾患的早期诊断指标。

思考题 习题三

3-1 对一定质量的气体来说,当温度不变时,气体的压强随体积减小而增大;当体积不变时,压强随温度升高而增大。从宏观来看,这两种变化同样使压强增大,从微观看,它们是否有区别?

3-2 两种不同种类的气体的平均平动动能相同,但气体的数密度不同,问它们的温度是否相同?压强是否相同?

3-3 一个分子的平均平动动能为 $3kT/2$ 应如何理解?对于某一个分子能否根据此式计算它的动能?

3-4 试区分并说明下列各量的物理意义。

① $\frac{1}{2}kT$; ② $\frac{3}{2}kT$; ③ $\frac{i}{2}kT$; ④ $\frac{m}{M}\frac{i}{2}RT$; ⑤ $\frac{i}{2}RT$; ⑥ $\frac{3}{2}RT$。

3-5 若室内因生起炉子后,温度从 15℃ 升高到 27℃,而室内气压不变,问此时室内的气体减少了百分之几?

3-6 湖面下 50m 深处,温度为 4℃,有一体积为 10cm³ 的气泡,若湖面的温度为 17℃,求此气泡升高到湖面时的体积。

3-7 一容器内贮有气体,压强为 1.33Pa,温度为 300K。问在单位容积内有多少分子?这些分子的总平动动能是多少?

3-8 2g 氢气装在 20L 的容器内,当容器内的压强为 4.0×10^4Pa 时,氢气分子的平均平动动能是多少?

3-9 毛细管的半径为 2.0×10^{-4}m,将它插入试管中的血液里。如果接触角为零,求血液在管中上升的高度(血液的密度 $\rho = 1050$kg/m³,表面张力系数 $\gamma = 5.8 \times 10^{-2}$N/m)。

3-10 求半径为 2.0×10^{-3}mm 的许多小水滴融合成一个半径为 2mm 的大水滴时释放的能量。

3-11 设液体中的压强为 $p = 1.1 \times 10^5$Pa,表面张力系数 $\gamma = 6.0 \times 10^{-2}$N/m,问在液体中生成的半径为 $r = 5.0 \times 10^{-7}$m 的气泡中压强是多大?

3-12 表面张力系数为 7.27×10^{-2}N/m 的水($\rho_1 = 999$kg/m³),在毛细管中上升 2.5cm,丙酮($\rho_2 = 792$kg/m³)在同样的毛细管中上升 1.4cm,假设二者都完全润湿毛细管,求丙酮的表面张力系数是多大?

3-13 将 U 形管竖直放置并注入一些水,设 U 形管两竖管部分的内直径分别为 1.0mm 和 3.0mm,求两竖管中水面的高度差(水的表面张力系数取为 $\gamma = 7.0 \times 10^{-2}$N/m)。

3-14 试求把一个表面张力系数为 γ 的肥皂泡,由半径为 r 吹成半径为 $2r$ 的过程所作的功。

3-15 吹成一个直径为 10cm 的肥皂泡,设肥皂液的表面张力系数 $\gamma = 40 \times 10^{-3}$N·m⁻¹。试求吹此肥皂泡所做的功,以及泡内外的压强差。

第四章

热力学基本定律

【学习要求】

1. 掌握热力学第一定律,并熟练应用于理想气体各等值过程及循环过程。
2. 掌握热力学第二定律,理解宏观过程的不可逆性和热力学概率之间的关系。
3. 了解熵的概念、熵增加原理与能量退降,理解生命过程中的自组织现象和信息熵与遗传的关系。

热力学是研究物质热运动形式及其转化规律的宏观理论。根据观察与实验加以总结和归纳得出热力学的基本定律,它是从能量的观点,而不涉及物质的微观结构来研究物质的热运动性质,研究物质宏观性质变化之间的关系,研究在一定条件下某种过程变化的方向和限度等问题。

热力学第一定律和第二定律组成了系统完整的热力学理论。热力学理论已经能圆满地解释物质的平衡态性质。但是关于物质的非平衡状态和过程,目前还只有初步的理论,有待进一步地研究。

由热力学理论得到的物质的宏观性质,可以证实统计物理学理论的正确性,统计物理学则深入到热运动现象的本质,阐明热力学定律的微观本质,使热力学理论获得更深刻的意义。热力学与统计物理学两种理论互相辅助、互相补充,使人们对物质热运动的认识更为全面,更为完善。

本书仅对热力学第一定律和第二定律作最基本的讨论。

第一节 热力学第一定律

首先明确热力学中常用的几个基本概念。

(1) 系统

通常把所研究的对象称为系统(system)。当研究对象的力学性质时,称对象为力学系统,当研究对象的热力学性质时,称对象为热力学系统(thermodynamic system),等等。对系统以外的物体,通常称为外界环境(surrounding),简称环境。

根据系统与环境之间能量传递和物质交换的不同情况,系统分为三种。① 敞开系统(open system)。系统与环境之间既有物质的交换,又有能量的传递。② 封闭系统(closed system)。系统与环境之间没有物质的交换,只有能量的传递。③ 孤立系统(isolated system)。系统与环境之间既无物质的交换,也无能量的传递。

(2) 状态、平衡状态

描述一个系统,必须确定它的一系列的性质,这一系列的性质决定了系统的状态。同时,称描述系统所处状态的物理量为系统的状态参量,或称系统的状态函数。当所有状态参量在一个系统的各个部分都具有各自相同的量值,并且都不随时间而发生变化时,我们称该系统处于某一确定的平衡状态(equilibrium state)。系统的不同部分中有任何一个状态参量取不同的量值,或者系统的任何一个状态参量随时间发生着变化,就称该系统处于非平衡状态(non-equilibrium state)。系统处于平衡状态时,状态参量就具有确定的量值,即状态参量是系统所处状态的单值函数,与系统平衡状态如何形成以及又怎样变化无关。当系统由某一平衡状态(始态)变化到另一平衡状态(终态)时,状态参量的改变量仅取决于系统的始、终态,与系统是如何变化的无关。若系统经历一系列变化又重新恢复到原始状态时,其状态参量必定恢复原值,其改变量为零。这是状态参量的重要特性。同时,系统处于平衡状态时,它的各个性质是相互关联着的,即系统的状态参量中并不都是独立的。例如,一定质量的气体处于平衡状态时,它的压强、体积和温度这三个状态参量中,只有两个是独立的,另一个由气体状态方程确定。实际事物中不存在所有性质永远保持不变的系统,系统的平衡状态只是一个理想的概念,是在一定条件下对实际系统所处状态的抽象概括。本章讨论中,如无特别指明,所说状态均指平衡状态。

(3)过程、准静态过程

过程就是状态随时间的改变。当热力学系统的状态随时间变化时,我们称系统经历了一个热力学过程(thermodynamic process)。一般说来,系统经历过程中的任何一个微小阶段,必定引起系统状态的改变,而状态的改变必然破坏平衡,并且当系统尚未达到新的平衡状态前又继续经历过程中的下一个微小阶段了。就是说,系统在状态变化过程中的任一瞬时都处于非平衡状态中,这种过程称为非静态过程(non-stationary process),或称为非平衡过程。如果控制外界环境条件,使过程进行时,系统总是无限接近于平衡状态,或者说,系统所经历的过程是由一个个的平衡状态所组成的,这样的过程称为准静态过程(quasistationary process),或称准平衡过程。准静态过程只是一种抽象的理想过程。热力学理论以研究准静态过程为基础,通过这一研究,有助于对实际过程的讨论。

对一定质量的气体来讲,对状态参量压强 P、体积 V 和温度 T,给定其中任意两个的数值,就对应一个平衡状态。因此,在 P-V 图上(或在 V-T 图、P-T 图上)任何一点就对应一个平衡状态,相应地,图上任何一条实的曲线就代表一个准静态过程。

1. 过程中的功和热量

热力学系统经历一个过程时,一般说来它和外界环境间有着物质的和能量的交换。热力学系统与外界环境间交换能量总以作功和传递热量的方式进行。

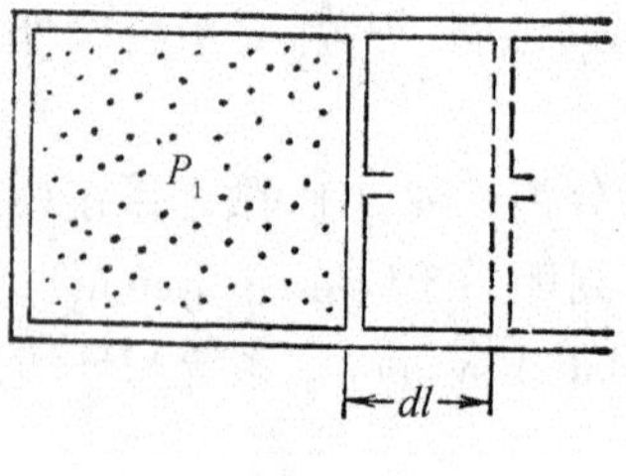

图 4-1　气体膨胀时做功
和传热的情况

现在来研究一个具体的热力学过程。图 4-1 给出一个密封的圆柱形容器,其中装有一定量气体,容器配有可移动的活塞。取这一定量气体为系统,容器、活塞和周围大气则为外界环境。当气体推动活塞而膨胀时,系统将对环境做功,同时它和环境间有热量的传递。

首先研究系统对环境做功的情况。设系统开始时处于平衡状态 P_1、V_1,经历的膨胀过程为一准静态过程,过程结

束时到达平衡状态 P_2、V_2。当活塞移动一无限小距离 dl 时,系统对环境所做的功为

$$dA = F \cdot dl = PS\,dl = P\,dV$$

式中 S 为活塞的面积,dV 为气体体积的无限小增量。在整个过程中,系统对环境做的总功为

$$A = \int dA = \int_{V_1}^{V_2} P\,dV$$

从上式看出,系统对环境作功时,功 A 为正值,环境对系统作做时,功 A 为负值。

一般说来,系统经历不同的过程时,压强随体积而改变的规律不同。因此,从上面的积分可知,在具有相同的初态和终态的不同过程中,系统对环境所做的功是不同的。

过程中系统对环境所做的功可以在 P-V 图上表示出来。图 4-2 中 a、b 点分别代表系统的初状态和终状态,曲线 ab 代表准静态的膨胀过程,则曲线下的面积代表着系统对环境所做的功。系统从初态 a 经历不同的过程到达终态 b,在 P-V 图上由 a、b 间的不同曲线表示,如图 4-3 所示。不同曲线下的面积不同表示具有相同初态和终态的不同过程中,系统对环境所作的功是不同的。

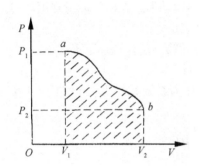

图 4-2　系统所做的功等于曲线下的面积

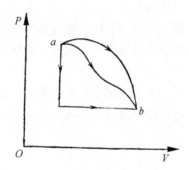

图 4-3　系统所做的功与过程有关

上面的例子和大量实验事实均表明:系统在过程中对环境所做的功不仅与系统的初、终状态有关,而且还和过程本身有关,即系统对环境所作的功与路径有关。

再来研究气体膨胀时系统从环境所获得的热量(heat capacity)。用量热学的方法进行测量的结果表明:系统从初状态 a 改变到终状态 b,经历的过程不同时,系统从环境所获得的热量也是不同的。我们规定系统从环境获得热量时,热量本身为正值,系统向环境散失热量时,热量本身为负值。

这个例子以及大量实验事实均表明,系统在过程中从环境所获得的热量不仅与系统的初、终状态有关,而且还和过程本身有关,即系统从环境所获得的热量与路径有关。

系统对环境所做的功和从环境所获得的热量与路径有关说明,功和热量都不是系统本身所具有的某种性质。它们不是由系统的状态所决定的,因而不是系统的状态参量。说“系统的功”和“系统的热量”是没有意义的。做功和传递热量总伴随着系统经历一定的具体过程,因此,只有说“过程中的功”和“过程中的热量”才有意义。

2. 系统的内能——热力学第一定律

大量的实验事实表明,尽管系统与环境间交换的功 A 和热量 Q 都和系统经历的过程有关,但它们的差值 $Q-A$ 却只决定于系统的初、终状态而和系统经历的过程无关。于是,对于一个热

力学系统,存在着一个状态参量,它是系统状态的单值函数,其改变量是用过程中系统与环境所交换的热量和功的差值来量度的。我们称这个状态参量为系统的内能,以 E 表示,则有

$$\Delta E = E_b - E_a = Q - A$$

因为过程中系统从环境所获得的热量 Q 和对环境所做的功 A 都是系统与环境间所交换能量的量度,所以差值 $Q-A$ 反映了系统处于不同状态时能量特性的改变情况,故而称由 $Q-A$ 所引入的状态参量为系统的内能。应该指出,系统在某一状态下所具有的内能的绝对值无法直接测量,而系统处于不同状态时,它的增量却可以用热量 Q 和功 A 的差值 $Q-A$ 来量度。实际上有意义的也只是内能的变化大小。

分子动理论给出物质系统内能的微观本质,即系统的内能就是系统中所有分子的热运动动能、分子内原子间势能以及分子间势能的总和。

由系统内能的引入,可直接得到关系式

$$Q = \Delta E + A \tag{4-1}$$

称为热力学第一定律。它表明,系统从环境所获得的热量,一部分用来增加系统的内能,另一部分用来对环境做功。热力学第一定律实质就是包括热运动形式在内的能量守恒和转换定律。在应用关系式(4-1)时,应该记住热量 Q 与功 A 的符号规定。

如果系统只经历一个无限小的状态变化,则热力学第一定律取以下形式

$$dQ = dE + dA \tag{4-2}$$

对于热力学理论中最重要的一种情况,即气体作为系统并经历一个准静态过程的情况,热力学第一定律有如下的形式

$$Q = \Delta E + \int_a^b P dV \tag{4-3}$$

热力学第一定律适用于自然界中在平衡态之间进行的任何一个过程,既可以是准静态过程,也可以是非静态过程。它对任何热力学系统(气体、液体和固体)都适用。

例 4-1 在 $1.013 \times 10^5 Pa$ 的大气压强下,$1.00 \times 10^{-3} kg$ 水的体积为 $1.00 \times 10^{-6} m^3$,当沸腾成为蒸汽时体积变为 $1671 \times 10^{-6} m^3$。在此大气压强下水的汽化热为 $2256 \times 10^3 J \cdot kg^{-1}$。试问水和环境间能量交换的情况。

解: 取水为系统,水沸腾为蒸汽的过程中压强不变,设这是一个准静态过程。则过程中系统对环境做功

$$A = \int_{V_1}^{V_2} P dV = P(V_2 - V_1) = (1.013 \times 10^5)[(167-1) \times 10^{-6}] = 169.5(J)$$

水在汽化过程中,从环境获得热量

$$Q = 2256 \times 10^3 \times 1.00 \times 10^{-3} = 2256(J)$$

根据热力学第一定律,系统内能的增量为

$$\Delta E = Q - A = 2256 - 169.5 = 2086.5(J)$$

ΔE 为正值说明,使水在压强不变条件下汽化时从环境所获得的热量中,除一部分用于系统对环境做功外,其余部分则成为系统所增加的内能。从分子运动论的观点看,是由于克服液态水分子间的吸引力而做功,从而增加了分子间的势能。

第二节　热力学第一定律的应用

1. 等容过程——定容摩尔热容

等容过程(isochoic process)就是系统的体积始终保持不变的过程。理想气体的等容过程在 $P\text{-}V$ 图上对应一条与 P 轴平行的线段,见图4-4。因为系统的体积始终不变,所以系统对环境作的功为零,即

$$A = \int_a^b P\,dV = 0$$

根据热力学第一定律,有

$$\Delta E = Q$$

即系统内能的改变完全是由于系统和环境交换热量的结果。

计算物质系统从环境获得的热量可用公式

$$Q = mc\Delta T$$

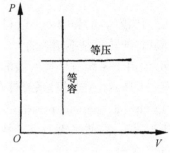

**图4-4　理想气体的等容
过程与等压过程**

式中 m 是系统的质量,c 是它的比热容,c 的单位是焦耳·千克 $^{-1}$ 开 $^{-1}$ （J·kg^{-1}·K^{-1}）,ΔT 是传热前后系统温度的增量。mc 称为该物质系统的热容,常以大写 C 表示,它的单位是焦耳·开 $^{-1}$（J·K^{-1}）。对于 1mol 的理想气体,在等容过程中的热容,称为定容摩尔热容(heat capacity at constant volume)。其定义为:1mol 的理想气体,当体积始终保持不变且没有化学反应和相变的条件下,温度改变 1K 所吸收或放出的热量,常以 C_V 表示。它的单位是焦耳·摩尔 $^{-1}$·开 $^{-1}$（J·mol^{-1}·K^{-1}）。

对质量为 m,摩尔质量为 M 的理想气体,在等容过程中温度改变 ΔT 时,它从环境获得的热量为

$$Q = \frac{m}{M}C_V\Delta T \qquad (4\text{-}4)$$

该系统在等容过程中内能的改变量为

$$\Delta E = Q = \frac{m}{M}C_V\Delta T \qquad (4\text{-}5)$$

2. 等压过程——定压摩尔热容

等压过程(isobaric process)就是系统的压强始终保持不变的过程。理想气体的等压过程在 $P\text{-}V$ 图上可用一条与 V 轴平行的线段表示,见图4-4。设理想气体的压强为 P,则系统对环境所做的功为

$$A = \int_{V_1}^{V_2} P\,dV = P(V_2 - V_1)$$

式中 V_2 和 V_1 分别代表系统终态和初态的体积。根据热力学第一定律,得

$$Q = \Delta E + P(V_2 - V_1) \qquad (4\text{-}6)$$

对于理想气体,压强不变时,随其体积的改变,其温度亦发生变化。由于理想气体的内能只与温度有关,其增量只决定于温度差而与过程无关,所以在定压过程中,当温度改变 ΔT 时其内能增量也等于下式:

$$\Delta E = \frac{m}{M} C_V \Delta T$$

代入(4-6)式,得到

$$Q = \frac{m}{M} C_V \Delta T + P\ (V_2 - V_1) \tag{4-7}$$

比较(4-5)和(4-7)式,可知等容过程和等压过程中温度的改变量相等时,理想气体从环境所获得的热量是不相等的。一般说来,不同过程中温度改变相等时,理想气体内能的改变量也相同,但由于系统对环境所做的功不相等,按热力学第一定律,它从环境所获得的热量也就不相等。于是,对不同过程系统具有不同的热容。对定压过程我们引入理想气体定压摩尔热容(heat capacity at constant pressure),其定义为:1mol 理想气体,当压强始终保持不变且没有化学反应和相变时,温度改变 1K 所吸收或放出的热量,常以 C_p 表示。它的单位是焦耳·摩尔 $^{-1}$·开 $^{-1}$(J·mol^{-1}·K^{-1})。

对质量为 m,摩尔质量为 M 的理想气体,在等压过程中温度改变 ΔT 时,它从环境获得的热量为

$$Q = \frac{m}{M} C_P \Delta T \tag{4-8}$$

对理想气体,等压过程中的功

$$A = P(V_2 - V_1) = PV_2 - PV_1 = \frac{m}{M} RT_2 - \frac{m}{M} RT_1$$

即

$$A = \frac{m}{M} R \Delta T \tag{4-9}$$

将(4-8)和(4-9)式代入(4-7)式,得到

$$C_P = C_V + R \tag{4-10}$$

这就是迈耶(Mayer)公式。它表明理想气体的定压摩尔热容等于其定容摩尔热容与摩尔气体常数之和。C_V 一方面表示 1mol 理想气体在等容过程中温度改变 1K 时从环境获得的热量,一方面它也等于 1mol 理想气体在任何过程中温度改变 1K 时内能的改变量。在等压过程中,伴随温度的改变,必有体积的改变,理想气体内能改变的同时还对环境做功。按热力学第一定律,它从环境获得的热量等于两者之和,公式(4-10)正是这一结论的定量表达。

应该指出,定容摩尔热容和定压摩尔热容不仅限于理想气体,对真实气体、液体和固体亦有同样概念。但是,对于任何过程中的内能增量公式 $\Delta E = \frac{m}{M} C_V \Delta T$ 以及迈耶公式,则只适用于理想气体。

在实际应用中,常用到 C_P 与 C_V 的比值,称为气体摩尔热容比,或称气体比热比(ratio of specific heat),以 γ 表示

$$\gamma = \frac{C_P}{C_V} \qquad (4\text{-}11)$$

根据能量均分定理,可以计算气体比热比 γ 的值。设理想气体分子的自由度为 i,在温度为 T 时,1mol 理想气体的内能为

$$E = \frac{i}{2}RT$$

取内能对温度的变化率,得

$$\frac{\mathrm{d}E}{\mathrm{d}T} = \frac{i}{2}R$$

对 1mol 理想气体,温度改变 $\mathrm{d}T$ 时,其内能增量为 $\mathrm{d}E = C_V \mathrm{d}T$,于是

$$\frac{\mathrm{d}E}{\mathrm{d}T} = C_V$$

比较上面两式,即得出理想气体定容摩尔热容为

$$C_V = \frac{i}{2}R \qquad (4\text{-}12)$$

应用迈耶公式,有

$$C_P = \left(\frac{i}{2}+1\right)R$$

因此,

$$\gamma = \frac{i+2}{i}$$

上面的公式表明气体比热比只与气体分子的自由度有关,与气体的温度无关。对单原子分子气体,$\gamma = 1.67$;对刚性键的双原子分子气体 $\gamma = 1.40$;对刚性键的多原子分子气体 $\gamma = 1.33$。

表 4-1 给出几种气体的摩尔热容的实验数据。从表中可以看出:对各种气体来说,$C_P - C_V$ 都

表 4-1　几种气体摩尔热容的实验数据

分子内原子数	气体	$C_P/$ $\mathrm{J \cdot mol^{-1} \cdot K^{-1}}$	$C_V/$ $\mathrm{J \cdot mol^{-1} \cdot K^{-1}}$	$C_P - C_V/$ $\mathrm{J \cdot mol^{-1} \cdot K^{-1}}$	$\gamma = \dfrac{C_P}{C_V}$
单原子	氦	20.9	12.5	8.4	1.67
	氩	21.2	12.5	8.7	1.65
双原子	氢	28.8	20.4	`8.4	1.41
	氮	28.6	20.4	8.2	1.41
	一氧化碳	29.3	21.2	8.1	1.40
	氧	28.9	21.0	7.9	1.40
多原子	水蒸气	36.2	27.8	8.4	1.31
	甲烷	35.6	27.2	8.4	1.30
	氯仿	72.0	63.7	8.3	1.13
	乙醇	87.5	79.2	8.2	1.11

接近 R,对单原子及双原子分子气体来说 C_P、C_V 和 γ 的理论值与实验值相接近,对多原子分子气体理论值与实验值显著不符。这说明分子结构模型以及理想气体模型的局限性。

3. 等温过程

等温过程(isothermal process)就是系统的温度始终保持不变的过程。在理想气体的等温过程中,$PV=$ 恒量,相应 P–V 图上的等温线为一条双曲线。等温过程中理想气体的内能不变,$\Delta E = 0$。根据热力学第一定律则有

$$Q = A$$

即系统从环境所获得的热量全部用来使系统对环境做功。

等温过程中理想气体对环境做的功为

$$A = \int_{V_1}^{V_2} P \mathrm{d}V = \int_{V_1}^{V_2} \frac{1}{V} \frac{m}{M} RT \mathrm{d}V = \frac{m}{M} RT \ln \frac{V_2}{V_1} \tag{4-13}$$

式中 T 为理想气体的热力学温度,V_2 和 V_1 分别代表它的终态和初态的体积。

4. 绝热过程

如果系统在整个过程中始终不和外界交换热量,这种过程称为绝热过程(adiabatic process)。例如用良好的绝缘材料密封的系统所发生的过程,或者过程进行较快,使系统来不及和环境交换热量,这样的过程都可以近似地认为是绝热过程。

在绝热过程中 $Q = 0$,根据热力学第一定律

$$\Delta E = -A$$

即系统内能的改变全部用来和环境进行功的交换。对于理想气体,其内能增量为

$$\Delta E = \frac{m}{M} C_V \Delta T$$

所以功

$$A = -\frac{m}{M} C_V \Delta T \tag{4-14}$$

在绝热过程中,温度升高,系统内能增加,环境对系统做功;温度降低,系统内能减少,系统对环境做功。

可以证明,在准静态的绝热过程中,理想气体的三个状态参量——压强 P、体积 V 和温度 T 之间,有如下的关系

$$PV^{\gamma} = \text{恒量} \tag{4-15}$$
$$V^{\gamma-1} T = \text{恒量} \tag{4-16}$$
$$P^{\gamma-1} T^{-\gamma} = \text{恒量} \tag{4-17}$$

这些方程称为绝热过程方程。式中 γ 为气体比热比,式中恒量的大小与气体的质量及初始状态有关,并且在三个方程中各不相同。

气体作绝热变化时在 P–V 图上对应的曲线称绝热线(adiabatic line),如图 4-5 中的虚线所示。图 4-5 中的实线代表气体的等温过程。两者比较,绝热线比等温线陡。

设某一绝热线与某一等温线相交于 A 点，对等温方程 $PV=$ 恒量求全微分知道，等温线在 A 点的斜率为

$$\left(\frac{\mathrm{d}P}{\mathrm{d}V}\right)_T = -\frac{P_A}{V_A}$$

对绝热方程 $PV^{\gamma}=$ 恒量求全微分知道，绝热线在 A 点的斜率为

$$\left(\frac{\mathrm{d}P}{\mathrm{d}V}\right)_Q = -\gamma\frac{P_A}{V_A}$$

由于 $\gamma>1$，于是两斜率的绝对值有如下关系

$$\left|\left(\frac{\mathrm{d}P}{\mathrm{d}V}\right)_Q\right| > \left|\left(\frac{\mathrm{d}P}{\mathrm{d}V}\right)_T\right|$$

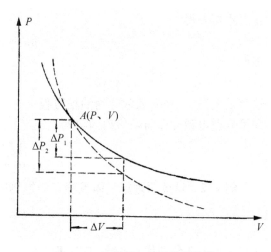

图 4-5　绝热线与等温线的比较

从而说明了绝热线比等温线陡。

从物理意义上考虑。等温过程中系统的温度不变，它从环境所获得的功只改变其体积，压强的改变仅由其体积改变所致。在绝热过程中，系统在其体积改变时从环境所获得的功，也改变了系统的内能，即改变了系统的温度。于是系统压强的改变不仅由于其体积的改变，还由于其温度的改变所致。并且，在绝热过程中系统体积增大（减小）时，温度是降低（升高）的，从对任何过程均适用的理想气体状态方程 $P = \frac{m}{M}R \cdot \frac{T}{V}$ 可以看出，体积和温度的改变所导致的压强变化是加强而不是削弱的。因此，绝热过程中压强的改变比等温过程中压强的改变要快，即绝热线比等温线要陡。

绝热膨胀过程中系统的温度降低这一效应，称为焦耳—汤姆逊效应。在生产散剂、颗粒剂药物时，利用这一效应，特别适合于对热敏性物料和低熔点物料用气流进行粉碎。

绝热过程的三个方程推导如下。

在绝热过程中 $\mathrm{d}Q=0$，由热力学第一定律得

$$\mathrm{d}A = -\mathrm{d}E$$

对理想气体的准静态过程，上式可写为

$$P\mathrm{d}V = -\frac{m}{M}C_V\mathrm{d}T$$

对理想气体状态方程 $PV=\frac{m}{M}RT$ 两边取微分，得

$$P\mathrm{d}V + V\mathrm{d}P = \frac{m}{M}R\mathrm{d}T$$

联立上面两等式，消去 $\mathrm{d}T$，由于 $C_P=C_V+R$，整理后可以得到

$$C_V V\mathrm{d}P + C_P P\mathrm{d}V = 0$$

用 PVC_V 除上式，并且 $\gamma = C_P/C_V$，故得出

$$\frac{\mathrm{d}P}{P} + \gamma\frac{\mathrm{d}V}{V} = 0$$

将上式积分得

$$\ln P + \gamma \ln V = 恒量$$

因此

$$P V^{\gamma} = 恒量$$

这就是方程(4-15)，通常称为泊松方程。再应用理想气体状态方程和泊松方程，消去 P 或者 V，即可分别得到方程(4-16)和(4-17)。

$$V^{\gamma-1} T = 恒量$$
$$P^{\gamma-1} T^{-\gamma} = 恒量$$

例 4-2 试证明理想气体准静态的绝热过程中，系统对环境作的功为

$$A = \frac{1}{\gamma-1}(P_1 V_1 - P_2 V_2)$$

式中角码 1、2 分别代表系统的初、终状态。

证： 理想气体准静态的绝热过程中有

$$P_1 V_1^{\gamma} = P V^{\gamma} = P_2 V_2^{\gamma}$$

于是系统对环境作的功为

$$A = \int_{V_1}^{V_2} P dV = \int_{V_1}^{V_2} \frac{P_1 V_1^{\gamma}}{V^{\gamma}} dV = P_1 V_1^{\gamma} \int_{V_1}^{V_2} \frac{1}{V^{\gamma}} dV = P_1 V_1^{\gamma} \frac{V_2^{1-\gamma} - V_1^{1-\gamma}}{1-\gamma}$$

$$= \frac{1}{1-\gamma}(P_1 V_1^{\gamma} V_2^{1-\gamma} - P_1 V_1) = \frac{1}{1-\gamma}(P_2 V_2^{\gamma} V_2^{1-\gamma} - P_1 V_1)$$

$$= \frac{1}{\gamma-1}(P_1 V_1 - {}_2 V_2)$$

例 4-3 密封在气缸内的理想气体，初状态为 (P_1, V_1)。首先在定压下加热使其体积加倍，再于定容下加热使其压强加倍，最后绝热膨胀直到温度下降到初始温度。(1)作出此过程的 P-V 曲线。(2)求出整个过程中的功、热量以及系统内能的增量。

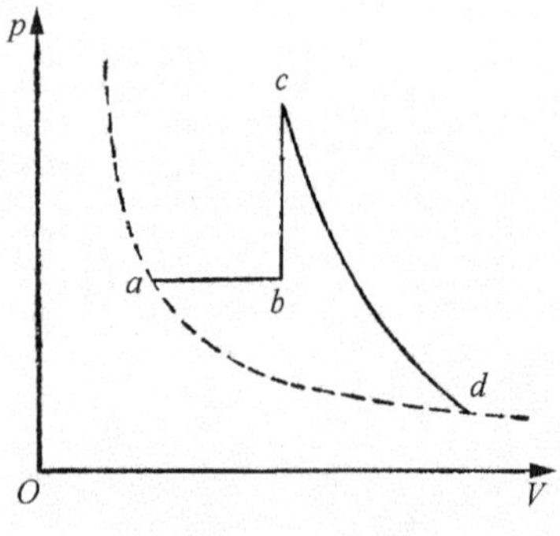

解： （1）整个过程在 P-V 图上表示为图 4-6 中的曲线 $abcd$。

图 4-6 *abcd* 曲线

（2）根据绝热线与等温线的变化特点以及题目中给出的条件：a、d 点温度相等，则初态 a 和终态 d 必在同一条等温线上，如图 4-6 中虚线所示。依据题意，状态 a、b、c、d 各点的状态参量分别为：$a(P_1 V_1)$；$b(P_1 2V_1)$；$c(2P_1 2V_1)$；$d(P_2 V_2)$

并且

$$P_1 V_1 = P_2 V_2$$

所以整个过程中，系统对环境作的功为

$$A = A_{ab} + A_{bc} + A_{cd} = P_1(2V_1 - V_1) + 0 + \frac{1}{\gamma-1}(2P_1 \cdot 2V_1 - P_2 V_2)$$

$$= P_1 V_1 + \frac{1}{\gamma-1}(4P_1 V_1 - P_1 V_1) = \frac{\gamma+2}{\gamma-1} P_1 V_1$$

由于系统内能的增量与过程无关,只与系统的初、终状态有关,并且对理想气体来说,只和初、终状态的温度有关,又由于 $T_a=T_d$,于是系统内能增量为

$$\Delta E=0$$

根据热力学第一定律,系统从环境中获得的热量则为

$$Q=A=\frac{\gamma+2}{\gamma-1}P_1V_1$$

5. 人体的能量交换

人体是一个开放系统,它与外界之间不仅有能量交换(散失热量、对外作功),而且还有物质交换(摄取食物和氧、排出废料)。为了保证各个器官的正常活动、维持恒定的体温以及对外作功,人体必须从食物中获得能量。人体的能量转换与守恒服从热力学第一定律。对于微小的变化过程,式(4-1)可以写为

$$\Delta E=\Delta Q-\Delta A$$

式中 ΔE 应包括摄入的食物和体内脂肪的能量变化,并假定在所考虑的时间内没有饮食和排泄。利用上式每个量的变化,我们能够描述整个人体的总能量平衡。一个人不管是休息或工作,总是不停地把食物中储藏的化学能转化为其他必需的能量形式,以维持身体的各器官、组织或细胞的功能。这个过程叫做分解代谢过程。在这过程中,内能不断地减少,ΔE 为负。部分分解代谢活动用于身体对外作功,部分成为传导到体外的热量 ΔQ,所以 ΔQ 也是负的。

在动物力能学的定量描述中,常用到 ΔE、ΔQ 和 ΔA 随时间 t 的变化率,它们之间的关系是

$$\frac{\Delta E}{\Delta t}=\frac{\Delta Q}{\Delta t}-\frac{\Delta A}{\Delta t}$$

式中 $\frac{\Delta E}{\Delta t}$ 叫做分解代谢率,$\frac{\Delta Q}{\Delta t}$ 为产热率,$\frac{\Delta A}{\Delta t}$ 为身体输出给外界的机械功率。输出功率 $\frac{\Delta A}{\Delta t}$ 和散热的速率 $\frac{\Delta Q}{\Delta t}$ 原则上都可以直接测出。分解代谢率则只能通过氧的消耗率来间接测定,因为食物在分解代谢过程中需要氧,氧的消耗率决定于分解代谢率。以葡萄糖为例

$$C_6H_{12}O_6+6O_2\rightarrow 6CO_2+6H_2O+2.87\times 10^6J$$

$$\downarrow \qquad \downarrow \qquad \downarrow \qquad \downarrow$$

180g   134.4L   134.4L   108mL

完全氧化 1mol(180 克)的葡萄糖需要 134.4 升的氧,产生 2.87×10^6J 的热量,即每升氧产生的热量为 2.14×10^4J,每克葡萄糖产生的热量为 1.59×10^4J。表 4-2 是一些食物成分的典型能量数据。

表 4-2 一些食物成分的能量值

食物成分	平均能量 /$(J\cdot g^{-1})$	每消耗 $1LO_2$ 释放的能量/$(J\cdot L^{-1})$
葡萄糖	1.59×10^4	2.14×10^4
蛋白质	1.72×10^4	1.87×10^4
乙醇	2.97×10^4	2.03×10^4
脂肪	3.89×10^4	1.98×10^4
平均		2.00×10^4

根据热力学第一定律，代谢率 $\dfrac{\Delta E}{\Delta t}$ 要受输出功率 $\dfrac{\Delta A}{\Delta t}$ 的影响。人类从事不同的活动时的代谢率（耗氧率）见表4-3。

表4-3　各种活动的代谢率及耗氧率（以体重65kg计算）

活动水平	代谢率/(J·h^{-1})	耗氧率/(L·min^{-1})
睡眠	~2.93×10^5	0.23
轻微活动(听讲、慢步)	~8.37×10^5	0.65
中等活动(骑自行车 16km/h)	~1.67×10^6	1.30
重活动(踢足球)	~2.09×10^6	1.63
打篮球	~2.51×10^6	1.95
自行车赛(43km/h)	~5.86×10^6	4.55

由表4-3可见，人即使不做任何劳动，代谢率仍达到 2.93×10^5J/h，这个代谢率称为基础代谢率(basal metabolic rate, BMR)。测量患者的基础代谢率对某些疾病的诊断有重要意义。例如甲状腺功能异常时，基础代谢率可以发生 20%~70% 的变化。

第三节　卡诺循环与热机效率

1. 循环过程　热机效率

热力学系统经历一系列的状态变化后，最后又回到初始状态，这样的周而复始的变化过程称为循环过程(cyclic process)，简称循环(cycle)。循环过程中所包括的各个过程，称为分过程。在研究循环过程问题时，往往又把热力学系统称为工作物质。由于工作物质的状态参量，包括内能在内，都是状态的单值函数，所以工作物质经历一个循环过程后，它的内能以及所有状态参量都没有改变，这是循环过程的重要特征。

工作物质经历一个准静态的循环过程，在 P-V 图上对应一条闭合曲线，例如图4-7中的闭合曲线 $abcda$。如果闭合曲线是顺时针走向的，相应的循环过程称为正循环；若是逆时针走向的，相应的循环过程称为逆循环。

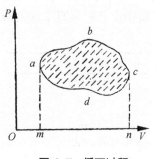

图4-7　循环过程

对于正循环，由图4-7可见，在分过程 abc 中系统对环境做正功，其数值等于 $abcnma$ 所包围的面积；在分过程 cda 中系统对环境做负功，其数值等于 $cnmadc$ 所包围的面积。因此在整个正循环过程中，系统对环境作的总功 A，等于 $abcda$ 所包围的面积，且为正值。由于经历一个循环后，系统的内能不变，根据热力学第一定律知道，在一个正循环过程中，系统自高温热源所吸收的热量，部分用来对环境作正功，部分向低温热源放热，写成等式有

$$A = Q_1 - Q_2$$

注意上式中的 Q_1 和 Q_2 本身都是正值。

在生产实践中，往往要求利用工作物质连续不断地把热量转换为功。这种装置称为热机(heat engine)。理想气体的等温膨胀过程可以把吸收的热量全部转换为功。但是这个转换过程不具有连续性，因为只靠单方向的膨胀过程来不断地作功的机器实际上是办不到。要连续不断地把热转换为功，只有利用这样一个正循环过程：使工作物质膨胀做功后，能再回到初始状态并一次次地重复下去。

热机总是经历一个正循环过程的。我们用热机的工作物质从环境中吸收的热量有多少转换为有用的功来衡量热机的工作性能，并把循环过程中工作物质对环境所做的功，与它从环境中所吸收的热量之比称为热机效率(heat engine efficiency)，以 η 表示，则

$$\eta = \frac{A}{Q_1} = 1 - \frac{Q_2}{Q_1} \tag{4-18}$$

不同的热机，其循环过程不同，因而有不同的热机效率。

获得低温的装置称为致冷机，它的工作物质所经历的是一个逆循环过程。它的工作过程为：依靠环境对工作物质做功从低温热源吸收热量，将这功和热量通过放热全部传递给高温热源，这样循环地工作，就可以使低温热源处的温度逐步降低。

2. 卡诺循环及其效率

生产的需要，使人们不断研究设计效率最高的热机。1824 年法国工程师卡诺(N.L.S.Carnot)提出了一种理想的热机。这种热机以理想气体为工作物质，经历一个准静态的循环过程，在循环过程中工作物质只与两个恒温热源(高温热源和低温热源的温度都是恒定的)交换热量，没有散热、漏气和摩擦等因素存在。我们称这种热机为卡诺热机(Carnot heat engine)，它的循环过程称为卡诺循环(Carnot cycle)。卡诺循环是实际热机运转过程的理想化，所以卡诺热机又称理想热机。

由于卡诺循环是准静态的循环过程，所以在工作物质与温度为 T_1 的高温热源相接触的过程中，系统与环境间无限接近于平衡而没有温度差，即工作物质与高温热源相接触而吸热的过程是一个温度为 T_1 的等温膨胀过程。同样，和温度为 T_2 的低温热源相接触而放热的过程是一个温度为 T_2 的等温压缩过程。因为工作物质只与两个热源交换热量，所以当它脱离两热源时所进行的过程必然是绝热过程。这样，卡诺循环就是由两个等温的和两个绝热的准静态过程所组成的。图 4-8 给出理想气体的卡诺循环的 P-V 图，曲线 ab 和 cd 代表温度分别为 T_1 和 T_2 的等温过程，曲线 bc 和 da 代表两个绝热过程。图 4-9 给出卡诺热机的工作过程示意。

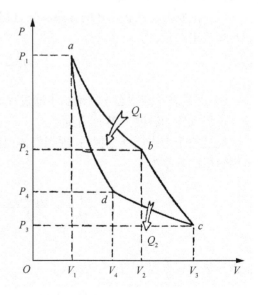

图 4-8 卡诺循环

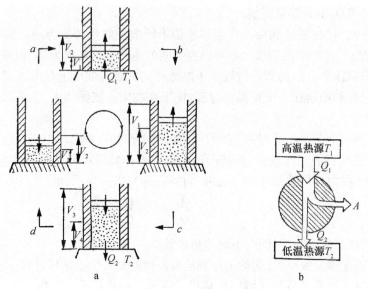

图 4-9　卡诺热机工作过程示意

现在来研究卡诺热机的效率。为此首先研究一下卡诺循环中各分过程的能量交换情况。

（1）由状态 a 到状态 b 的等温膨胀过程。在这过程中，理想气体从环境所吸收的热量由上节的结果知道为

$$Q_1 = \frac{m}{M} R T_1 \ln \frac{V_2}{V_1}$$

过程中理想气体同时对环境做功。

（2）由状态 b 到状态 c 的绝热膨胀过程。理想气体的温度由 T_1 降到 T_2，它和环境间没有热量交换，但对环境继续做功。

（3）由状态 c 到状态 d 的等温压缩过程。在此过程中，环境对理想气体做功，同时理想气体向环境放出热量，为

$$Q_2 = \frac{m}{M} R T_2 \ln \frac{V_3}{V_4}$$

（4）由状态 d 到状态 a 的绝热压缩过程。环境继续对理想气体做功，但它们间没有热量的交换。理想气体的温度由 T_2 回升到 T_1。

经过整个卡诺循环过程后，理想气体内能不变，根据热力学第一定律以及热机效率的定义，卡诺热机的效率为

$$\eta = \frac{A}{Q_1} = \frac{Q_1 - Q_2}{Q_1} = 1 - \frac{Q_2}{Q_1} = 1 - \frac{T_2}{T_1} \cdot \frac{\ln \dfrac{V_3}{V_4}}{\ln \dfrac{V_2}{V_1}}$$

根据绝热过程方程，应有下二式成立

$$\left(\frac{V_3}{V_2} \right)^{\gamma-1} = \frac{T_1}{T_2} ; \quad \left(\frac{V_4}{V_1} \right)^{\gamma-1} = \frac{T_1}{T_2}$$

比较上二式,可得

$$\frac{V_2}{V_1} = \frac{V_3}{V_4}$$

于是卡诺热机的效率为

$$\eta = 1 - \frac{T_2}{T_1} = \frac{T_1 - T_2}{T_1} \qquad\qquad (4-19)$$

公式(4-19)表明,卡诺热机的效率只决定于两个热源的温度,高温热源的温度越高,低温热源的温度越低,卡诺热机的效率越高。

提高高温热源的温度,降低低温热源的温度,是除了减少损耗之外提高热机效率的一种方法。从公式(4-19)看出,即使在没有损耗的理想情况下,由于 T_1 不可能为无穷大,T_2 不可能等于零,并且总有 $T_1 > T_2$,所以卡诺热机的效率总小于1。这就是说,不可能把由高温热源吸取的热量全部用来对环境做功,部分热量传递给低温热源是不可避免的。

例 4-4 一热机以理想气体为工作物质按下述准静态的循环进行运转:从状态 a (P_1V_1) 开始,首先等容变化到状态 b $(2P_1V_1)$,再等压变化到状态 c $(2P_1 2V_1)$,再等容变化到状态 $d(P_1 2V_1)$,最后等压变化回到状态 a。该气体的定容摩尔热容为 C_V,试问这热机的效率。

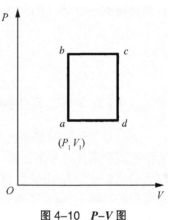

图 4-10 *P-V* 图

解: 该热机的工作物质所进行的循环过程在 *P-V* 图上是一长方形周线 *abcda*,两邻边分别平行纵轴和横轴,如图 4-10 所示。循环过程中的净功

$$A = A_{ab} + A_{bc} + A_{cd} + A_{da} = 0 + 2P_1(2V_1 - V_1) + 0 + P_1(V_1 - 2V_1) = P_1 V_1$$

在等容过程 *ab* 中,温度随压强的增大而升高,在等压过程 *bc* 中,温度随体积的膨胀而升高,所以 $T_c > T_b > T_a$,因此在分过程 *abc* 中,工作物质从高温热源吸收的热量为

$$Q_1 = Q_{ab} + Q_{bc} = \frac{m}{M} C_V \Delta T_{ab} + \frac{m}{M} C_P \Delta T_{bc}$$

把理想气体状态方程 $PV = \frac{m}{M}RT$ 分别应用于分过程 *ab* 和 *bc*,即可得

$$(2P_1 - P_1)V_1 = \frac{m}{M} R \Delta T_{ab} \qquad \Delta T_{ab} = \frac{M}{mR} P_1 V_1$$

$$2P_1(2V_1 - V_1) = \frac{m}{M} R \Delta T_{bc} \qquad \Delta T_{bc} = \frac{M}{mR} \cdot 2P_1 V_1$$

将 ΔT_{ab}、ΔT_{bc} 代入 Q_1 的式子中,并且 $C_P = C_V + R$,于是得到

$$Q_1 = \frac{C_V}{R} P_1 V_1 + \frac{C_P}{R} 2P_1 V_1 = (3C_V + 2R) \frac{P_1 V_1}{R}$$

在分过程 *cda* 中,同样经分析可知 $T_c > T_b > T_a$,工作物质向低温热源放出热量。由热机效率的定义,于是得到该热机的效率为

$$\eta = \frac{A}{Q_1} = \frac{R}{3C_V + 2R}$$

例 4-5 一卡诺热机工作于 400~300K。在整个膨胀过程中有 2000J 的热量传递给理想气体。试问：①在等温膨胀过程中理想气体所做的功；②在等温压缩过程中理想气体放出的热量以及环境对它所做的功。

解： ①卡诺热机的整个膨胀过程包括等温膨胀和绝热膨胀。在等温过程中，理想气体内能不变，而绝热过程中理想气体与环境没有热交换。根据热力学第一定律，等温膨胀过程中，理想气体对环境做的功应等于整个膨胀过程中它从环境吸取的热量，即等于 2000J。

②根据卡诺热机效率公式，有

$$\eta = 1 - \frac{T_2}{T_1} = 1 - \frac{Q_2}{Q_1}$$

因此，理想气体在整个压缩过程中向环境放出的热量为

$$Q_2 = \frac{T_2}{T_1}Q_1 = \frac{300}{400} \times 2000 = 1500J$$

与①的分析相同，Q_2 这一热量也就是理想气体在等温压缩过程中向环境放出的热量，也等于它在该过程中环境对它做的功。

第四节　热力学第二定律

1. 热力学第二定律的两种表述

上一节研究的虽然是一个理想热机的情况，但是在人们为提高热机效率而努力的过程中，大量事实和研究结果都表明，任何热机在任何情况下，不可能只有一个热源。热机要不断地把吸取来的热量变为有用的功，就不可避免地要将一部分热量传递给低温热源。在总结这些大量实践经验的基础上，确立了热力学第二定律。热力学第二定律有许多表述方式，下面给出两种最著名的表述方式。

开尔文的热力学第二定律表述方式：不可能实现这样一种循环过程，其最后结果仅仅是从单一热源取得热量并将它完全转变为功。应该指出：表述中的"单一热源"是指各处温度均匀且恒定不变的热源。表述中强调"结果仅仅是"是指除了从单一热源吸热并将它完全转变为功之外，工作物质和外界环境再没有任何其他变化了。

克劳修斯的热力学第二定律表述方式：不可能造成这样一种循环动作的机器，它只将热量从一物体不断地迁移到温度较高的另一物体而不产生其他影响。或者说，热量不能自动地从低温物体传向高温物体。注意表述中"不产生其他影响"和"自动地"的含义。它强调要把热量从冷的物体不断地迁移到热的物体，必伴有其他形式能量的损耗，外界环境必须做功。

热力学第二定律的以上两种表述方式虽然说法不同，但它们实质上是完全等效的。

通过摩擦，功可以全部转变为热，但热力学第二定律指出不可能通过一个循环过程使工作物质将吸取的热量全部转变为功而不引起其他变化。热量可以从高温物体自动地传向低温物体，但热力学第二定律指出热量不可能自动地从低温物体传向高温物体。热力学第一定律说明在任何过程中能量必须守恒，热力学第二定律进一步指出并非所有能量守恒的过程都能自动地实现。热力学第二定律指出自然界中自动出现的过程是有方向的，某些方向的过程可以自动实

现,而另一些相反方向的过程则不能自动实现。

历史上,人们曾幻想制造一种机器,它不需要任何动力或燃料而能不断对外做功。这种机器称为第一种永动机。热力学第一定律指出,第一种永动机是不可能造成的。历史上人们也曾幻想制造一种效率为100%的热机,它只需要从单一热源吸取热量并将它全部转变为有用功而不产生其他变化。这种热机称为第二种永动机。热力学第二定律指出,第二种永动机也是不可能造成的。

热力学第一定律和第二定律共同构成了热力学理论的基础。

2. 可逆过程和不可逆过程

为了进一步研究热力学过程方向性的问题,有必要介绍可逆过程与不可逆过程的概念。

一个系统由某一状态出发,经历某一过程达到另一状态,如果系统能够沿原路径反方向地从这后一状态返回到初始状态,亦即当系统从终结状态回到初始状态时,能同时使系统和外界环境完全复原,则原过程称为可逆过程(reversible process)。反之,如果用任何方法都不可能使系统和外界环境完全复原,则称为不可逆过程(irreversible process)。

热力学第二定律的开尔文表述指出功热转换过程的不可逆性,克劳修斯表述指出热传导过程的不可逆性。针对每一个不可逆过程,指出它的不可逆性,都可以认为是热力学第二定律的一种表述。例如

(1)各部分浓度不同的溶液自动扩散最后达到浓度均匀,而浓度已经均匀的溶液不会自动地变为不均匀;

(2)正电荷从高电势处自动地向低电势处运动,但它不可能自动地从低电势处向高电势处运动;

(3)铁会生锈,生锈的铁不能自动地还原成铁,等等。

以上列举的例子以及无数实践经验告诉我们,自然界中一切自发过程均有一定的方向性,都是不可逆过程。对不可逆过程,要使过程逆向进行,使系统回到原始状态,必须借助于外来因素,从而引起外界环境的改变。

前面讨论的准静态过程,它的特点是过程中的每一时刻系统均处于平衡状态。如果除去由于摩擦而引起的功向热量的转换,我们就可以控制条件,使系统沿原路径按照完全相反的顺序,经过原来所有的中间状态,并且消除所有的外界环境影响,回到初始状态。这就是说,无摩擦的准静态过程是可逆过程。实际上,准静态过程是不存在的,摩擦也总是伴随着一切作相对机械运动的实际过程,因此可逆过程只是一种理想过程,它只是实际过程的一种近似。

3. 卡诺定理

根据热力学第二定律,可以得到一个在理论上和实践上都有重要意义的定理——卡诺定理(Carnot principle)。它的表述是:① 工作于两个有恒定温度 T_1、T_2($T_1 > T_2$)热源之间的一切可逆热机,其效率都相等,为 $\eta = 1 - \dfrac{T_2}{T_1}$,与工作物质无关。② 不可逆热机的效率不大于并实际上小于工作于同样条件(相同的循环过程和环境条件)下的可逆热机的效率。

应该指出:根据前面对卡诺热机的分析可知,卡诺定理①中所说的可逆热机,一定是卡诺热机。

卡诺定理具有重要的实际意义,它指出了提高实际热机效率的途径。首先是尽量扩大热机高低温热源的温度差,一般是提高高温热源的温度;再者是尽量使实际热机的循环过程接近卡诺循环过程。

卡诺定理还为热力学温标的确立提供了理论依据,并在热力学理论中具有重要意义。

4. 热力学第二定律的微观实质和统计意义

下面从微观的角度进一步说明热力学第二定律的实质。

4.1 宏观状态和微观状态

我们结合气体自由膨胀的例子来讨论。如图 4-11 所示,有一密闭的长方形容器,中间用一隔板将它分成容积相等的两部分 A 和 B。A 侧有气体,B 侧为真空。现在来分析抽掉隔板后气体分子在容器中可能的位置分布情况。

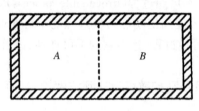

图 4-11　长方形容器

为讨论简便起见,先设容器中共有四个分子:a、b、c、d。在无规则运动中的任一时刻,每个分子既可能在 A 侧也可能在 B 侧。如果按分子在 A 侧或 B 侧来区分,这个由四个分子组成的系统共有 16 种可能的分布见表 4-4 第一列,每一种分布都是系统的一种可能的微观状态。如果不需具体区分究竟哪个分子在 A 侧,哪个分子在 B 侧,而只要了解 A、B 两侧各有几个分子,那么如表 4-4 第二列所示,只有五种可能的分布,这些都是系统的可能的宏观状态。由此可见,每一个宏观状态可以包含多个微观状态。图 4-12 是以每一种宏观状态所包含的微观状态相对数(微观状态数占微观状态总数的比例)P(见表 4-4 第四列)为纵坐标,以分布在 A 侧的分子数 n 为横坐标,将对应于五种宏观状态的坐标点用虚线连接成的图线。该图线称为状态分布曲线。这是一种钟形曲线,中间高,两侧对称地降低。

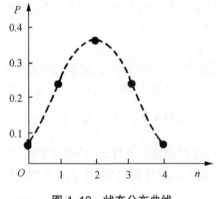

图 4-12　状态分布曲线

表 4-4　系统可能的微观状态和宏观状态

微观状态		宏观状态		一种宏观状态包含的微观状态数 Ω	微观状态数占微观状态总数的比例 P
A	B				
$abcd$	l	$A4$	$B0$	1	$\frac{1}{16}$=0.063
abc	d				
bcd	a				
cda	b	$A3$	$B1$	4	$\frac{4}{16}$=0.250
dab	c				
ab	cd				
ac	bd				
ad	bc				
bc	ad	$A2$	$B2$	6	$\frac{6}{16}$=0.375
bd	ac				
cd	ab				
a	bcd				
b	cda				
c	dab	$A1$	$B3$	4	$\frac{4}{16}$=0.250
d	abc				
l	$abcd$	$A0$	$B4$	1	$\frac{1}{16}$=0.063

同样,我们可以列出容器内有 5 个分子时的分布情况。由 5 个分子组成的系统的可能的宏观状态以及每种宏观状态所包含的微观状态数目如表 4-5 所示。图 4-13 是根据表 4-5 中的数据连成的状态分布曲线。图 4-14 是容器中有 10 个分子时的状态分布曲线。

表 4-5　系统可能的宏观状态以及每种宏观状态所包含的微观状态数目

宏观状态		一种宏观状态包含的微观状态数 Ω	微观状态数占微观状态总数的比例 P
$A5$	$B0$	1	$\frac{1}{32}$=0.031
$A4$	$B1$	5	$\frac{5}{32}$=0.156
$A3$	$B2$	10	$\frac{10}{32}$=0.313
$A2$	$B3$	10	$\frac{10}{32}$=0.313
$A1$	$B4$	5	$\frac{5}{32}$=0.156
$A0$	$B5$	1	$\frac{1}{32}$=0.031

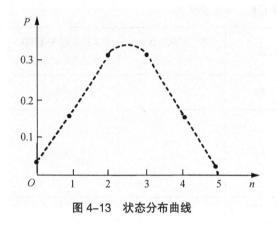

图 4-13　状态分布曲线

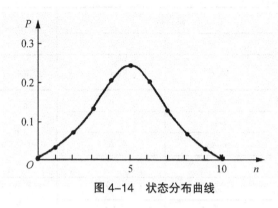

图 4-14　状态分布曲线

根据概率论,如果容器中总分子数为 N,则 A 侧有 n 个分子这一宏观状态所包含的微观状态数目为

$$\Omega = \frac{N!}{n!\ (N-n)!} \tag{4-20}$$

例如,设想容器中有 $N = 1000$ 个分子,则可以算出,$n = 450(A450、B550)$ 的宏观状态将包含 $\Omega = 1.83 \times 10^{297}$ 个微观状态,而 $n = 500(A500、B=500)$ 的宏观状态则包含 $\Omega = 2.73 \times 10^{299}$ 个微观状态。这说明,组成系统的分子数越多,一个宏观状态所包含的微观状态数目一般也越多。第三章中曾讲过,1 摩尔的物质所包含的分子数为阿伏伽德罗常量 $N_A = 6.022 \times 10^{23} \mathrm{mol^{-1}}$,因此一个实际气体系统所包含分子数的数量级为 10^{23}。在这种情况下,一个宏观状态所包含的微观状态数目一般就非常非常大了。

从表 4-4 和表 4-5 以及图 4-12、图 4-13 和图 4-14 还可以看出,每一个宏观状态所包含的微观状态数目一般是不相同的。在这两个表中,A、B 两侧分子数相等或接近相等的宏观状态所包含的微观状态数目最多。但是在总分子数较少的情况下,它们所占微观状态总数的比例 P 并不大。计算表明,分子总数越多,则 A、B 两侧分子数相等或接近相等的宏观状态所包含微观状态数目所占微观状态总数的比例 P 也越大。对于包含 10^{23} 数量级分子数的实际气体系统来说,这一比例几乎是 100%。图 4-15 所示是系统包含 1000 个分子的情况下的状态分布曲线。由图可见,这种情况下状态分布曲线变得很窄。

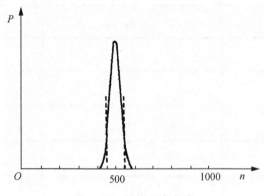

图 4-15　状态分布曲线

在一定的宏观条件下,既然有多种可能的宏观状态,那么究竟哪一种状态将是实际上被观察到的呢?回答这个问题需要用到统计理论中的一个基本假设:对于孤立系统,各个微观状态出现的可能性是相同的。这样,哪一种宏观状态包含的微观状态数目多,它出现的可能性就大,它也就是实际上被观察到的宏观状态。就目前所考虑的密闭容器的气体来说,这也就是 A、B 两侧分子数相等或接近相等的那些宏观状态出现的可能性最大。对于分子总数极多的实际气体系统,这些在位置上"均匀分布"的宏观状态所包含的微观状态数目几乎占微观状态总数的百分之百,所以实际被观察到的总是这些状态。实际上,包含微观状态数目最多的宏观状态就是系统在这一宏观条件下的平衡态。气体自由膨胀是由非平衡态向平衡态转变的过程,因而从微观上讲,就是由包含微观状态数目少的宏观状态向包含微观状态数目多的宏观状态进行的过程。与之相反的过程,在没有外界影响的条件下是不可能发生的。这就是气体自由膨胀过程的不可逆性的微观实质。

分析上述例子所得到的结论事实上有普遍意义。这就是说,热力学第二定律的微观实质是,在宏观孤立系统内部所发生的过程,总是由包含微观状态数目少的宏观状态向包含微观状态数目多的宏观状态进行。

4.2 热力学概率

在热力学中,我们定义任一宏观状态所包含的微观状态数目为该宏观状态的热力学概率(probability),用符号 Ω 表示。

由上面的分析可知,对于孤立系统,在一定条件下 Ω 值最大的状态就是平衡态,如果系统原来所处的宏观状态的 Ω 值不是最大,那么系统就处在非平衡态,而随着时间的推移,系统将向 Ω 值增大的宏观状态过渡,最后达到 Ω 值为最大的平衡态。因而从微观上看,热力学第二定律的实质也可以理解为:在宏观孤立系统内部所发生的实际过程,总是由热力学概率小的宏观状态向热力学概率大的宏观状态进行。

4.3 无序性

热力学系统是由大量作无序运动的分子组成的,因为任何热力学过程都伴随着分子的无序运动状态的变化,实际上,热力学概率是与分子运动的无序性联系的。概括地讲,一个宏观状态的热力学概率大,即它所包含的微观状态的数目多,则分子运动就更加变化多端,也就是分子运动的无序性就大。因此,热力学概率是分子运动无序性的一种量度。从这个意义讲,热力学第二定律的微观实质还可以理解为:在宏观孤立系统内部所发生的实际过程,总是沿着无序性增大的方向进行。

下面再结合实例对这点作具体说明。

先分析气体的自由膨胀。在膨胀过程中,原来被封闭在容器 A 半侧的分子在刚抽掉隔板后的一瞬间仍聚集在 A 侧。对于 A、B 两侧这一整体来讲,这显然是一种高度有序的分布。自由膨胀后,气体系统就变得更加无序了。因此,气体的自由膨胀过程是沿着无序性增大的方向进行的。

再看看功热转换的情形。功变热是机械能转变为内能的过程。从微观上看,机械能是大量分子有序运动的能量,而内能则是分子作无序运动时所具有的能量,所以功变热是分子的有序运动转化为无序运动的过程,与之相反的过程,即分子的无序运动转化为有序运动的过程不可能发生。这就表明,功热转换过程是沿着无序性增大的方向进行的。

4.4　热力学第二定律的统计意义

热力学第二定律既然涉及到大量分子运动的无序性变化,因而它是一条统计规律。

热力学第二定律的统计意义首先表现在它只适用于由大量分子组成的系统,而不适用于少数分子。例如,气体的自由膨胀过程,对大量分子组成系统而言是不可逆的;但如果容器的 A 侧原来只有两个分子,那么抽掉隔板后,虽然这两个分子分散到整个容器,但由于无规则运动,它们仍有一定的可能性同时退回到 A 侧。可见,在这种情况下热力学第二定律就不适用了。

热力学第二定律的统计意义还表现在它所指出的只是过程进行的最概然方向,而不是唯一可能的方向。由于每一种微观状态出现的可能性相同,所以过程仍然可能向那些热力学概率小的宏观状态进行。与热力学第二定律所确定的方向相反的过程,即孤立系统的热力学概率 Ω 值和无序性减小的过程,在原则上并非不能发生,而是在实际上发生的可能性极小,以致一般不会出现或观测不到。

仍以气体的自由膨胀过程为例。设容器内有 1 摩尔气体,其总分子数为阿伏伽德罗常量 N_A $=6.022 \times 10^{23} mol^{-1}$,按分布在 A、B 两侧来分类,每个分子既可能在 A 侧,也可能在 B 侧,有两个可能的微观状态,因而这个由 N_A 个分子组成的系统就有 2^{N_A} 个可能的微观状态。N_A 个分子全部退回到 A 侧的宏观状态中只包含 2^{N_A} 个微观状态中的一个,所以这种宏观状态出现的可能性只占全部可能性的 $\dfrac{1}{2^{N_A}} = \dfrac{1}{2^{6.02 \times 10^{23}}}$,这个可能性太小了,因而实际上是不会出现的。

第五节　熵及熵增加原理

1. 熵的概念与熵增加原理

在物理学中引进"熵"的概念来把热力学第二定律表示为定量的形式。玻尔兹曼定义熵 S (entropy)与热力学概率 Ω 的自然对数成正比,即

$$S \propto \ln\Omega$$

写成等式,有

$$S = k\ln\Omega \qquad (4-21)$$

(4-21)式中的比例系数 k 是玻尔兹曼常量。(4-21)式叫做玻尔兹曼关系。

从(4-21)式可以看出以下 3 点。

(1) 任一宏观状态都具有一定的热力学概率 Ω,因而也就具有一定的熵,所以熵是热力学系统的状态函数。

(2) 由于热力学概率 Ω 的微观意义是分子运动无序性的一种量度,而熵 S 与 $\ln\Omega$ 成正比,所以熵的微观意义也是分子运动无序性的量度。

(3) 熵 S 与玻尔兹曼常量 k 具有相同的单位。在国际单位制中,熵的单位是 $J \cdot K^{-1}$。

引进熵的概念后,上节所述热力学第二定律的微观实质还可以表述为:在宏观孤立系统内

所发生的实际过程总是沿着熵增加的方向进行的。这样表述的规律叫做熵增加原理。若用数学式表示，则有

$$孤立系统:熵的增量\ \Delta S>0 \tag{4-22}$$

这是热力学第二定律的数学表达式。

从能量的利用上分析，可以证明，熵增加和不可逆过程的直接后果总是使一定的能量从能做功的形式变为不能做功的形式，而且这一能量转变量的大小和不可逆过程引起的熵的增加成正比，这种现象称为能量退降（degradation of energy）。一切不可逆过程虽然不能"消灭"能量，但总要或多或少地使一部分能量变成不能做功的形式。熵增量是能量不可利用程度的量度。

自然界也存在许多从无序到有序的现象。各种生物都是由细胞按精确规律组成的高度有序结构。在生物生长过程中，不断地有细胞死亡，也不断地把相对混乱无序的原子、分子组成新的有序的蛋白质和细胞。在生物进化过程中，生物都是经过漫长的年代由简单到复杂、由低级到高级、由较为有序向更加有序的方向发展。生命过程中的这种从无序到有序的现象，称为自组织现象（self-organization phenomenon）。生命过程实际上就是生物体持续进行的自组织过程。但这并不违反热力学第二定律。热力学系统从有序向无序的转化是针对孤立系统来说的，而人体是一个与外界既有能量交换又有物质交换的开放系统，而且远离平衡状态。自组织过程是生命系统内不平衡的表现，而且不会达到平衡。一旦达到平衡而有序状态消失时生命也就终止了。这种在远离平衡情况下系统出现的稳定有序的结构被称为耗散结构（dissipative structure）。

从熵增加原理看，要保持生命过程的正常进行，或使系统向更加有序的方向发展，生命系统也必须开放，以使系统的熵保持不变或减少。非孤立系统熵的变化可形式地分为两部分，一部分是由于系统内部的不可逆过程引起的，叫熵产生（entropy production），另一部分是由于系统和外界交换物质和能量引起的，叫熵流（entropy flow）。一个系统的熵产生永远不可能是负的。孤立系统内进行的过程只有熵产生，没有熵流的变化，所以熵总是增加的。而开放系统是有熵流变化的，且熵流可以是负的。视外界的作用不同，整个开放系统的熵可能减少。因此，开放系统存在着由无序到有序转化的可能。维持人体有序结构所需要的能量来自外界供给的食物，食物在人体内被消化吸收后，变为简单的排泄物，这一过程给生命系统带来负熵，使生命系统的熵保持不变或减少，从而维持生命的有序结构。如果把人体和它们的环境放在一起考虑，则总熵仍是增加的，可见生命过程也是遵从热力学第二定律的。

2. 信息熵与遗传

20 世纪 40 年代末出现了一门新学科——信息论。信息论的创始人申农（C. Eshannon）将玻耳兹曼熵加以发展，建立了信息熵的概念。

狭义地说，信息就是消息。对事件的了解越多，信息也越多。得到信息的过程就是消除事件不确定性的过程。比如，系统处在一定的宏观状态下有多种可能的微观状态，可供选择的可能性越多，系统状态的不确定性也就越大。为此引入概念：不确定度（uncertainty degree）。信息往往需要以语言文字或符号系统（如音符、数学公式、编码）为载体，在没有得到任何载有信息的载体之前，我们对系统处在何种状态并不确知，如果设法计量了这个不确知的程度有多大，我们就有可能计量信息。因此信息量与不确定度有关。

信息论指出，如果一个事件有 W 个等可能性的结局，那么结局未出现前的不确定度 H 与 W

的自然对数成正比,即

$$H = K \ln W \tag{4-23}$$

申农把这种不确定度称之为信息熵(message entropy)。信息熵反映了信息量的缺损程度,消除了多少不确定度意味着得到了相应程度的信息量。

如果一个事件有 W 个等可能的结局,那么每个结局出现的概率 $P = 1/W$,则

$$H = K \ln W = -K \ln P \tag{4-24}$$

由上式可知,信息熵是不确定度的量度。信息熵又称申农熵。某一事件的可能结局数越多或其相应概率越少,则信息熵 H 越大。

一般说来,事件的 W 个结局出现的概率并不相等。假如某事件可能的结局和其相应的概率如下:

可能结局:$W_1, W_2, \cdots, W_i, \cdots, W_N$,且 $\Sigma W_i = W$

相应概率:$P_1, P_2, \cdots, P_i = W_i/W \cdots P_N$,且 $\Sigma P_i = 1$

则该事件信息熵的加权平均值为:

$$H = -K \Sigma P_i \ln P_i \tag{4-25}$$

上式为信息熵的普遍定义式。

既然信息熵意味着信息量的缺损,那么信息熵的减少意味着事件不确定性的减少,也即意味着信息量的增加。如果收到信息前后某一事件的不确定程度(即信息熵)分别为

$$H_1 = -K \sum P_{1i} \ln P_{1i}$$

$$H_2 = -K \sum P_{2i} \ln P_{2i}$$

则可定义信息量为:

$$I = -(H_2 - H_1) = -\Delta H$$

所以,信息量的大小等于信息熵的减少,从这个意义上讲,获得信息就是获得负熵。如果收到信息前后,其可能的结局是等概率的,则信息量为

$$I = -\Delta H = K \ln(W_1/W_2) \tag{4-26}$$

由此可见,信息量的单位由比例系数 K 来确定。如果比例系数 K 取用玻耳兹曼常数 k,则信息熵的单位就采用热力学熵的单位 $J \cdot K^{-1}$。在计算科学中常采用二进制,以 $(0,1)$ 构成序列表示某种结果的指令,其信息量的单位采用 bit,换算关系为

$$1 \text{bit} = k \ln 2 (J \cdot K^{-1}) = 0.975 \times 10^{-23} (J \cdot K^{-1})$$

例 4-6　投掷一骰子,计算下列信息所给出的信息量。① 结果为奇数;② 结果不为 3;③ 结果为奇数,但不是 3;④ 结果为 3。

解:令 W_1, W_2 分别表示收到信息前后的可能结果数。并令系数 K 为玻耳兹曼常数 k,则信息量为

$$I = k \ln(W_1/W_2)(J \cdot K^{-1})$$

① 由题设知投掷前 $W_1 = 6$,投掷后 $W_2 = 3$,则信息量为

$I = k \ln(W_1/W_2) = k \ln 6/3 = k \ln 2 (J \cdot K^{-1})$

② $W_1 = 6, W_2 = 5$,则信息量为

$$I = k \ln(W_1/W_2) = k \ln 6/5 (J \cdot K^{-1})$$

③ 由题设知 $W_1 = 6, W_2 = 2$,则信息量为

$$I = k\ln(W_1/W_2) = k\ln6/2 = k\ln3 (\text{J} \cdot \text{K}^{-1})$$

④ 由题设知 $W_1 = 6$，$W_2 = 1$，则信息量为

$$I = k\ln(W_1/W_2) = k\ln6/1 = k\ln6 (\text{J} \cdot \text{K}^{-1})$$

很显然，第四种情况的信息量最大，命题的不确定度最小。

自 1865 年克劳修斯提出熵概念以来，此后又出现了玻耳兹曼熵、申农熵（信息熵）等，熵的概念被泛化了。特别是信息熵提出以后，熵的概念全面进入信息科学、社会科学以及生命科学等领域。

在生物遗传现象中，也可以借用信息量的概念进行分析和研究。将遗传密码信息的传递假设为一通信系统，S 为发信者，R 为收信者。S 以相等的概率发送 A、T、G、C 四种核苷酸信号，每种核苷酸出现的概率为 1/4，则信息量为 2bit。由于 S 发送的不是单个的核苷酸信号而是以 3 个核苷酸组成的三联体密码子形式的信息。三联体密码子的总数为 64 种，那么，每种三联体密码子出现的概率 $P(x)$ 为 1/64，S 发送的信息量 $I(x)$ 为 6bit。R 接收到三联体密码子的信号后转译成 21 种不同的氨基酸消息。设消息的概率为 $P(y)$，经分析，概率为 1/64 的氨基酸有 2 种，概率为 2/64 的氨基酸有 9 种，概率为 3/64 的氨基酸有 2 种，概率为 4/64 的氨基酸有 5 种，概率为 6/64 的氨基酸有 3 种，这样 R 接收到的平均信息量 $I(y)$ 为 4.22bit。

S 发送的信号 x（三联体密码子）与 R 接收到的信号 y（氨基酸）的联合概率的联合信息量 $I(x,y) = H(x) = 6\text{bit}$。可见 $I(x) = I(x,y)$，表明 S 每发送一个三联体密码子信号，x 都能决定 R 所收到一个特定的氨基酸消息 y。$I(y) = 4.22\text{bit} < I(x,y)$，这说明，当 R 接收到一个消息 y 时，并不能完全确定 S 所发送的信号 x，这是因为遗传密码存在简并的缘故。

信息和负熵的概念提供了组织复杂程度和进化程度的定量描述方法，为现代生物科学提供了新的研究方法和思维方法。负熵是十分积极而有用的，机体的新陈代谢过程是生物体不断从外界获得并积累自由能的过程，从而使它的熵变为负，有机体赖负熵以生存。玻耳兹曼说，生物为生存所作的斗争，既不是为了物质，也不是为了能量，而是为了熵。

思考题 习题四

4-1 解释下列术语：①系统；②环境；③参量；④过程；⑤外界；⑥准静态过程。

4-2 作功和传递热量是等效的，但又有本质的不同。试解释之。

4-3 怎样区分内能和热量这两个概念？这两种说法是否正确：①物体的温度越高，则热量越多；②物体的内能越大，则热量越多。

4-4 对气体加热而不升高气体的温度，是否可能：①使气体在一定压强下膨胀而保持其温度不变，是否可能？②使气体与外界没有热量传递而升高其温度，是否可能？

4-5 分析下述说法正确与否：①功可以完全变成热，但热不能完全变成功。②热量只能从高温物体传到低温物体，不能从低温物体传到高温物体。③可逆过程就是能沿反方向进行的过程，不可逆过程就是不能沿反方向进行的过程。

4-6 有人说："工作物质经过一个循环过程后回到原来初始状态，因而循环过程就是可逆过程。"这种说法对不对？

4-7 给一定量的理想气体加热，总共传递了 836J 的热量，气体膨胀对外做功 500J。求气体

内能的变化。

4-8　一系统由如图 4-16 所示的 a 状态沿 acb 路径到达 b 状态，有 335J 的热量传入系统，而系统对外做功 126J。①若系统沿 adb 路径由 a 到 b，对外做功 42J，问：有多少热量传入系统？②若系统由 b 状态沿曲线 ba 返回 a 状态，外界对系统做功为 84J，试问：系统总的说是吸了热还是放了热？热量传递多少？③若内能改变 $E_d - E_a = 40$J。试求：在 ad 及 db 过程中各吸热多少？

4-9　1mol 单原子理想气体，从 300K 加热到 350K。试求在定容过程和定压过程中各吸取多少热量？内能各增加多少？对外做了多少功？

4-10　如图 4-17 所示，1mol 氧气：①由状态 a 等温膨胀到状态 b；②由状态 a 等容冷却到状态 c，再由 c 等压膨胀到状态 b。试分别计算以上两过程中氧气的内能变化、所做的功和吸收的热量（数据见图）。

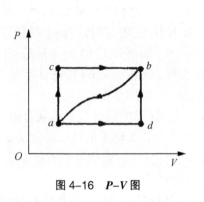

图 4-16　P-V 图

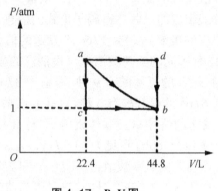

图 4-17　P-V 图

4-11　在上题中，若过程是先由状态 a 等压膨胀到状态 d，再由 d 等容冷却到状态 b。求氧气的内能变化、所做的功和吸收的热量。

4-12　0.01m³ 氮气在温度为 300K 时由 1atm 压缩到 100atm。试分别求出氮气经等温及绝热压缩后的：①体积；②温度；③过程中对外所做的功。

4-13　1mol 氧气，温度为 300K，体积为 $2×10^{-3}$m³，试计算下列两种过程中氧气所做的功：①绝热膨胀至体积为 $2×10^{-2}$m³；②先等温膨胀至体积为 $2×10^{-2}$m³，再等容冷却直到温度等于绝热膨胀后所达到的温度为止。怎样解释这两种过程中功的数值的差别？

4-14　一卡诺机在 1000K 和 300K 的两热源之间工作，试计算：①热机效率；②若低温热源不变，要使热机效率提高到 80%，则高温热源需提高多少？③若高温热源不变，要使热机效率提高到 80%，则低温热源温度需要降低多少？

4-15　1mol 氧气，进行如图 4-18 所示的循环过程 $abca$，其中 $a→b$ 为等容加热过程，$b→c$ 为等温膨胀过程，$c→a$ 为等压压缩过程。求这循环过程中：①所作的净功；②吸收的热量；③循环的效率。

4-16　理想气体作如图 4-19 所示的循环过程，其中 $a→b$，$c→d$ 为绝热过程；$b→c$ 为等容过程，$d→a$ 为等压过程。试证明其效率为

$$\eta = 1 - \gamma \frac{T_d - T_a}{T_c - T_b}$$

其中 $\gamma = \dfrac{C_p}{C_v}$ 为比热比。

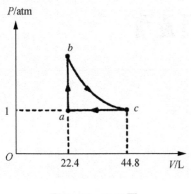

图 4-18 *P-V* 图

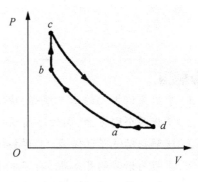

图 4-19 *P-V* 图

4-17 打算建造一热机,从海洋的温度梯度中获得动力。若海洋表面与深处的水温分别是 25℃ 和 10℃。试求此热机的最大效率。

第五章 | 振动和波动

【学习要求】
1. 掌握简谐振动的基本规律、特征量、旋转矢量表示法。
2. 掌握两个同方向、同频率简谐振动的合成规律。
3. 理解振动能量的特点,了解共振现象、受迫振动。
4. 掌握简谐波的基本规律,掌握波的干涉规律。
5. 理解波的能量特点、波的强度及其衰减规律。

振动是自然界和医学领域常见的一种运动,它广泛存在于机械运动、热运动、电磁过程、诊疗过程、生命活动等运动形式中。物体在某平衡位置附近来回往复的运动,称为机械振动(mechanical vibration),它是一种特殊的机械运动。自然界中的振动并不限于机械振动,从广义上说,凡是描述物质运动的物理量,在某一数值附近作周期性变化都是振动。如在交流电路中,电流和电压的周期性变化等。机械振动是振动学的基础。在机械振动中,最简单最基本的振动是简谐振动(simple harmonic vibration),一切复杂的振动都是简谐振动的合成。

机械振动在弹性媒质中由近及远的传播过程称为机械波(mechanical wave),如声波、水面波、地震波等。交变电磁场在空间的传播过程,称为电磁波(electromagnetic wave)。例如无线电波和光波等。振动与波是物质运动的一种基本形式,在物质运动的研究中占有重要的地位。振动与波二者既有联系又有区别。振动是波的源,而波动是振动在介质中的传播。振动与波都是时间周期性的运动,波动更具有空间周期性。振动和波动理论是声学、光学、电工学、诊疗学的基础。

第一节　简谐振动

1. 简谐振动的运动方程

取一可忽略质量的弹簧,一端固定,另一端连接质量为 m 的物体(可视为质点),这样的系统

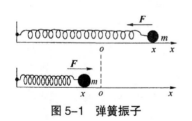

图 5-1　弹簧振子

称为弹簧振子(spring oscillator)。将弹簧振子置于光滑的水平面上,并将弹簧拉长或压缩后放手,使物体在弹性力作用下,在平衡位置附近来回往复运动,如图 5-1 所示。下面以弹簧振子为例,研究简谐振动的规律。

如果取物体平衡位置为 x 轴的原点,水平向右为 x 轴的正向,物体在任一位置 x 处所受的弹性回复力为

$$F = -kx \qquad (5-1)$$

式中 k 为弹簧的劲度系数,负号表示力的方向与物体位移的方向相反。物体在弹性回复力作用下的振动称为简谐振动。根据牛顿第二定律 $F = ma$ 和 $F = -kx$ 可得加速度

$$a = -\frac{k}{m}x \qquad (5-2a)$$

对于给定的弹簧振子,k 和 m 均为正的常数,其比值也应为正的常数,用 ω^2 表示,则有

$$a = -\omega^2 x \qquad (5-2b)$$

式中 $\omega = \sqrt{\dfrac{k}{m}}$,式(5-2a)和式(5-2b)表明加速度与位移成正比,而方向与位移相反,我们将具有这种特征的运动称为简谐振动。

解上述方程,可得

$$x = A\cos(\omega t + \varphi) \qquad (5-3)$$

上式为简谐振动的表达式或运动方程(equation of motion),式中 A 和 φ 为常数,其值由系统的初始条件决定。因为 x 表示谐振动的位移,故上式也称为位移公式(formula of dis-placement)。我们也可将描述运动的位移 x 与时间 t 的关系满足式(5-3)的运动称为简谐振动。

2. 简谐振动的特征量

对一定的简谐振动来说,其运动表达式(5-3)中的 A、ω 和 φ 为常量,它们是决定一具体简谐振动的特征量。

(1)振幅

振动物体离开平衡位置的最大位移,称为振幅(amplitude),常用 A 表示。

(2)周期和频率

振动物体完成一次完整振动所需要的时间,称为振动周期(period),常用 T 表示。在单位时间内所完成的振动次数,称为频率(frequency),常用 ν 表示。振动物体在 2π 秒内所完成的振动次数,称为角频率(angular frequency),常用 ω 表示。显然 ω、ν 和 T 三者的关系为

$$\nu = 1/T$$
$$\omega = 2\pi\nu = 2\pi/T \qquad (5-4)$$

T、ν 和 ω 的单位分别是 s(秒)、Hz(赫兹)和 $\mathrm{rad \cdot s^{-1}}$(弧度/秒)。考虑到 $k/m = \omega^2$,并联系式(5-4)可知,无阻尼自由振动的 ω、ν 和 T 完全决定于振动系统本身的性质,分别称为系统的固有角频率(natural angular frequency)、固有频率和固有周期。

(3)相位和初相位

$(\omega t + \varphi)$ 是决定简谐振动状态的物理量,称为振动的相位(phase)。相位中的 φ 称为初相位(initial phase),单位是 rad(弧度)。相位的概念在比较两个同频率的简谐振动的步调时特别有用。设有下列两个简谐振动

$$x_1 = A_1\cos(\omega t + \varphi_1)$$
$$x_2 = A_2\cos(\omega t + \varphi_2)$$

它们的相位差为

$$\Delta\varphi = (\omega t + \varphi_2) - (\omega t + \varphi_1) = \varphi_2 - \varphi_1$$

即它们在任意时刻的相位差都等于初相位差而与时间无关。当 $\Delta\varphi=0$（或 2π 的整数倍）时，两个振动的步调完全相同，这种情况称为同相（in-phase）。当 $\Delta\varphi=\pi$（或 π 的奇数倍）时，两个振动的步调相反，这种情况称为反相（antiphase）。

3. 简谐振动的速度、加速度

将式（5-3）对时间求导数，得到作简谐振动的质点的运动速度

$$v = \frac{\mathrm{d}x}{\mathrm{d}t} = -A\omega\sin(\omega t+\varphi) \tag{5-5}$$

式中 $A\omega$ 是速度的最大值。

将速度对时间求导数，得到作简谐振动的质点的加速度

$$a = \frac{\mathrm{d}v}{\mathrm{d}t} = -A\omega^2\cos(\omega t+\varphi) \tag{5-6}$$

式中 $A\omega^2$ 是加速度的最大值。

设起点时刻 $t=0$ 时，振动物体的位移为 x_0、速度为 v_0，x_0，v_0 称为初始条件（initial condition）。将 $t=0$ 代入方程 $x=A\cos(\omega t+\varphi)$ 和式（5-5），可得

$$x_0 = A\cos\varphi \quad \text{和} \quad v_0 = -A\omega\sin\varphi \tag{5-7}$$

由上式可得简谐振动的振幅 A 和初相 φ 分别为

$$A = \sqrt{x_0^2 + \frac{v_0^2}{\omega^2}} \tag{5-8}$$

$$\mathrm{tg}\varphi = -\frac{v_0}{\omega x_0} \tag{5-9}$$

已知振动系统的 k、m 及初始条件 x_0、v_0，就可以完全确定这一简谐振动并写出其振动表达式。

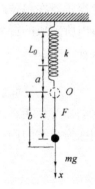

图 5-2 竖直方向振动的弹簧振子

例 5-1 有一可忽略质量的弹簧，其下悬有质量为 $m$kg 的重物时，弹簧伸长 am，如加力使弹簧再伸长 bm，然后放手，如图 5-2 所示。

（1）求证该重物的运动是简谐振动；

（2）求此简谐振动的表达式和振动频率。

解：（1）取重物所受重力与弹性力的合力为零的位置为坐标原点 O，竖直向下为 x 轴的正方向建立坐标系，当重物位于 O 点时，$ka=mg$，当重物在某时刻 t 位于 x 处时，其受合外力为

$$F = mg - k(a+x) = -kx$$

满足公式（5-1），即表示重物受力与位移成正比，而方向与位移相反，故重物的运动是简谐振动。

（2）当重物位于 O 点时，因为 $ka=mg$，故可知弹簧的劲度系数 $k=mg/a$，所以圆频率为

$$\omega = \sqrt{\frac{k}{m}} = \sqrt{\frac{mg/a}{m}} = \sqrt{\frac{g}{a}}$$

我们取重物放手开始振动时为计时起点，由题意可知 $x_0=b$，$v_0=0$，将 x_0、v_0 值代入式（5-8）、（5-9），可得振幅 $A=b$ 及初相 $\varphi=0$。将上述所求 A、ω 和 φ 的值代入式（5-3），便可得所求简谐

振动的表达式为

$$x = b\cos\sqrt{\frac{g}{a}} \cdot t$$

由 $\omega = 2\pi\nu$，可得振动频率为

$$\nu = \frac{\omega}{2\pi} = \frac{1}{2\pi}\sqrt{\frac{g}{a}}$$

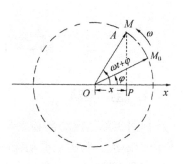

图 5-3　矢量图表示法

4. 简谐振动的旋转矢量图示法

为了易于了解简谐振动表示式中 A、ω 和 φ 三个物理量的意义,我们介绍简谐振动的矢量图表示法。

如图 5-3 所示,设有一旋转矢量 A 在平面内绕坐标原点 O 以匀角速度 ω 逆时针旋转,即角速度与圆频率 ω 等值,并设 $t=0$ 时,矢量 A 的端点位于 M_0,OM_0 与 Ox 轴的夹角为 φ,经过时间 t 后,矢量 A 的端点转到了 M 点,OM 与 Ox 轴的夹角为 $\omega t + \varphi$,这时 M 点在 Ox 轴上的投影点 P 的坐标为

$$x = A\cos(\omega t + \varphi)$$

此式与式(5-3)相同。可见矢量 A 以匀角速度 ω 旋转时,其端点在 Ox 轴上的投影点 P 的运动就是简谐振动。由此可知,一个由式(5-3)给定的简谐振动,可与如上指定的一个旋转矢量联系起来,由旋转矢量的端点在 Ox 轴上的投影点 P 的运动代表这一简谐振动。通过简谐振动的矢量图表示法,可以将描述简谐振动的振幅 A、圆频率 ω、相位 $\omega t + \varphi$ 及初相 φ 等物理量非常形象地表示出来。这种矢量图表示法被广泛应用于振动的合成、波的干涉以及交流电等方面。

5. 简谐振动的能量

现在以弹簧振子为例来讨论简谐振动中能量的转换和守恒问题。弹簧振子的位移和速度分别由式(5-3)和式(5-5)给出。在任意时刻,系统的动能和弹性势能分别为

$$E_k = \frac{1}{2}mv^2 = \frac{1}{2}m\omega^2 A^2\sin^2(\omega t + \varphi) \tag{5-10}$$

$$E_p = \frac{1}{2}kx^2 = \frac{1}{2}kA^2\cos^2(\omega t + \varphi) \tag{5-11}$$

可见系统的动能和势能都随时间作周期性变化。位移(绝对值)最大时,势能达最大值,动能为零;物体通过平衡位置时,势能为零,动能达最大值。

考虑到 $k = m\omega^2$,由式(5-10)和式(5-11)得弹簧振子的总机械能为

$$E = E_k + E_p = \frac{1}{2}m\omega^2 A^2 = \frac{1}{2}kA^2 \tag{5-12}$$

即振动系统的总机械能在振动过程中守恒,该结论对任一简谐振动系统都是正确的。这一点和弹簧振子在振动过程中没有外力对它做功的条件相符。

第二节 阻尼振动、受迫振动、共振

1. 阻尼振动

任何实际的振动都必然要受到阻力的作用而损失能量,因而振幅也随之减小。振幅随时间减小的振动,称为阻尼振动(damped vibration)。

实验表明,当运动物体的速度不太大时,阻力 f 与物体的速度 v 的大小成正比,而与物体速度的方向相反,可以表示为

$$f = -\gamma v = -\gamma \frac{dx}{dt} \tag{5-13}$$

式中 γ 称为阻力系数(damping coefficient),它的大小由物体的形状、大小、表面状况以及介质的性质决定。

考虑了阻力的情况下,物体的振动方程应为

$$m\frac{d^2x}{dt^2} = -kx - \gamma\frac{dx}{dt} \tag{5-14}$$

令 $\omega_0^2 = \dfrac{k}{m}$,$2\beta = \dfrac{\gamma}{m}$,式(5-14)可以改写为

$$\frac{d^2x}{dt^2} + 2\beta\frac{dx}{dt} + \omega_0^2 x = 0 \tag{5-15}$$

这是阻尼振动的动力学方程,它是一个常系数线性齐次微分方程。式中 ω_0 为振动系统的固有频率,β 称为阻尼常量。在阻尼作用较小(即 $\beta < \omega_0$)时,式(5-15)的解为

$$x = A_0 e^{-\beta t}\cos(\omega t + \varphi) \tag{5-16}$$

其中

$$\omega = \sqrt{\omega_0^2 - \beta^2}$$

A_0 和 φ 是由初始条件决定的积分常数。式(5-16)即阻尼振动的表达式,$A_0 e^{-\beta t}$ 可以看作是随时间变化的振幅,它随时间按指数规律衰减,如图 5-4 曲线 a 所示。阻尼作用越大,振幅衰减得越快。显然阻尼振动不是简谐振动。阻尼振动的周期可表示为

$$T = \frac{2\pi}{\omega} = \frac{2\pi}{\sqrt{\omega_0^2 - \beta^2}} \tag{5-17}$$

可见,阻尼振动的周期比振动系统的固有周期要长。这种阻尼作用较小的情况称为欠阻尼(underdamping)。

如阻尼较大,以致 $\beta > \omega_0$,这时运动已不是周期性的了。偏离平衡位置的位移随时间按指数规律衰减,以致需要较长时间系统才能到达平衡位置,这种情况称为过阻尼(overdamping),如图 5-4 曲线 b 所示。

如阻尼的影响介于前两者之间,且 $\beta = \omega_0$,系统最快地回到平衡位置并停下来,这种情况称为临界阻尼(critical

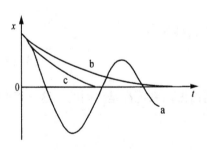

图 5-4 阻尼振动曲线

damping),如图5-4曲线c所示。

在钟表里,阻尼振动效应是有害的,但在电流计里,如果没有阻尼效应,指针就会一直摇晃不定。高级电表里使阻尼常量接近临界值。

2. 受迫振动

在周期性外力持续作用下发生的振动,称为受迫振动或强迫振动(forced vibration)。如声波引起耳膜的振动、马达转动导致基座的振动,等等。引起受迫振动的周期性外力称为驱动力(driving force)。实际的振动系统不可避免地要受到阻尼的作用而消耗能量,这会使振幅逐渐衰减。通过驱动力对振动系统作功,不断给系统补充能量,若补充的能量恰好补偿因阻尼所损失的能量,振动就得以维持并会达到稳定状态。受迫振动是物体在阻尼力、弹性力和驱动力的共同作用下进行的。

设驱动力为 $F_0 \cos\omega' t$,其振动方程为

$$m\frac{\mathrm{d}^2x}{\mathrm{d}t^2} = -kx - y\frac{\mathrm{d}x}{\mathrm{d}t} + F_0\cos\omega' t \tag{5-18}$$

令 $\omega_0^2 = \dfrac{k}{m}, 2\beta = \dfrac{\gamma}{m}, h = \dfrac{F_0}{m}$,上式可写为

$$\frac{\mathrm{d}^2x}{\mathrm{d}t^2} + 2\beta\frac{\mathrm{d}x}{\mathrm{d}t} + \omega_0^2 x = h\cos\omega' t \tag{5-19}$$

这是一个二阶常系数线性非齐次微分方程。在小阻尼的情况下这个方程的解为

$$x = A_0 e^{-\beta t}\cos(\sqrt{\omega_0^2-\beta^2}\, t + \varphi_0) + A\cos(\omega' t + \varphi) \tag{5-20}$$

式(5-20)表示,受迫振动是由第一项所表示的阻尼振动和第二项表示的简谐振动两项叠加而成。第一项随时间逐渐衰减,经过一段时间将不起作用。第二项是振幅不变的振动,这就是受迫振动达到稳定状态时的等幅振动。受迫振动的稳态方程为

$$x = A\cos(\omega' t + \varphi) \tag{5-21}$$

可以证明,振幅和初相位分别为

$$A = \frac{h}{\sqrt{(\omega_0^2-\omega'^2)^2 + 4\beta^2\omega'^2}} \tag{5-22}$$

$$\varphi = \arctan\frac{-2\beta\omega'}{\omega_0^2-\omega'^2} \tag{5-23}$$

可见,受迫振动的初相位 φ 和振幅 A 仅决定于振动系统自身的性质、驱动力的频率和振幅,与系统的初始条件无关。稳定状态的受迫振动是一个与简谐驱动力同频率的简谐振动。

3. 共振

由式(5-22)可知,受迫振动的振幅 A 主要由驱动力频率 ω' 与系统固有频率 ω_0 之间的关系而定。当式(5-22)右边分母为最小值时,振幅 A 即达最大值。令式(5-22)右边分母中被开方式的一阶导数为零,可求得当驱动力频率 ω' 达到

$$\omega_r = \sqrt{\omega_0^2 - 2\beta^2} \tag{5-24}$$

时,受迫振动的振幅最大。因 β 常远小于 ω_0,所以驱动力频率已接近系统的固有频率。

当驱动力频率接近系统固有频率时,系统作受迫振动的振幅急剧增大,这种现象称为共振(resonance)。共振时的外力频率 ω_r 称为共振频率。共振时最大振幅为

$$A_r = \frac{h}{2\beta\sqrt{\omega_0^2 - \beta^2}} \tag{5-25}$$

由式(5-24)和式(5-25)可知,β 越大,共振角频率越低,共振振幅也越小;β 越小,共振频率越接近系统的固有频率,共振振幅也越大。当 $\beta \to 0$ 时,$A_r \to \infty$,这时 $\omega_r \to \omega_0$。共振曲线如图5-5所示。

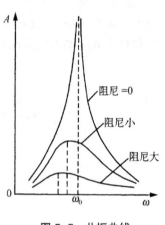

图5-5 共振曲线

共振的概念在声学、原子过程和核磁共振等方面有着广泛的应用。收音机、电视机利用电磁共振来接受空间某一频率的电磁波。构成物质的分子、原子和原子核,都具有一定的电结构,并存在振动,当外加交变电磁场作用于这些微观结构时,物质将表现出对交变电磁场能量的强烈吸收。从不同方面研究这种共振吸收,如顺磁共振、核磁共振和铁磁共振等,已经成为现今研究物质结构以及医疗诊断等的重要手段。应该指出,在现代化的生活里,人们的生存环境发生了变化,如重劳动的机械化,行驶的高速化等,充满了各种自然的和人为的振动,有必要研究机械振动对蛋白质分子、细胞、组织、器官、原生动物和人体的生物效应及其规律,从而防止振动给人体造成的伤害。不同频率的振动能激起人体不同部位的共振,对人体造成危害。

第三节 简谐振动的合成

1. 两个同方向、同频率简谐振动的合成

设一个质点在同一直线上同时进行两个独立的同频率的简谐振动。取这一直线为 x 轴,质点的平衡位置为坐标原点,则在任意时刻 t 这两个简谐振动的位移可表示为

$$x_1 = A_1\cos(\omega t + \varphi_1)$$
$$x_2 = A_2\cos(\omega t + \varphi_2)$$

由于两个简谐振动处于同一直线上,在任意时刻合振动的位移为

$$x = x_1 + x_2$$

对这种简单的情况虽然利用三角公式不难求得合成结果,但是利用简谐振动的矢量图示法可以更简洁直观地求物体所参与的合振动。如图5-6所示,两个分振动分别与旋转矢量 A_1 和 A_2 相对应,在 $t = 0$ 时,A_1、A_2 与 x 轴的夹角分别为 φ_1、φ_2。由于 A_1、A_2 以相同的角速度 ω 逆时针旋转,所以它们的之间的夹角不变,因而合矢量 A 的大小亦不变。

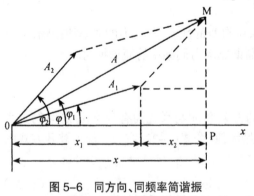

图5-6 同方向、同频率简谐振动的合成(矢量图示法)

从图中可以看出,任一时刻合矢量 A 在 x 轴上的投影 x 正好等于该时刻 A_1 和 A_2 在 x 轴上的投影 x_1 和 x_2 的代数和。因此,矢量 A 就是合振动所对应的旋转矢量,合振动的运动方程为

$$x = A\cos(\omega t + \varphi)$$

可见,合振动是一简谐振动,频率与分振动频率相同。利用矢量合成法按几何关系,由图 5-6 可以求得合振动的振幅 A 和初相位 φ 分别为

$$A = \sqrt{A_1^2 + A_2^2 + 2A_1A_2\cos(\varphi_2 - \varphi_1)} \qquad (5-26)$$

$$\varphi = \text{tg}^{-1}\frac{A_1\sin\varphi_1 + A_2\sin\varphi_2}{A_1\cos\varphi_1 + A_2\cos\varphi_2} \qquad (5-27)$$

由式(5-26)和式(5-27)可知,合振动的振幅和初相位都与两个分振动的振幅和初相位有关。

(1) 若相位差 $\varphi_2 - \varphi_1 = \pm 2k\pi$ 时,$k = 0,1,2\cdots$ $A = A_1 + A_2$,合振幅最大。

(2) 若相位差 $\varphi_2 - \varphi_1 = \pm(2k+1)\pi$ 时,$k = 0,1,2\cdots$ $A = |A_1 - A_2|$,合振幅最小。

(3) 当相位差取其他值时,$|A_1 - A_2| < A < (A_1 + A_2)$。

2. 同方向与不同频率简谐振动的合成

如果两个同方向简谐振动的频率不同,则在矢量图中两个旋转矢量间的夹角或相位差将随时间变化,因而它们的合矢量也将随时间而变化,合矢量的投影不再是简谐振动。图 5-7 表示两个频率比为 1:3,振幅一定的两个简谐振动的合成,虚线和点状线分别代表分振动,实线代表它们的合振动。图 5-7a、b、c,分别表示三种不同的初相位差所对应的合振动,由于初相位差的不同,合成结果就不一样。合振动不再是简谐振动,但仍然是周期性振动,而且合振动的频率与分振动中的最低频率相等。不难理解,合振动的形式由分振动的频率、振幅及初相位差而定。

考虑两个频率不同,但振幅和初相位相同的两个振动的合成,两分振动的表达式分别为

$$x_1 = A\cos(\omega_1 t + \varphi)$$

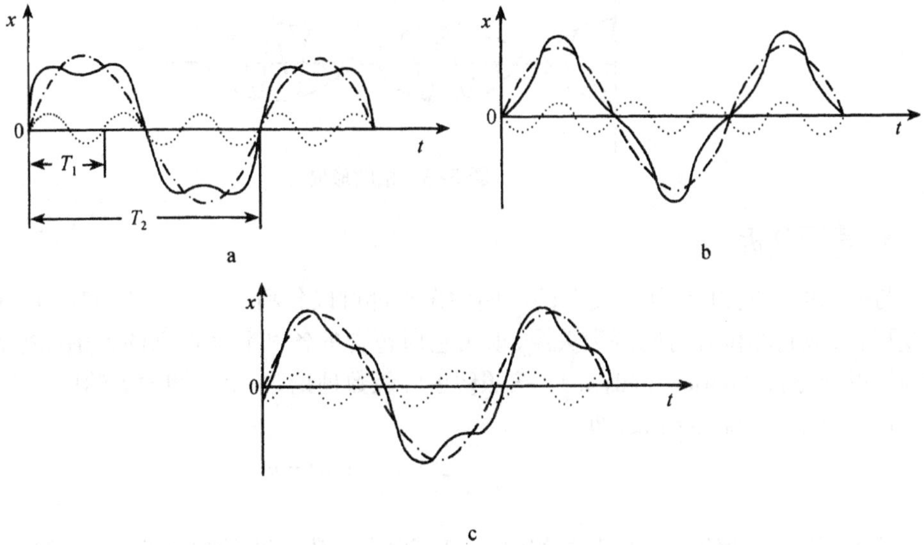

图 5-7 两个频率之比为 1:3 的简谐振动的合成

$$x_2 = A \cos(\omega_2 t + \varphi)$$

利用三角学中的和差化积公式，得

$$x = x_1 + x_2 = A \left[\cos(\omega_1 t + \varphi) + \cos(\omega_2 t + \varphi) \right]$$

$$= 2A \cos \frac{\omega_2 - \omega_1}{2} t \cos \left(\frac{\omega_2 + \omega_1}{2} t + \varphi \right) \tag{5-28}$$

在上式中，当 ω_1 和 ω_2 相差很小时，$(\omega_2 - \omega_1) \ll (\omega_2 + \omega_1)$，因而 $2A \cos \left(\frac{\omega_2 - \omega_1}{2} t \right)$ 相对于后者是随时间缓慢变化的量。因此，式（5-28）可以近似地看成振幅为 $\left| 2A \cos \left(\frac{\omega_2 - \omega_1}{2} t \right) \right|$（因为振幅总是正值，所以取绝对值）、角频率为 $\frac{\omega_2 + \omega_1}{2}$ 的谐振动（见图5-8）。由于两个分振动频率的微小差异而产生的合振动振幅时强时弱的现象，称为拍（beat）。单位时间内振动加强或减弱的次数称为拍频（beat frequency）。由于余弦函数的绝对值在一个周期内两次达到最大值，所以单位时间内最大振幅出现的次数应为 $\cos \left(\frac{\omega_2 - \omega_1}{2} t \right)$ 的频率的两倍，即

$$\nu = 2 \times \frac{1}{2\pi} \left(\frac{\omega_2 - \omega_1}{2} \right) = \nu_2 - \nu_1 \tag{5-29}$$

上式表明，拍频等于两个分振动频率之差。

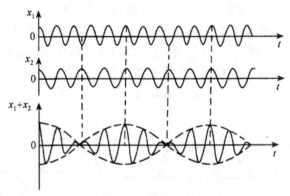

图5-8　拍的形成

3. 谐振分析

与振动的合成相反，任一复杂的周期性振动都可以分解为一系列简谐振动。根据实际振动曲线形状，或它的位移时间函数关系，求出它所包含的各种简谐振动的频率和振幅的数学方法称为傅里叶分析（Fourier analysis）。按照傅里叶级数理论，一个周期为 T 的周期函数 $f(t)$ 可以展开为正弦或余弦函数的级数，即

$$f(t) = A_0 + \sum_{n=1}^{\infty} A_n \cos(n\omega t + \varphi_n) \tag{5-30}$$

其中，各分振动的振幅 A_n 与初相位 φ_n 都可以由函数 $f(t)$ 的积分求得。这些分振动中频率最低的叫做基频振动（fundamental vibration），它的频率就是原周期函数 $f(t)$ 的频率，称为基频

(fundamental frequency)。其他分振动的频率都是基频的整数倍，依次分别称为 2 次，3 次，⋯，n 次谐频（harmonic frequency）。这种把一个复杂的周期性振动分解为一系列简谐振动的方法，称为谐振分析（harmonic vibration analysis）。在进行谐振分析时，所取级数的项数越多，其合成情况与实际情况就越接近。

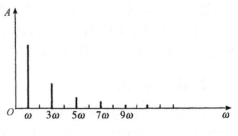

图 5-9　方波的频谱

　　将一周期性振动展开为傅里叶级数的结果，可以直观地表示为：以角频率 ω 为横坐标，相应的振幅为纵坐标作出的频谱图。图 5-9 画出了方波的频谱图，其中每一条线称为谱线（spectral line），长度代表相应频率的分振动的振幅值。一般来说，频率越高的简谐振动的振幅就越小，对合振动的贡献也越小。实际应用中，可根据要求精度取有限项数即可。

　　谐振分析在理论研究和实际应用中都有着十分重要的意义。在医学上，对发声、听觉、心电图和脑电图等进行定量分析，绘出频谱图，可为诊断各种疾病提供依据。例如，发声器官由声带、软骨韧带结构的支架、控制声带位置和张力的肌肉群等组成，当气流从气管呼出时，呈一定张力的声带便可振动发声，其声音基频的高低取决于声带的长短和张力。声波沿耳蜗内基底膜传播过程中，声波的频率与基底膜某处的固有频率相等时，即发生共振现象，位于基底膜上最大振幅区的听觉细胞与听神经受到的刺激最强，从而产生不同的音调感觉，这就是耳蜗对声音频率的分析作用。

第四节　机械波的产生和传播

1. 机械波的产生

　　一般的介质都由大量相互联系的原子或分子（统称质点）所组成。当我们着重研究介质内部的弹性相互作用以及由此引起的介质内部运动时，常将此种介质称为弹性介质。

　　机械振动系统使弹性介质的某一质点发生振动时，它引起邻近介质产生相对形变。邻近质点通过弹性力作用在振动质点上，使它在平衡位置附近发生振动。与此同时，振动质点对邻近质点也施以周期性的弹性力，从而邻近质点也就振动起来。由于介质中各质点间存在着弹性力的作用，因此这种振动必然在介质中由近及远地传播开来。这一传播过程就形成了机械波（mechanical wave）。例如投石落入平静的湖面，引起落水点水的振动。这种振动向周围水面传播出去形成水面波；一根具有一定弹性的绳子，一端固定同时将绳拉紧，用手使另一端作垂直于绳子的振动如图 5-10。这振动就沿着绳子向另一端传播，形成绳子上的波；又如人们说话时声带振动，引起周围空气发生压缩和膨胀，空气压强也随之变化，从而引起

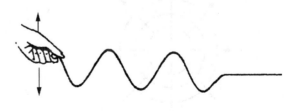

图 5-10　绳子振动

四周空气的疏密变化,形成空气中的声波。

由上述例子中可见机械波产生需要有两个条件,首先要有作机械振动的物体即波源(如落水的石子,手的振动,声带的振动),其次要有能够传播这种机械振动的弹性介质(如水、绳子、空气)。

2. 横波与纵波

应当特别强调的是在波动过程中,传播的只是振动状态。介质中各质点仅在各自的平衡位置附近振动,并没有随波前进方向作整体移动。例如当水面波向前传播时并不随波前进。所以飘在水面的树叶只作上下左右前后的微小振动,而不随水向前运动。可见波就是振动状态的传播,同时伴随有能量的传播。如果质点的振动方向与波动的传播方向相垂直,这种波叫作横波

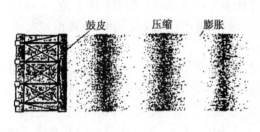

图5-11　纵波

(transverse wave),例如在图5-10中绳子上传播的波。横波的外形特征是有波峰(正向位移最大)和波谷(负向位移最大)。横波的传播在外形上表现为波峰和波谷在波传播方向上的平移。

如果质点的振动方向与波的传播方向相同,这种波叫纵波(longitudinal wave)。声波就是纵波,声波在介质中传播时引起介质密度沿传播方向发生疏密变化,所以纵波又叫疏密波。图5-11形象地描述了鼓皮振动时空气内形成的纵波。有一些波即不是纯粹的横波,也不是纯粹的纵波,水面波就是一个例子。

波动在介质中向各个方向传播,在某一时刻由振动到达的空间各点所联成的面称为波阵面简称波面(wave surface)。显然在波阵面上各点的振动相位是相同的,所以它也是同相面。

如果介质是各向同性的,则波的传播方向总是与波面垂直。我们把与波面垂直的一组线称为波线(wave line)或波射线,它指出波的传播方向(对于各向异性介质,波线一般不与波面垂直)。

波面可以有各种形状。在均匀各向同性介质中,如果波源的形状大小可忽略不计,而将它看成是点波源,则振动从它出发向各方向对称传播,所以它形成的波面,是一组以点波源为球心的同心球面,这种波称为球面波(spherical wave)。球面波的波线是从点波源发出的径向直线,如图5-12所示。如果波源的形状为平面;或者球面波的半径足够大,而我们研究的仅是球面上很小的区域,这个小区域内波面可近似为平面,如在地球上研究太阳光波的情况。这种波称为平面波(plane wave)。平面波的波线是一组平行且垂直波面的直线,如图5-13所示,它表示平面波是向一个方向传播的。

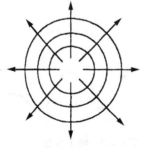

图5-12　球面波图

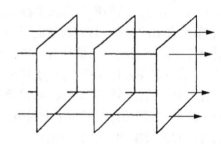

图5-13　平面波

3. 波速　波长　波的周期和频率

波速(wave speed)是单位时间内振动状态传播的距离。机械波的波速决定于介质的弹性模量和密度等。弹性模量是介质弹性的反映,密度则是介质质点惯性的反映。固体中既能传播与剪切弹性有关的横波,又能传播与体变或拉伸弹性有关的纵波。在固体中,横波和纵波的波速分别为

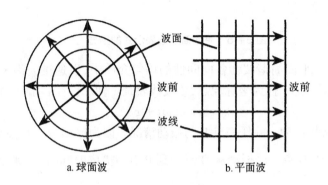

a.球面波　　　　　　b.平面波

图 5-14　波面与波线

$$u = \sqrt{G/\rho} \ (\text{横波})$$
$$u = \sqrt{E/\rho} \ (\text{纵波}) \qquad\qquad (5-31)$$

式中 G 和 E 分别为介质的切变模量和杨氏模量。液体和气体中只能传播与体变弹性有关的纵波。在液体和气体中,纵波的波速为

$$u = \sqrt{K/\rho} \qquad\qquad (5-32)$$

式中 K 为体变模量。

在波动中,同一波线上两相位差为 2π 的点之间的距离称为波长(wavelength),用 λ 表示。一个完整的波通过波线上某点所需的时间称为波的周期,用 T 表示。周期的倒数称为波的频率,即单位时间内通过波线上某点的完整波的数目,用 ν 表示。它们只决定于波源,并分别与波源的振动周期和频率相等。因为在一个周期内波前进一个波长的距离,所以波速

$$u = \lambda / T = \lambda \nu \qquad\qquad (5-33)$$

同一波在不同介质中波速不同,而周期(或频率)不变,所以波长随介质而改变。

第五节　简谐波

1. 平面简谐波的表达式

简谐振动的传播所形成的波,称为简谐波(simple harmonic wave)。简谐波是最简单最基本的波。一切复杂的波都可看成是由多个简谐振动的传播所构成的波合成的。

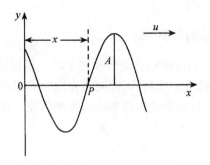

图 5-15　平面简谐波表示式的推导

如图 5-15 所示,设一平面简谐波在各向同性的均匀介质中,以速度 u 沿 x 轴的正方向无衰减的传播。在波线上取一点 O 作为坐标原点,该波线就是 x 轴。设在 t 时刻,O 点的振动表示为

$$y_0 = A\cos(\omega t + \varphi)$$

现在来考虑 x 轴上距原点 O 为 x 的任一点 P 的振动情况。因为振动是从 O 点处传过来的,所以 P 点振动的相位将落后于 O 点。因振动从 O 点传到 P 点所需的时间为 $\dfrac{x}{u}$,那么在时刻 t,P 点处质点的位移,就是 O 点处质点在 $t - \dfrac{x}{u}$ 时刻的位移。P 点处的质点振动应写为

$$y = A\cos\left[\omega\left(t - \frac{x}{u}\right) + \varphi\right] \tag{5-34}$$

上式就是沿 x 轴正方向传播的平面简谐波的表示式,称为平面简谐波波函数(wave function),或称为平面简谐波的表达式。由 ω、ν、T、λ 和 u 诸量之间的关系,上式可写成下面的形式

$$\left.\begin{aligned} y &= A\cos\left[2\pi\left(\frac{t}{T} - \frac{x}{\lambda}\right) + \varphi\right] \\ y &= A\cos\left[2\pi\left(\nu t - \frac{x}{\lambda}\right) + \varphi\right] \\ y &= A\cos\left[(\omega t - kx) + \varphi\right] \end{aligned}\right\} \tag{5-35}$$

式中 $k = 2\pi/\lambda$,称为波数(wave number),表示在 2π(m)内所包含完整波的数目。

2. 平面简谐波表达式的物理意义

由于表达式中位移 y 是 x 和 t 两个自变量的函数,情况比较复杂,下面分三种情况讨论平面简谐波表达式的物理意义。

(1)x 值给定

当 x 给定时,即考察给定点处的质点,则该点的位移 y 只是时间 t 的函数。设 $x = x_0$,则表达式表示距原点为 x_0 处的质点不同时刻的位移,即表示 x_0 处的质点的振动曲线,如图 5-16 所示。此时,式(5-34)可写为

$$y = A\cos\left[\omega\left(t - \frac{x_0}{u}\right) + \varphi\right]$$

若 x_0 取一系列值,可见具有不同 x_0 值的各质点都作同频率的简谐振动,但初相各不相同。x_0 越大,相位落后越多,故在波的传播方向上,各质点的振动相位依次落后,这是波动的基本特征。

（2）t 值给定

当 t 给定时,即在给定时刻观察波线上各质点的振动,此时各质点的位移 y 只是坐标 x 的函数。设 $t = t_0$,则表达式(5-34)表示 t_0 时刻波线上各质点的位移分布,即表示 t_0 时刻的波形,如图 5-17 所示。

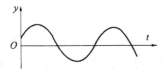

图 5-16　x_0 处质点的振动曲线

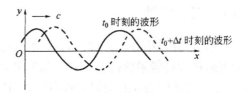

图 5-17　t_0 和 $t_0 + \Delta t$ 时刻的波形

（3）x 和 t 都变化

当 x 和 t 都变化时,位移 y 是坐标 x 和时间 t 的二元函数,此时表达式表示波线上任意 x 处的质点在任意 t 时刻的位移,如图 5-17 所示。因为表达式包括了不同时刻的位移,故表达式表示波形的传播。

例 5-2　设有一沿 x 轴正向传播的平面简谐波,已知周期为 2.5×10^{-3}s,波速为 4.0×10^2m/s,波源质点的振幅为 0.010m。请写出:① 波的表达式;② 离波源 50cm 处质点的振动方程;③ 波源振动了 1.25×10^{-3}s 的波形方程。

解：此波波长为

$$\lambda = uT = 4.0 \times 10^2 \times 2.5 \times 10^{-3} = 1.0 (\text{m})$$

频率为

$$\nu = 1/T = 1/(2.5 \times 10^{-3}) = 4.0 \times 10^2 (\text{Hz})$$

① 波的表达式为

$$y = A\cos 2\pi \left(\nu t - \frac{x}{\lambda}\right) = 1.0 \times 10^{-2}\cos 2\pi \left(4.0 \times 10^2 t - \frac{x}{1.0}\right)$$

$$= 1.0 \times 10^{-2}\cos 2\pi (4.0 \times 10^2 t - x)(\text{m})$$

② 将 $x = 0.50$m 代入波的表达式,即得该处质点的振动方程

$$y = 1.0 \times 10^{-2}\cos 2\pi (4.0 \times 10^2 t - 0.50)(\text{m})$$

$$= -1.0 \times 10^{-2}\cos (8.0 \times 10^{-2}\pi t)(\text{m})$$

③ 将 $t = 1.25 \times 10^{-3}$s 代入波的表达式,得波源振动了 1.25×10^{-3}s 的波形方程

$$y = 1.0 \times 10^{-2}\cos 2\pi (4.0 \times 10^2 \times 1.25 \times 10^{-3} - x)$$

$$= 1.0 \times 10^{-2}\cos (\pi - 2\pi x) = -1.0 \times 10^{-2}\cos (2\pi x)(\text{m})$$

例 5-3　已知波的表达式为 $y = 0.05\cos \pi(0.2x - 100t)$m,求振幅、周期、波长和波速。

解：将已知波的表达式改写为

$$y = 0.05\cos 2\pi \left(50t - \frac{x}{10}\right)(\text{m})$$

将其与波动表达式的一般形式

$$y = A\cos 2\pi \left(\nu t - \frac{x}{\lambda} \right)$$

进行比较,得振幅 $A=0.05$m,周期 $T=1/\nu=1/50=0.02$s,波长 $\lambda=10$m,波速 $u=\lambda\nu=10\times50=500$m/s。

3. 波的能量和强度

3.1 波的能量

波传播时,介质中各质点要产生振动,同时介质要发生形变,因而具有动能和弹性势能。可见波的传播过程是能量的传播过程。为简单起见,暂不考虑介质对能量的吸收。设一平面简谐波,以速度 u 在密度为 ρ 的均匀介质中传播,其波函数用式(5-34)表示。可以证明,在任意坐标 x 处取体积元 ΔV,在时刻 t 的动能 E_k 和势能 E_p 为

$$E_k = E_p = \frac{1}{2}\rho\Delta V A^2\omega^2\sin^2\left[\omega\left(t-\frac{x}{u}\right)+\varphi\right] \qquad (5-36)$$

可见,该体积元的动能和势能完全相同,都是时间的周期函数,并且大小相等,相位相同。体积元 ΔV 中的总机械能量为

$$E = E_k + E_p = \rho\Delta V A^2\omega^2\sin^2\left[\omega\left(t-\frac{x}{u}\right)+\varphi\right] \qquad (5-37)$$

上式表明体积元的总的机械能量在零和幅值 $\rho\Delta V A^2\omega^2$ 之间周期性变化。在能量由零增大到幅值的过程中,该体积元吸收能量;在能量由幅值减小到零的过程中,该体积元放出能量,这就是波动传递能量的机制。

介质中单位体积的波动能量,称为波的能量密度,即

$$w = \frac{E}{\Delta V} = \rho A^2\omega^2\sin^2\left[\omega\left(t-\frac{x}{u}\right)+\varphi\right] \qquad (5-38)$$

能量密度在一个周期内的平均值,称为平均能量密度。因为正弦函数的平方在一个周期内的平均值是 $\frac{1}{2}$,即

$$\frac{1}{T}\int_0^T\sin^2\left[\omega\left(t-\frac{x}{u}\right)+\varphi\right]dt = \frac{1}{2}$$

所以平均能量密度为

$$\bar{w} = \frac{1}{2}\rho A^2\omega^2 \qquad (5-39)$$

上式对横波和纵波都适用。

3.2 波的强度

能量随着波动的进行在介质中传播,因而可以引入能流的概念。单位时间内通过介质中某一面积的能量,称为通过该面积的能流(energy flow)。在介质中取面积为 S 并垂直于波线的平面,则在单位时间内通过该面的能量等于体积 uS 内的能量。通过 S 面的能流是随时间

作周期性变化的,通常取在一个周期内的平均值,这个平均值称为通过 S 面的平均能流,并表示为

$$\bar{P} = \bar{w}uS = \frac{1}{2}\rho A^2\omega^2 uS$$

通过与波线垂直的单位面积的平均能流,称为平均能流密度或波的强度(intensity of wave),用 I 表示

$$I = \frac{\bar{P}}{S} = \bar{w}u = \frac{1}{2}\rho u A^2 \omega^2 \tag{5-40}$$

单位是 $W \cdot m^{-2}$。上式表明,波的强度与振幅的平方、频率的平方成正比。频率一定时,I 与 A^2 成正比。

4. 波的衰减

机械波在介质中传播时,它的强度将随着传播距离的增加而减弱,振幅也随之减小,这种现象称为波的衰减(attenuation of wave)。导致波衰减的主要原因有:①由于波面的扩大造成单位截面积通过的波的能量减少,称为扩散衰减;②由于散射使沿原方向传播的波的强度减弱,称为散射衰减;③由于介质的黏滞性(内摩擦)等原因,波的能量随传播距离的增加逐渐转化为其他形式的能量,称为介质对波的吸收。以下主要讨论吸收衰减的规律。

设平面波在均匀介质中沿 x 轴正方向传播,在 $x=0$ 处入射波的强度为 I_0,在 x 处波的强度衰减为 I,通过厚度为 dx 的一层介质时,由于介质的吸收,波的强度减弱了 $-dI$。实验表明:

$$-dI = \mu I dx$$

比例系数 μ 与介质的性质和波的频率有关,称为介质的吸收系数(absorption coefficient)。解这一微分方程,并利用边界条件:$x=0, I=I_0$,得

$$I = I_0 e^{-\mu x} \tag{5-41}$$

上式表明平面波的强度在传播过程中按指数规律衰减。因为波的强度 I 与振幅 A 的平方成正比,故有

$$A = A_0 e^{-\mu x/2}$$

第六节　波的干涉

1. 惠更斯原理

在介质中,任何一个质点的振动都将直接引起临近各质点的振动。惠更斯原理(Huygens principle)表述为:介质中波前上的每一点都可以看作新波源,向各个方向发射子波;在其后的任一时刻,这些子波的包迹就是该时刻的新波前。

应用惠更斯原理,可以从已知的波前用几何作图法求出下一时刻的新波前,因而解决了波的传播方向问题。图 5-18a 中,波动从波源 O 出发,以速度 u 向四周传播,已知 t 时刻的波前是半径为 R_1 的球面 S_1,要找出 $t + \Delta t$ 时刻的波前 S_2,先以 S_1 上各点为球心(子波源),以 $u\Delta t$ 为半径,画一系列半球形子波,再作这些子波的包迹面,就是新波前 S_2。平面波的情况,如图 5-18b

所示。

图 5-18c 中,让平面波垂直入射到有狭缝 AB 的障碍物上时,用惠更斯原理作出下一时刻的波前,这个新波前除中央部分仍为平面外,靠近狭缝边缘部分发生弯曲。因为在各向同性的介质中,波线垂直于波面,所以边缘的波线改变了原来的方向,这表明波动能绕过障碍物传播,这种现象称为波的衍射(diffraction of wave)。

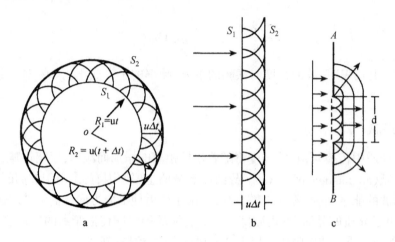

图 5-18　用惠更斯原理求波面

实践和理论都证明,不是在任何情况下都发生明显的衍射现象。只有当波面上被阻挡部分的线度(即障碍物的线度)或者波面上未被阻挡部分的线度(即孔或缝的线度)比入射波长短或差不多时,才能发生明显的衍射现象。衍射现象是波的独具特征之一。

应用惠更斯原理还可解释波的反射和折射。

2. 波的叠加原理

实验表明:几列波可以互不影响地同时通过某一区域;在相遇处,任一质点的位移是各列波单独在该点所引起的振动位移的矢量和。这种波动传播的独立性及在相遇处的振动合成,称为波的叠加原理(superposition principle of wave)。例如,各种音乐声波传入人耳时,各种声音保持原有的音色,人们仍能分辨,而不混淆。掉在水中的两块石头激发的圆形水面波互相交叠后仍然以各自小石块的落水点为中心成圆形波面独立传播。

3. 波的干涉

一般来说,振幅、频率和相位都不同的几列波在某一点叠加时,引起的合振动是复杂的。满足频率相同、振动方向相同、初相位相同或相位差恒定的两列波相遇时,在叠加区域的某些位置上,振动始终加强,而在另一些位置上振动始终减弱或完全抵消,这种现象称为波的干涉(interference of wave)。满足上述三个条件,能产生干涉现象的波,称为相干波(coherent wave),相应的波源称为相干波源(coherent sources)。

设有两个相干波源 O_1 和 O_2,其振动表达式分别为

$$y_{01} = A_{01}\cos(\omega t + \varphi_1)$$
$$y_{02} = A_{02}\cos(\omega t + \varphi_2)$$

若介质是均匀各向同性的,叠加区中任一点 P 到两波源的距离分别为 r_1 和 r_2,两波在 P 点的振幅分别为 A_1、A_2,则 P 点的两个分振动的表达式分别为

$$y_1 = A_1\cos\left(\omega t + \varphi_1 - \frac{2\pi r_1}{\lambda}\right)$$

$$y_2 = A_2\cos\left(\omega t + \varphi_2 - \frac{2\pi r_2}{\lambda}\right)$$

P 点的合振动为

$$y = y_1 + y_2 = A\cos(\omega t + \varphi)$$

式中 A 是合振动的振幅

$$A = \sqrt{A_1^2 + A_2^2 + 2A_1 A_2 \cos\left(\varphi_2 - \varphi_1 - 2\pi\frac{r_2 - r_1}{\lambda}\right)} \tag{5-42}$$

合振动的初相位 φ 由下式决定

$$\varphi = \arctan\frac{A_1\sin\left(\varphi_1 - \frac{2\pi r_1}{\lambda}\right) + A_2\sin\left(\varphi_2 - \frac{2\pi r_2}{\lambda}\right)}{A_1\cos\left(\varphi_1 - \frac{2\pi r_1}{\lambda}\right) + A_2\cos\left(\varphi_2 - \frac{2\pi r_2}{\lambda}\right)} \tag{5-43}$$

两个相干波在 P 点引起的两个分振动的相位差 $\Delta\varphi = \varphi_2 - \varphi_1 - 2\pi\frac{r_2 - r_1}{\lambda}$ 是一个常量,合振幅 A 也是一个常量。由合振幅 A 的表达式可知,适合

$$\Delta\varphi = \varphi_2 - \varphi_1 - 2\pi\frac{r_2 - r_1}{\lambda} = \pm 2k\pi, k = 0, 1, 2, \cdots \tag{5-44}$$

的各点,合振幅最大,$A = A_1 + A_2$,称为干涉加强。而适合

$$\Delta\varphi = \varphi_2 - \varphi_1 - 2\pi\frac{r_2 - r_1}{\lambda} = \pm(2k+1)\pi, k = 0, 1, 2, \cdots \tag{5-45}$$

的各点,合振幅最小,$A = |A_1 - A_2|$,称为干涉减弱。若 $A_1 = A_2$,则 $A = 0$,称为干涉相消。

如果 $\varphi_1 = \varphi_2$,即对于初相位相同的相干波源,$\Delta\varphi$ 只决定于两个波源到 P 点的路程差或称为波程差 $\delta = r_2 - r_1$。当

$$\delta = r_2 - r_1 = \pm 2k\frac{\lambda}{2}, k = 0, 1, 2, \cdots \tag{5-46}$$

即波程差等于半波长的偶数倍时,P 点为干涉加强;当

$$\delta = r_2 - r_1 = \pm(2k+1)\frac{\lambda}{2}, k = 0, 1, 2, \cdots \tag{5-47}$$

即波程差等于半波长的奇数倍时,P 点为干涉减弱。

干涉现象是波独有的又一特征。干涉不仅存在于机械波,而且也存在于其他的波,只不过机械波容易产生干涉。

4. 驻波

当两列振幅相同的相干波沿同一直线相向传播时，合成波是一种波形不随时间变化的波，称为驻波（standing wave）。驻波是一种特殊的相干波。

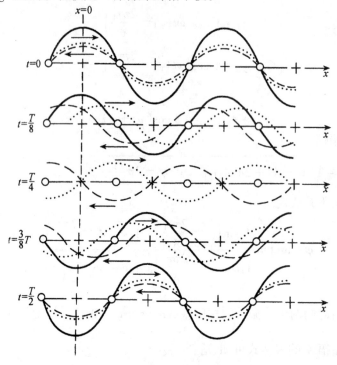

图 5-19　驻波的形成

设有两列振幅相同的相干波分别沿 x 轴正方向（短虚线）和负方向（长虚线）传播（见图 5-19）。取两波的振动相位始终相同的点作为坐标轴的原点，并且在 $x=0$ 处振动质点向上移动到最大位移时开始计时，即使该处质点振动的初相位为零。沿 x 轴正、负方向传播的波分别表示为

$$y_1 = A\cos2\pi\left(\frac{t}{T} - \frac{x}{\lambda}\right)$$

$$y_2 = A\cos2\pi\left(\frac{t}{T} + \frac{x}{\lambda}\right)$$

利用三角函数 $\cos\alpha + \cos\beta = 2\cos\dfrac{\alpha-\beta}{2}\cos\dfrac{\alpha+\beta}{2}$，求得合成波为

$$y = y_1 + y_2 = \left(2A\cos2\pi\frac{x}{\lambda}\right)\cos2\pi\frac{t}{T} \tag{5-48}$$

上式就是驻波的表达式。式中括号内的项与时间无关，取绝对值就是振幅，且随位置不同作余弦变化。括号外右边的项是时间的函数，说明各点都在作简谐振动。

下面根据驻波的表达式讨论驻波的特性。

振幅最大的位置，称为波腹（antinode）。波腹的位置应满足

$$\left|\cos2\pi\frac{x}{\lambda}\right|=1, \frac{2\pi x}{\lambda}=\pm k\pi, k=0,1,2,\cdots$$

波腹位于

$$x=\pm k\frac{\lambda}{2}, k=0,1,2,\cdots \tag{5-49}$$

振幅为零,即静止不动的位置,称为波节(node)。波节的位置应满足

$$\left|\cos2\pi\frac{x}{\lambda}\right|=0, \frac{2\pi x}{\lambda}=\pm(2k+1)\frac{\pi}{2}, k=0,1,2,\cdots$$

波节位于

$$x=\pm(2k+1)\frac{\lambda}{4}, k=0,1,2,\cdots \tag{5-50}$$

由式(5-49)和式(5-50)可见,相邻两波腹或两波节之间的距离都是半波长。

当驻波形成时,两相邻波节之间各点的振动方向相同、相位相同,故各点必定同时达到最大位移,又同时通过平衡位置。达到最大位移时,各质点的速度为零,即动能为零。波节两侧各点振动方向相反、相位相反,故波节处的形变量大,所以驻波的能量以弹性势能的形式集中于波节附近。当介质质点通过平衡位置时,各处形变都随之消失,弹性势能为零,驻波的能量以动能的形式集中于波腹附近。可见,驻波中没有能量的定向传播,驻波的能量禁锢在两波节之间。如果把两波节之间的驻波视为"波包",驻波能量只可能是波包能量的整数倍而不能连续变化。

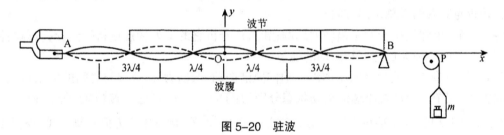

图 5-20 驻波

驻波可以用实验演示。如图 5-20 所示。音叉末端系一水平的细绳 AB,B 处有一尖劈,可以左右移动,调节 AB 间的距离。重物 m 使绳产生张力。音叉振动时,绳上产生波动,向右传播,在 B 点产生反射,反射波向左传播。这样,入射波和反射波在同一绳子上沿相反方向传播,它们相互干涉,就能在绳子上产生驻波。

驻波现象有许多实际应用。例如,将长为 L 的弦线两端拉紧固定,当拨动弦线时,弦线中就产生经两端反射而成的两列反向传播的波,叠加后形成驻波。由于在两固定端必须是波节,因此驻波的波长必须满足下列条件

$$L=n\frac{\lambda_n}{2}, \lambda_n=\frac{2L}{n} \qquad n=1,2,3,\cdots$$

即能在弦线上形成驻波的波长值是不连续的,由关系式 $u=\lambda\nu$ 可知,相应的可能频率为

$$\nu_n=n\frac{u}{2L}, n=1,2,3,\cdots \tag{5-51}$$

其中与 $n=1$ 对应的频率称为基频,其他频率依次称为二次、三次…谐频。各种允许频率所对应

的驻波(即简谐振动方式),称为弦线振动的简正模式(normal mode),相应的频率称为简正频率。图 5-21 中画出了频率为 ν_1,ν_2,ν_3 的三种简正模式。简正模式的频率称为系统的固有频率。与弹簧振子的固有频率不同,一个驻波系统有许多个固有频率。如果外界驱动力使系统振动,当驱动力接近系统某一固有频率时,系统将被激发产生振幅很大的驻波,这种现象也称为共振。

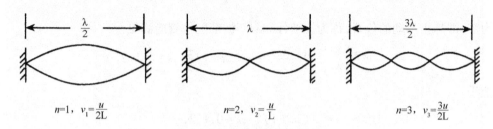

$$n=1, \quad \nu_1=\frac{u}{2L} \qquad\qquad n=2, \quad \nu_2=\frac{u}{L} \qquad\qquad n=3, \quad \nu_3=\frac{3u}{2L}$$

图 5-21　弦振动的简正模式

思考题　习题五

5-1　什么是简谐振动?说明下列振动是否为简谐振动:①拍皮球时球的上下运动。②一小球在半径很大的光滑凹球面底部的小幅度摆动。

5-2　简谐振动的速度与加速度的表达式中都有个负号,这是否意味着速度和加速度总是负值?是否意味着两者总是同方向?

5-3　当一个弹簧振子的振幅增大到两倍时,试分析它的下列物理量将受到什么影响:振动的周期、最大速度、最大加速度和振动的能量。

5-4　轻弹簧的一端相接的小球沿 x 轴作简谐振动,振幅为 A,位移与时间的关系可以用余弦函数表示。若在 $t=0$ 时,小球的运动状态分别为:①$x=-A$。②过平衡位置,向 x 轴正方向运动。③过 $x=A/2$ 处,向 x 轴负方向运动。④过 $x=A/\sqrt{2}$ 处,向 x 轴正方向运动。试确定上述各种状态的初相位。

5-5　任何一个实际的弹簧都是有质量的,如果考虑弹簧的质量,弹簧振子的振动周期将如何变化?

5-6　机械波在通过不同介质时,它的波长、频率和速度中哪些会发生变化?哪些不会改变?

5-7　振动和波动有何区别与联系?

5-8　波动表达式 $y=A\cos\left[\omega\left(t-\dfrac{x}{u}\right)+\varphi\right]$ 中,$\dfrac{x}{u}$ 表示什么? φ 表示什么?若把上式改写成 $y=A\cos\left[\left(\omega t-\dfrac{\omega x}{u}\right)+\varphi\right]$,则 $\dfrac{\omega x}{u}$ 表示什么?

5-9　一个弹簧振子的质量为 10g,劲度系数为 16N/m,将它从平衡位置向右拉到 2cm 处,然后放手让其自由振动并开始计算时间,试写出振动方程和速度、加速度的表达式。

5-10　将 0.05kg 的物体系于劲度系数为 0.1N/m 的轻弹簧的末端,并沿光滑水平面作简谐振动,$t=0$ 时,将物体向右拉 10cm 的距离并由静止释放,求:①简谐振动的周期;②简谐振动的表达式;③系统的总能量。

5-11 一个物体作简谐振动,其位移 $x = 3\cos\left(\pi t + \dfrac{\pi}{6}\right)$ cm,求:①简谐振动的振幅、周期和初相;②物体在 $t = 0$ 时刻的位移、速度和加速度。

5-12 一沿 x 轴作简谐振动的物体,振幅为 5.0×10^{-2} m,频率 2.0Hz,在时间 $t = 0$ 时,振动物体经平衡位置处向 x 轴正方向运动,求振动表达式。如该物体在 $t = 0$ 时,经平衡位置处向 x 轴负方向运动,求振动表达式。

5-13 一个运动物体的位移与时间的关系为 $x = 0.10\cos(2.5\pi t + \pi/3)$ m,试求:①周期、角频率、频率、振幅和初相位;②$t = 2$s 时物体的位移、速度和加速度。

5-14 某质点参与 $x_1 = 10\cos\left(\pi t - \dfrac{\pi}{2}\right)$ cm 及 $x_2 = 20\cos\left(\pi t - \dfrac{\pi}{3}\right)$ cm 的两个同方向简谐振动,求合振动的振幅和初相。

5-15 两个同方向、同频率的简谐振动表达式为 $x_1 = 4\cos(3\pi t + \pi/3)$ m 和 $x_2 = 3\cos(3\pi t - \pi/6)$ m,试求它们的合振动表达式。

5-16 两个弹簧振子作同方向、同频率、同振幅的简谐振动。第一个振子的振动表达式为 $x_1 = A\cos(\omega t + \varphi)$,当第一个振子从振动的正方向回到平衡位置时,第二个振子恰在正方向位移的端点。求第二个振子的振动表达式和二者的相位差。

5-17 由两个同方向的简谐振动:(式中 x 以 m 计,t 以 s 计)
$$x_1 = 0.05\cos(10t + 3\pi/4), \quad x_2 = 0.06\cos(10t - \pi/4).$$
① 求它们合振动的振幅和初相位。② 若另有一简谐振动 $x_3 = 0.07\cos(10t + \varphi)$,分别与上两个振动叠加,问 φ 为何值时,$x_1 + x_3$ 的振幅为最大;φ 为何值时,$x_2 + x_3$ 的振幅为最小。

5-18 已知波函数为 $y = A\cos(bt - cx)$,试求波的振幅、波速、频率和波长。

5-19 有一列平面简谐波,坐标原点按 $y = A\cos(\omega t + \varphi)$ 的规律振动。已知 $A = 0.10$m,$T = 0.50$s,$\lambda = 10$m。试求:①波函数表达式;②波线上相距 2.5m 的两点的相位差;③如 $t = 0$ 时处于坐标原点的质点的振动位移为 $y_0 = +0.050$m,且向平衡位置运动,求初相位并写出波函数。

5-20 设一列平面简谐波的波动方程为 $y = 10\sin\left(\pi t - \dfrac{x}{100}\right)$ cm,求波线上 x 等于一个波长处质点的振动方程。

5-21 已知两波波动方程为 $y_1 = 6\cos 2\pi(5t - 0.1x)$ cm,$y_2 = 6\cos 2\pi(5t - 0.01x)$ cm,求该两波的波长 λ_1 和 λ_2。

5-22 已知波源 O 的振动方程为 $y = 0.06\cos\dfrac{\pi}{9}t$,以 $u = 2$m/s 的速度无衰减地向 Ox 轴的正方向传播,y 的单位为米,求:① $x = 5$m 处 P 点的振动方程;② P 处质点与波源的振动相位差;③ 若 O 点为点波源,且波在 $x = 1$m 处的强度为 I_1,求 $x = 5$m 处波的强度。

5-23 P 和 Q 是两个同方向、同频率、同相位、同振幅的波源所在处。设它们在介质中产生的波的波长为 λ,PQ 之间的距离为 1.5λ。R 是 PQ 连线上 Q 点外侧的任意一点。试求:① PQ 两点发出的波到达 R 时的相位差;② R 点的振幅。

5-24 沿绳子行进的横波波函数为 $y = 0.10\cos(0.01\pi x - 2\pi t)$ m。试求:①波的振幅、频率、传播速度和波长;②绳上某质点的最大横向振动速度。

第六章

声波、超声波

【学习要求】

1. 掌握声波的基本概念和规律。
2. 理解听觉的物理过程。
3. 理解多普勒效应,超声波的特性。
4. 了解超声波在医学中的应用,了解超声波的生物效应。

能够使听觉器官引起声音感觉的波动称为声波(sound wave)。声波是纵波。传播声波的媒质通常是空气,但也可以是液体或固体。人类能够感觉到的声波频率范围大约是 20~20000Hz,此频率范围称为声频或音频(audio frequency)。频率高于 20000Hz 的机械波称为超声波(ultrasonic wave),频率低于 20Hz 的机械波称为次声波(infrasonic wave),如地震波和海啸等。声源是产生声波的波源,通常由振动体和共鸣(共振)机构两部分组成,如人的声带是振动体,而鼻腔和口腔是共鸣结构。

声源的振动如果是正弦或余弦式的,所发出的声音称为纯音(pure tone)。一般乐器所发出的声波都是由一个基频和若干个谐频的纯音合成的合成声波,称为乐音(musical tone)。不同的乐器演奏同一个乐曲,听起来韵味不同,这是因为它们发出的声波虽然基频一样,但是谐频的成分却不相同的缘故。共鸣机构在决定谐频成分方面起着很重要的作用。杂乱无章的振动所产生的声音,属于噪声,如闹市的喧闹声等。

人耳对外来声音的接收、传输、辨别和感觉是一个很复杂的过程。在进化过程中人类的听觉器官对声音能量的感受有着高度的敏感性,它对声音强度的感受范围竟高达 12 个数量级。听觉功能高度敏感性一方面取决于内耳感受器对振动能量所特有的敏感性,另一方面还有赖于中耳的精巧的机械装置,把空气振动能量非常有效地传递到内耳螺旋器中去。

听觉器官不仅是一个非常灵敏的传声器,同时也是一个分辨率较好的声波分析器。一个熟练的技术工人能分辨出机器出现故障时发出的特殊声响。听觉系统还具有判别响度、音调及音色的本领,这些功能在一定程度上是和听觉中枢的作用相关的。

由于超声波自身的特性,超声诊断已成为临床医学中一种常用的诊断方法。

第一节 声波的基本概念和规律

1. 声压 声阻抗和声强

1.1 声压

当声波在介质中传播时,介质的密度作周期性变化,稠密时压强大,稀疏时压强小。在某一时刻,介质中某一点的压强与无声波通过时的压强之差,称为该点的瞬时声压(sonicpressure)。显然,声压是空间和时间的函数。

设声波为平面简谐波,则由式(5-34)可以证明,介质中某点声压 P 的变化规律为

$$P = \rho u \omega A \cos\left[\omega\left(t - \frac{x}{u}\right) + \varphi + \frac{\pi}{2}\right] \tag{6-1}$$

可见,声波既可表示为位移波,也可以表示为压强波,两者之间存在 π/2 的相位差。令 $P_m = \rho u \omega A$,称为声压幅值,简称声幅。

1.2 声阻抗

它是用来表征介质传播声波能力特性的一个重要物理量。介质质点振动速度的幅值 $v_m = \omega A$,有

$$\frac{P_m}{v_m} = \frac{\rho u \omega A}{\omega A} = \rho u = Z \tag{6-2}$$

Z 称为介质的声阻抗(acoustic impedance),单位是 Kg·m^{-2}·s^{-1}。声阻抗是表征介质声学特性的一个重要物理量。表 6-1 中列出了几种介质的声速、密度和声阻抗。

表 6-1　几种介质的声速、密度和声阻抗

介质	声速 u/m·s^{-1}	密度 ρ/kg·m^{-3}	声阻抗 ρu/kg·m^{-2}·s^{-1}
空气	3.32×10^2(0°C)	1.29	4.28×10^2
	3.44×10^2(20°C)	1.21	4.16×10^2
水	14.8×10^2(20°C)	988.2	1.48×10^6
脂肪	14.0×10^2	970	1.36×10^6
脑	15.3×10^2	1020	1.56×10^6
肌肉	15.7×10^2	1040	1.63×10^6
密质骨	36.0×10^2	1700	6.12×10^6
钢	50.5×10^2	7800	39.4×10^6

1.3 声强

单位时间内通过垂直于声波传播方向的单位面积的声波平均能量,称为声强(intensity of sound)。根据式(5-40)和式(6-2),声强为

$$I = \frac{1}{2}\rho u \omega^2 A^2 = \frac{1}{2}Z v_m^2 = \frac{P_m^2}{2Z} \tag{6-3}$$

例 6-1　人耳对 1000Hz 的声波所能忍受的最大声强约为 $1.0 \text{W} \cdot \text{m}^{-2}$,所能听到的最弱声强约为 $1.0 \times 10^{-12} \text{W} \cdot \text{m}^{-2}$,求这两种情况下相应的声压幅值。

解: 根据公式 $I = \frac{P_m^2}{2Z}$ 得 $P_m = \sqrt{2ZI}$

于是相应最大声强的声压幅值为

$$P_m = \sqrt{2 \times 4.16 \times 10^2 \times 1.0} = 28.8(Pa)$$

相应能听到的最弱声强的声压幅值为

$$P_m = \sqrt{2 \times 4.16 \times 10^2 \times 1.0 \times 10^{-12}} = 28.8 \times 1.0^{-6}(Pa)$$

通常情况下大气压为 $1.0 \times 10^5 Pa$，可见声波对大气压的波动幅值很小。

2. 声波的反射和折射强度

声波在传播过程中，遇到两种声阻抗不同的介质界面时，发生反射和折射。反射波的强度与入射波的强度之比，称为强度反射系数，用 α_{ir} 表示。透射波的强度与入射波的强度之比，称为强度透射系数，用 α_{it} 表示。理论证明，在垂直入射的条件下，有

$$\alpha_{ir} = \frac{I_r}{I_i} = \left(\frac{Z_2 - Z_1}{Z_2 + Z_1} \right)^2 \tag{6-4}$$

$$\alpha_{it} = \frac{I_t}{I_i} = \frac{4 Z_2 Z_1}{(Z_2 + Z_1)^2} \tag{6-5}$$

由此可知，当两种介质声阻抗相差较大时，反射强，透射弱；声阻抗相近时，透射强，反射弱。

例 6-2　如果超声波经由空气传入人体，问进入人体的声波强度是入射前强度的百分之几？如果经由蓖麻油（$Z = 1.36 \times 10^6 Kg \cdot m^{-2} \cdot s^{-1}$）传入人体，则进入人体的声波强度又是入射前强度的百分之几？

解：（1）经由空气进入时

$$\frac{I_t}{I_i} = \frac{4 \times 4.16 \times 10^2 \times 1.63 \times 10^6}{(4.16 \times 10^2 + 1.63 \times 10^6)^2} = 0.001$$

进入人体的声波强度只是入射强度的 0.001，即 0.1%。

（2）经由蓖麻油进入时

$$\frac{I_t}{I_i} = \frac{4 \times 1.36 \times 10^6 \times 1.63 \times 10^6}{(1.36 \times 10^6 + 1.63 \times 10^6)^2} = 0.992$$

进入人体的强度占原来强度的 0.992，即 99.2%。

这个例子说明当两种介质的声阻抗差别很大时，声波几乎全部反射，而两种介质的声阻抗基本无差别时，声波几乎全部透入第二介质。选择声阻抗相同的介质称为阻抗匹配，又称阻抗耦合。在利用超声波进到人体扫描或治疗时，在探头表面与体表之间要涂抹油类物质等阻抗耦合剂，以增大透入人体内的超声波的强度。

3. 声波的衰减和吸收

前面已讲到机械波在介质中传播时，会发生波的衰减现象。同样，声波在介质中传播其能量也要发生衰减，导致其衰减的主要原因也是：扩散衰减、散射衰减和介质对声波的吸收。在理想介质中，声波能量的衰减仅与声波束的扩散有关。声波在非均匀介质中传播并满足散射条件，即散射质点直径远远小于声波波长时，将发生声波的散射，导致散射衰减。

介质对声波的吸收引起的声波能量衰减也遵从公式（5-41）所表达的指数衰减规律。使得介质对声波吸收的有以下因素。

3.1 黏滞性

声波在介质中传播,由于声振动引起介质的弹性摩擦,从而吸收声波的一部分能量,这即是黏滞性吸收。根据理论上的计算,黏滞性吸收系数 μ_ν 为

$$\mu_\nu = \frac{8\pi^2 \eta \nu^2}{3\rho u^3}$$ (6-6)

式中:η 为介质的黏滞系数,ν 为声波频率,ρ 为介质密度,u 是声速。

3.2 导热性

声波在弹性介质中传播,介质中的质元,迅速地作压缩和拉伸运动,因而所吸收的能量一部分将转换为热量,向四周传递,并且这种传递热量是一种不可逆过程,这即是导热性吸收。其导热性吸收系数 μ_k 为

$$\mu_k = \frac{2\pi^2 \nu^2 k}{\rho u^3} \frac{\gamma - 1}{c_p}$$ (6-7)

式中:k 为介质的导热系数,γ 为定压比热与定容比热的比值($\gamma = c_p / c_v$)。

3.3 弛豫性

声波在介质中传播,介质质元作周期性运动,从而引起介质周期性的压缩和拉伸。介质质元在这种周期性的压缩和拉伸作用下,引起介质内部分子运动(分子平动、振动和转动)状态的转换,并且这种状态转换也是不可逆过程。当分子从一个状态转换到另一个状态时需要消耗能量,而且这种状态的转换,不是瞬间完成的,而是需要有一个过程,即需要一定的时间。这种介质内部分子运动对声波能量的吸收,即称为弛豫吸收(relaxation absorption)。

弛豫性吸收是很复杂的,对某一弛豫过程来说,它和声波的相互影响主要随弛豫时间 τ_r 与声波周期 T 之间的关系而变化。当声波频率甚低时($T \gg \tau_r$),在一个周期中,这种弛豫过程早已完成,因而产生弛豫吸收,其弛豫吸收系数 μ_r 随着超声频率的提高而迅速增大,即有 $\mu_r \propto \nu^2$。当 $T \simeq \tau_r$ 时,此时的 μ_r 值已达到饱和状态。当超声频率极高时($T \ll \tau_r$),在一极短的周期中,这种弛豫过程就很难得到完成。由此看来,在弛豫吸收过程中,其吸收系数与声频率的关系比较复杂。从超声吸收角度来说,弛豫过程对超声传播影响较小,相应的弛豫吸收衰减亦小。在液体或生物软组织中,声波能量的损耗主要是由于介质的黏滞性和热量的传递,因此声波的吸收系数 μ 可以取如下的形式

$$\mu = \frac{2\pi^2 \nu^2}{u^3} \left(\frac{4}{3} \frac{\eta}{\rho} + \frac{k}{\rho} \frac{\gamma - 1}{c_p} \right)$$ (6-8)

上式即是斯托克司—克希霍夫公式,是经典理论的声的吸收系数公式。从式中可以看到,声波在介质中的吸收系数与其频率的平方成正比,频率越高声波的传播距离就越短;反之,则声波的传播距离越长。这种现象很常见,如鼓的低沉的声音可以传得很远。对于 20kHz 以上的超声波,由于吸收系数较大,所以在介质中衰减也就较快。

此外,还可以看到,吸收系数 μ 与声速 u^3 成反比。已经知道声波在水中的速度比在空气中的速度要大很多,因此空气对声波能量的吸收要比水对声波能量的吸收大得多,即 $\mu_{空气} \gg \mu_{水}$。所以

声波或超声波在水或者生物软组织中传播的距离要比在空气中传播的距离大得多。超声波在空气中将被强烈吸收,尤其高频超声波更甚,频率在 100kHz 以上的超声波,实际上不能穿透过空气层。

4. 听觉域

当声波抵达人耳时,人耳将由声波引起的压强变化转变成神经刺激,再经大脑处理并反应为听到的某种声响。引起人耳听觉的声波,不仅有频率范围,而且有声强范围。对每一个给定的可闻频率,声强都有上下两个限值。下限值是能引起听觉的最低声强,低于下限值的声强,不能引起听觉,这个下限值称为最低可闻声强或听阈(threshold of hearing)。图 6-1 中,最下面的一条曲线表示正常人的听阈随声波频率而变化,这条曲线称为听阈曲线。从曲线可以看出,频率不同时,听阈可以相差很大,最敏感的频率约为 1000~5000Hz,这与耳的结构有关。上限是人耳所能忍受的最高声强,高于上限值的声强,只能引起耳的疼痛,不能产生听觉,这个上限值称为痛阈(threshold of feeling)。图 6-1 中最上面的一条曲线表示正常人的痛阈随频率而变化,称为痛阈曲线。由听阈线、痛阈线、20Hz 和 20000Hz 线所围成的区域,称为听觉区域(auditory region)。

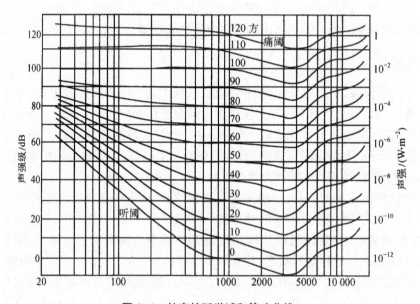

图 6-1　纯音的听觉域和等响曲线

5. 声强级和响度级

以 1000Hz 的声波为例,从听阈 10^{-12}W·m^{-2} 到痛阈 1W·m^{-2},上下限相差 10^{12} 倍。由于人的听觉声强范围很大,并且人耳所感觉到的声音响度近似与声强的对数成正比,即声强每增加 10 倍,主观感觉的响度约增加 1 倍。因此,在声学中通常采用对数标度来量度声强,称为声强级(intensity level of sound),单位是贝尔(bel,B),贝尔的 1/10 称为分贝(decibel,dB)。通常取 1000Hz 声音的听阈值 $I_0 = 10^{-12}$W·m^{-2} 作为标准参考声强,任一声波声强 I 与标准参考声强 I_0 的比值的对数,即为该声波的声强级,用 L 表示。

$$L = \lg \frac{I}{I_0}(\text{B}) = 10\lg \frac{I}{I_0}(\text{dB}) \tag{6-9}$$

几种常见声波的声强、声强级和响度见表 6-2。

表 6-2　几种常见声波的声强、声强级和响度

声音类型	声　强 /(W·m⁻²)	声强级 /dB	响　度
闻阈	10^{-12}	0	极轻
耳语	$10^{-11} \sim 10^{-10}$	10~20	轻
谈话	$10^{-6} \sim 10^{-5}$	60~70	正常
繁忙街道车辆声	$10^{-5} \sim 10^{-4}$	70~80	甚响
雷声	10^{-1}	110	震耳
痛觉阈	1	120	极响

人耳对声音强弱的主观感觉称为响度(loudness)。无论是声强还是声强级,都是声能的客观描述,它并不反映人耳所听到的响度等级。声强或声强级相同,但频率不同的声音,其响度可能相差很大。为了区分各种不同声音响度的大小,选用 1000Hz 声音的响度作为标准,将其他频率声音的响度与此标准相比较,只要它们的响度相同,即正常人主观感觉的统计结果认为响度相同,它们就有相同的响度级(loudness level)。响度级的单位是方(phon)。显然,对 1000Hz 的声音来说,它的强度级的分贝数在数值上等于它的响度级的方值。

将频率不同、响度级相同的各对应点连成一条线,构成等响曲线。图 6-1 中画出了不同响度级的等响曲线。听阈曲线是响度级为 0 方的等响曲线,痛阈曲线是响度级为 120 方的等响曲线。

应该指出,图 6-1 中的曲线是从大量听觉正常的人统计出来的结果,不同的人的等响曲线不完全相同。临床上常用听力计测定患者对各种频率声音的闻阈值,与正常的闻阈进行比较,借以判断患者的听力是否正常。

第二节　人耳传声的物理过程

人耳是一个设计巧妙的换能器,它能把空气中很弱的声波转换成听觉神经的电脉冲。图 6-2 为人耳解剖学结构的横截面。人耳由外耳、中耳和内耳组成。外耳包括耳廓和外耳道,止于鼓膜。中耳包括鼓膜、鼓室、听骨和咽鼓管。内耳包括由淋巴充满的、并附有柯蒂氏器的螺旋状耳蜗,以及柯蒂氏器上的纤毛细胞。

人耳传声的物理过程可分为三个阶段:声波是怎样通过外耳和中耳传播到内耳的耳蜗中去的。这主要是一个传输过程。作为声波分析器的耳蜗将接收到的声波能量又是怎样引起纤毛细胞的兴奋在听觉神经上产生动作电位。这主要是个接收和识别的过程,是个能量转换过程。作为大脑一部分的听觉皮质对听觉神经传输来的信号进行译码成为人听到的声信号。这主要是个识别、编码和感觉的过程。目前,对人耳传声物理过程研究得比较清楚的是第一阶段,即声波通过外耳和中耳传到耳蜗中去的过程。而对听觉神经系统在传声过程中的物理本质的研究,正越来越引起生物物理学者的极大关注。

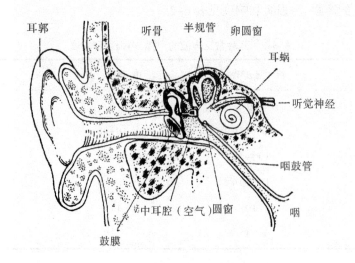

图 6-2 耳朵的横截面

(注意中耳与咽通过咽鼓管联结)

1. 外耳

外耳色括耳郭和外耳道。人的耳郭肌肉已退化,运动能力也已丧失,在听觉系统中是最不重要的部分,仅仅稍微有助于汇聚进入耳道的声波能量。有时,人把手掌放在耳郭后面拢成环状,以便汇集到更多的声波能量,获得一定的声强增益。

外耳的功能主要是来自于外耳道对声的放大作用。外耳道长约 2.5cm,直径约 0.8cm。从声学角度看,它相当于一个一端封闭的能与一定频率的声波产生共振的共振管腔。外耳道根据其大小和形状存在有固有频率,因而存在共振频率,通常共振频率 3000~4000Hz。当外来声波在外耳道发生共振时,声强将获得适当的增益,最大增益时其声强级的增量可达 17~22dB。外耳道对声波起放大作用的另一特点是其频响特性曲线并不很陡峭,如图 6-3 所示。所谓频响特性是指外耳道对不同频率的声波起到的声压(声强)增益是不同的。

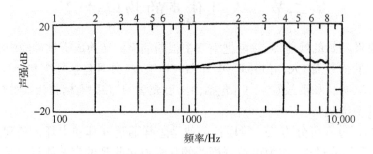

图 6-3 外耳道的频响特性曲线

(横坐标为声音频率,纵坐标为外耳道口与鼓膜附近声压差的分贝数)

2. 中耳

中耳包括鼓膜、鼓室、听骨、中耳肌肉、韧带及咽鼓管等。

2.1 中耳的声阻抗转换作用

中耳在传声过程中的一个重要功能是完成声阻抗的匹配作用,即实现声阻抗的转换。声波在人耳中传播是从耳腔中的空气传到内耳的淋巴液的。如果声波由耳腔中空气直接传播到内耳的淋巴液,则透射入淋巴液中声强的大小决定于它与空气的声阻抗的大小。据测定空气的声阻抗为 $4.20×10^2 kg·m^{-2}·s^{-1}$,内耳中淋巴液的声阻抗约为 $1.60×10^6 kg·m^{-2}·s^{-1}$。将这些数据代入公式(6-5)得到声波从空气传入内耳淋巴液的强度透射系数 $\alpha_{it} ≈ 10^{-3}$,即传入内耳淋巴液的声强仅仅是入射声强的 1/1000。但是,声波是由耳腔中空气经过鼓膜、听骨链及卵圆窗才传播到内耳的淋巴液的。中耳这样的传声结构及过程既能改变作用于卵圆窗膜上的声压,又能改变卵圆窗膜的振动速度,即改变了原来空气与淋巴液间直接的声阻抗关系,从而实现了声阻抗的转换。

2.2 中耳的声压放大作用

中耳在传声过程中的另一重要功能是对声压的放大作用。中耳的放大作用主要来源于两个因素。①听骨链的杠杆作用。该杠杆的长臂为锤骨柄,短臂为砧骨的长突,其转轴为通过锤骨颈部前韧带与砧骨短突之间的连线,刚好位于听骨链的重心上,见图6-4。在传递能量过程中,这种杠杆结构效率最高,几乎没有能量损耗。听骨链组成的杠杆其长、短臂之比约为1.3:1,于是作用在卵圆窗膜上的力大约就是作用于鼓膜上的力的1.3倍。②鼓膜的有效面积与卵圆窗膜有效面积的差别,两者面积大小之比约为20:1。于是,作用在卵圆窗膜上的声压大约就是作用在鼓膜上声压的26倍。中耳对声压的这一放大相当于对声强级的增益约为28dB。

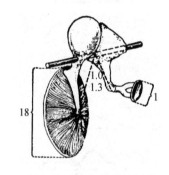

图6-4 鼓膜、听骨链及其转轴模式图(数字表示鼓膜的有效面积与卵圆窗面积比值以及听骨链长臂与短臂长度的比值)

鼓膜厚度约为 0.1mm,面积约 $65mm^2$,它把空气中的声振动耦合到中耳的听骨上。听骨链中的锤骨与鼓膜的连接部位并不在鼓膜的正中央,鼓膜边缘又与耳道壁联结。鼓膜的这种结构和形状,也使声强得到一定的增益。

上述分析表明:声波若由空气直接传入内耳,内耳获得的声强仅是入射声强的 0.1%,而由于中耳的上述作用,使声波经中耳传入内耳的声强约为入射声强的 46%,即声强的增益约为 460 倍。

2.3 中耳的保护作用

中耳对鼓膜和听力还起一定的保护作用,这主要是其中的咽鼓管在起作用。咽鼓管下通到嘴,正常情况下是封闭的而不是开着的。中耳内有空气,咽鼓管的作用在于使得鼓膜两边的空气保持着压力平衡。当中耳内的空气逐渐为组织所吸收而降低鼓膜内侧压力时,咽物、打呵欠、面部肌肉运动等能引起咽鼓管暂时打开,补充中耳内空气使鼓膜两侧压力得以平衡。当鼓膜外侧空气压力短时间内迅速变化时,如飞机起降,人们会利用张嘴,咽物等办法使咽鼓管暂时打开,以平衡中耳与大气的压力。假若由于某种原因咽鼓管打不开,耳的听力将会降低,严重时会引起疼痛。平衡系统失效的一般原因是咽鼓管的堵塞,常因各种耳疾所致。

此外,听骨和它们的韧带在免除强声损害,保护内耳方面也起着重要作用。强声能使中耳韧带向旁边拉听骨,以减少传到内耳的声波强度。

3. 内耳

内耳深藏在头颅硬骨之中,是靠骨保护的器官。内耳包括一个小螺旋状的为淋巴液充满的耳蜗。中耳的听骨和耳蜗靠卵圆窗联系,镫骨通过此窗把声波压力的变化传给耳蜗,耳蜗的不同部位把声波刺激通过编码转换为电脉冲信号经由听觉神经传递给大脑,提供给我们不同响度和频率的声音感觉。

内耳的功能主要概括为两个方面。一是对声音刺激的感受,其次是声音信号的分析。具体说又包括:声音所引起的耳蜗机械运动的过程;听毛细胞是怎样接受声音刺激的;耳蜗怎样分辨声音的频率与强度;耳蜗的换能过程以及换能过程中内耳生物电现象等问题。

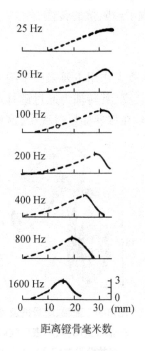

图6-5 不同频率在
基底膜产生的共振

声波由中耳经卵圆窗传入内耳,由空气传导而转换为在淋巴液中传导,从而声波沿基底膜传播。人耳的基底膜长约31.5mm。令人感到惊异的是,基底膜在耳蜗较大的部位反而较小,近镫骨处宽约0.04mm,以后逐渐增宽,至顶端处约为0.5mm。此外,基底膜的不同部位其劲度系数(stiffness)亦不相同,底端的劲度系数较大,随着宽度的增加而逐渐减小。根据振动系统的共振频率 $\omega_0 = \sqrt{\dfrac{k}{m}}$,所以得知基底膜不同部位具有不同的共振频率。因此,当声波沿着基底膜传播时,不同频率的声波,将在基底膜的不同部位发生共振,从而不同频率的声波在基底膜的不同部位产生相应的最大振幅。高频声波引起的最大振幅部位靠近卵圆窗,而低频声波的最大振幅部位则靠近蜗顶。中频则在基底膜的中间部分发生共振,其振幅的分布情况如图6-5所示。从图中可看到,在基底膜上振动的振幅最大的部位将随声频的高低而移动,频率越高的声音其振幅最大处就越靠近镫骨处。

这样,在声波沿基底膜传播过程中,声波频率与基底膜某处的固有频率相等时,即发生共振现象,其振幅达到最大。位于基底膜上最大振幅区的听毛细胞与听神经受到的刺激最强,从而兴奋沿不同部位的神经纤维传到听觉中枢不同部位,即产生不同的音调感觉。这即是耳蜗对声音频率的分析作用。因此,可以这样设想,基底膜是一个宽频带的机械滤波器,它起着将复合声音分为各种成分的作用。

为了进一步了解基底膜对声波频率反应特性,通过实验还观察了基底膜的同一部位对一系列强度相同而频率不同的声波所引起的反应,见图6-6。该图为基底膜靠近耳蜗底端一侧某处的共振曲线。如图所示该部位对2500Hz声波引起的振幅最大,但是在频率200~4000Hz范围内的声波都可引起不同程度的反应。总的看来,该部位基底膜的共振曲线并不陡峭,而是比较宽。特别是在共振曲线共振点近低频的一侧曲线坡度比较平坦而宽,近高频的一侧曲线坡度比较陡的这一特性与听神经中某些神经元的频响特性曲线的图形非常相似。说明听神经元对声音反应的特性与基底膜的机械特性有密切关系。总之，基底膜是一个宽频带机械滤波器，这个滤波器部分地可以起到将复合声音分为它各个成分的作用，亦即声波分析作用。但从基底膜的共振曲线特性看来，这个声波分析器的频率分辨能力还是相当低的。但是人耳对频率分辨能力，在 500~4000Hz 范围内可达0.3%。仅仅依靠耳蜗分析能力是很难达到这样高的水平。无疑，中枢神经系统在分辨频率的过程中要起到更重要的作用。

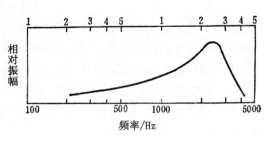

图 6-6 基底膜近耳蜗底端某处的共振曲线

鼓膜、听骨链以及卵圆窗膜将空气振动的能量传递到外淋巴完成了第一次阻抗匹配作用，而外淋巴的振动通过在基底膜上的行波方式，将振动转变为盖膜与网状板之间的剪切运动，使毛细胞的纤毛弯曲偏转，对毛细胞产生机械刺激，从而完成第二次阻抗匹配作用，即外淋巴液与毛细胞之间的阻抗匹配。毛细胞顶部的纤毛的弯曲或偏转是对声波振动刺激的一种特殊反应形式，也是引起毛细胞兴奋将机械能转变为生物电的开始。

声波通过毛细胞的换能作用转变为神经冲动，成为传递声音的信息。这些神经冲动在听神经纤维上传输时的时间与空间构型一般称为编码。

耳蜗编码大体上有两种型式：① 频率原则(frequency principle)，即听神经纤维按照刺激声波的频率发放相应节律的神经冲动。这种编码又叫时间模式(temporal pattern)。单条神经纤维放电记录证明，在一般情况下，神经冲动发放的频率可以与频率 300~400Hz 的声波同步，高于此频率则很难跟上声波的频率；② 部位原则(place principle)，根据耳蜗基底膜的机械特性，每种频率的声波在基底膜上相应部位产生一最大的位移，支配该部位的神经纤维所受到的刺激最大。高频率引起基底膜最近蜗底部位的神经兴奋最强，低频率对基底膜靠近蜗顶部位的神经兴奋作用最强，这种编码称空间模式(spatial pattern)。在能感受声音频率范围内，400Hz 以下的低频音是按频率原则编码，高频音 5000Hz 以上按部位原则。中间频率(400~5000Hz)则按频率与部位原则二者进行编码。

关于声音强度分辨问题，随着声音强度增加，引起基底膜振幅增大，同时振动的范围也扩大。不仅单纤维听神经的放电频率增多，同时在空间上被兴奋的神经纤维数目亦增多，因而感到声音很响。

对于人的听觉器官的研究，近些年来发展非常迅速。已经看到，对外耳和中耳的许多问题已经比较清楚。现在，许多工作已集中在听觉神经和大脑中枢活动的空间和时间的分布。由此看来，对听觉系统的研究，已经深入到生命科学的核心领域。可以预见，声学或许是人类最先突破人脑活动禁区的学科。

第三节　多普勒效应

前面我们所讨论的现象，都是认为声源和听声音的人(即观测者)都相对于媒质是静止不动的。现在我们研究在波源与观测者相对于媒质作相对运动时的情形。在日常生活中，我们时常会遇到这种情形。例如,当一辆救护车向我们身旁驶近时,我们听到它的笛声的音调(频率)升高,在远离我们而去时,又会听到音调降低下来。这种由于波源与观测者之间的相对运动所引起接收到的声音频率的改变现象,叫做多普勒效应(Doppler effect)。

现在我们分几种不同的情形加以讨论。

(1)观测者和声源相对于媒质静止:这时观测者在单位时间内所感觉到的声波的振动数 ν_1,与波源在单位时间内发出的振动数 ν_0 相等。这是因为设 c 为声波在媒质中传播的速度,λ 为波长,则

$$\nu_1 = \frac{c}{\lambda} = \frac{c}{cT} = \frac{1}{T} = \nu_0 \tag{6-10}$$

式中 T 为声波振动的周期。

(2)观测者以速度 v 相对于媒质运动,声源静止:首先假定观测者向声源接近迎着波传播方向运动,这就相当于波的传播速度为 $c+v$。因而这时在单位时间内通过观测者的波的数目为

$$\nu_2 = \frac{c+v}{\lambda} = \frac{c+v}{cT} = \left(1-\frac{v}{c}\right)\nu_0 \tag{6-11}$$

即观测者与声源趋近时,所听到的声音频率高于实际声源频率。

同理,如果观测者远离声源运动时,相当于声波速度减少,所以有

$$\nu'_2 = \frac{c-v}{\lambda} = \left(1-\frac{v}{c}\right)\nu_0 \tag{6-12}$$

观测者听到的声音音调比声源实际音调低。可见,在观测者运动情况下,频率的改变是由于观测者观测到的波数的改变造成的。

(3)波源以速度 u 相对于媒质运动,观测者静止:由于声波的速度因媒质的性质不同而异,不随声源是否运动而改变,也就是说在一个周期内总是传播一个波长的距离。然而,对于我们现在所讨论的情形,声波波源在一个周期的时间内,在波的传播方向上通过一段距离 uT,结果相应的波长缩短了,如图6-7所示。

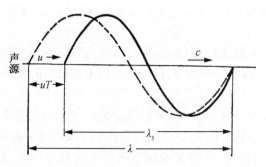

图6-7　波源相对于媒质运动,观测者静止

所以观测者所测知的波长为

$$\lambda_3 = \lambda - uT = cT - uT = (c-u)T$$

因此,观测者所听到的声频是

$$\nu_3 = \frac{c}{\lambda_3} = \frac{c}{c-u}\nu_0 = \frac{1}{1-\frac{u}{c}}\nu_0 \qquad (6-13)$$

相反地,如果声源远离观测者而运动,则有

$$\nu'_3 = \frac{c}{c+u}\nu_0 = \frac{1}{1+\frac{u}{c}}\nu_0 \qquad (6-14)$$

可见,在波源运动的情况下,观测频率的改变是由于波长的改变所致。

从上述讨论可以看到,观测者的运动和声源运动所导致的结果是不相同的。即使二者的速度一样(即 $u=\upsilon$)观测者所听到的频率并不相等。

(4) 观测者与声源同时相对于媒质运动:这是最一般的情形。按照上述(2)、(3)中的讨论,由于观测者的运动,声波的波数发生变化,由于声源运动,波长有所增减,结果观察者所听到的声音频率为:

$$\nu_4 = \frac{c \pm \upsilon}{\lambda \mp uT} = \frac{c \pm \upsilon}{c \mp u} \cdot \frac{1}{T} = \frac{c \pm \upsilon}{c \mp u}\nu_0 \qquad (6-15)$$

以上的讨论都是发生于声源和观测者联线上的情形。如果运动发生在其他的方向,则上边所用的 u、υ 代表实际速度在二者联线方向上的分量。在上述(6-15)式中,观测者向着声源运动时公式中 υ 前用"+"号;离开时用"−"号。声源向着观察者运动时,公式中 u 的前面用"−"号;离开时用"+"号。

多普勒效应可应用于观测天体的运动,通过星光的颜色的改变,即光波频率的变化,对天体进行研究工作。

在医学上,可用测量多普勒频率的方法,测量血液流速,作为心血管疾病的诊断研究的手段之一。

第四节   超声波的生物效应

1. 超声波的产生和探测

产生超声波的方法很多,在医用的超声波仪器中,常用的超声波发生器主要由高频脉冲发生器和压电式换能器两部分组成(图6-8)。

高频脉冲发生器用以产生超声频电振荡。常用的脉冲回波法,频率选择在 1~15MHz,在满足探测的条件下,尽可能采用较高频率。大多数超声诊断仪中采用脉冲形式,即振荡是间歇地进行的,每隔一定时间重复一次。每秒重复次数,称为重复频率(约1000次/秒),每次振荡持续时间,称为脉冲宽度(约几微秒)。

压电式换能器,也叫探头,它是利用某些

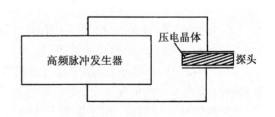

图6-8   超声波发生器示意图

晶体的压电效应做成的。当这种晶体的特定方向上相对的两表面受到压力或拉力,使它的厚度发生变化时,这两个面上就出现等量异性电荷。受压或受拉时,在表面上出现的电荷极性相反。在一定范围内,受力越大,所产生的电荷越多。当晶片受到变化的压力和拉力交替作用时,就在晶片两表面上产生同样规律的电压变化,这种现象称为正压电效应(piezoelectric effect)。反之,当这两个表面上加上电压时,晶片的厚度将视电场方向而变化,这种现象称为逆压电效应。将该晶片相对的两表面镀上薄银层,焊上导线作为电极,就构成了一个简单的探头,可以发射超声波,也可以接收超声波。

每一块换能器都有一固有的谐振频率。晶片越薄,它的振荡频率越高。沿着一定的轴线切割的石英晶片,2.85mm 的厚度大约有 1MHz 的谐振频率。在医学上常用的典型频率为 1~5MHz。在诊断方面用的平均功率约为几微瓦每平方厘米。超声脉冲通过放置在与皮肤紧密接触的振荡晶体射入人体,可利用水或胶糊状物来排除(接触处的)空气,这将使皮肤有良好的阻抗匹配,并且大大地增强进入人体的超声波和返回检测器的回波。

2. 超声波的特性

超声波除了具有一般机械波的性质以外,还具有一些其他可贵的特性,具体如下。

2.1　方向性好

声波可以产生衍射现象,其发散角由下式决定

$$\sin\theta = 1.22\frac{\lambda}{D} \tag{6-16}$$

式中 θ 为发散角;λ 为波长;D 为发声圆片的直径。

可见声波的波长愈短,发散角愈小,即愈易聚成细波束。由于超声波频率高,波长短,最短波长和红外线差不多,因此它和光线一样,可以用适当的方法使之会聚,并朝着一定的方向传播。根据这一特性可以制成各种超声波探测仪器。

2.2　反射性好

当声波与障碍物相遇时,障碍物的线度愈大于波长,衍射作用愈小,反射愈强。超声波的波长很短,很容易被障碍物反射回来。当超声波从一种媒质传到另一种媒质时,在媒质的界面上将发生反射和折射。反射强度 I 与入射强度 I_0 之比与两种媒质的声阻抗的关系由下式决定:

$$\frac{I}{I_0} = \left(\frac{Z_1 - Z_2}{Z_1 + Z_2}\right)^2 = \left(\frac{\rho_1 c_1 - \rho_2 c_2}{\rho_1 c_1 + \rho_2 c_2}\right)^2 \tag{6-17}$$

式中 Z_1 为 $\rho_1 c_1$,Z_2 为 $\rho_2 c_2$,Z_1 和 Z_2 为第一二两种媒质的声阻抗;ρ_1 和 ρ_2 为第一二两种媒质的密度;c_1 和 c_2 为第一二两种媒质的声速。

由式(6-17)计算可知,当超声波入射到水与空气界面时,将有 99.9% 能量被反射。而在界面媒质阻抗差别不大的情况下,反射波强度却只有入射波强度的 1‰,但由于超声波强度一般很大,反射波仍然可以测出。用于探测人体内部情况的各种医用超声扫描仪器,就是利用超声波在人体内部遇到不同密度的组织界面的反射回波来获取信息的。

2.3 强度比较大

由于声波的强度 $I = \frac{1}{2}\rho c \omega^2 A^2$，即强度与频率的平方成正比，超声波的频率很高，所以它的强度和功率比相同媒质里传播的同样振幅的声波要大得多，现代超声技术可以产生 $10^2 \sim 10^3 W$ 的功率。

2.4 贯穿本领大

由于超声波的强度一般比较大，传播的能量又很集中，所以贯穿本领大，以至可以透射几米厚的金属。它在固体和液体里传播时衰减很少，而在气体中会很快被吸收，所以很多应用都是在固体和液体里进行的。

3. 超声波与生物作用的机制

超声波与生物介质作用的物理机制，通常可归结为机械效应、热效应和空化效应三种。

3.1 机械效应

超声波是机械振动的传播过程。因此，当超声波在生物介质中传播时，将引起介质质点作高频振动，其振动的位移、速度、加速度及声压等力学量，都会引起生物效应。超声波在介质中向前传播时所产生的机械效应称为行波场中的机械效应；如果介质中出现反射波而形成驻波时，即产生驻波场中的机械效应，而这两种机械效应是不相同的。

行波场中的机械效应，主要是由于介质中各质点正压和负压不断地迅速变化而产生。许多人认为超声波对细胞的损伤作用就是由于这种迅速交变的压力而引起的。例如像细胞内的亚显微结构的变化，以及细胞膜渗透性的破坏等，据认为都与机械效应有关。超声的频率越高，对生物介质的机械效应便越显著。

如果在生物介质中发生反射波，从而在生物介质中产生驻波超声场。在驻波场中，质点振动最强烈之处是压力波腹，最弱处在波节。但是质点的振动加速度的最大值，即加速度波腹却是在压力波节之处。加速度波腹与压力波腹有 $\pi/2$ 的相位差。实验表明，把血液样品放在不同部位进行溶血试验，最大溶血发生在加速度波腹之处。此外，试验还发现在加速度波腹处细胞膜电位有变化，但在压力波腹处却没有明显的改变。这些试验说明摩擦力的作用有时比压力变化所起的作用更为重要。

超声波在介质中的传播，各有关参量如介质质点的振动位移、速度和加速度以及声压等，与生物效应有密切关系。如超声频率为 1MHz，介质密度为 $1000 kg/m^3$，传播速度为 1500m/s，当声强为 $100W/cm^2$ 时，声压为 1.7MPa，则质点振动的位移幅值为 180nm，振动速度为 1.2m/s，加速度为 $7.2 \times 10^6 m/s^2$，声波在黏滞介质中局部产生很高的速度梯度。根据流体力学原理，处于声场中的悬浮粒子，产生一种不均衡的切向力的作用，因而粒子将发生旋转或者趋向作环流运动，这即是产生了一种叫声流 (acoustic streaming)的运动。在这种情况下，悬浮粒子将引起膜结构的拉伸、扭曲以至断裂。当切向力达到 $300 \sim 450 N/m^2$ 时，就足以使红细胞发生溶血现象。据报道，与声流相联系的这种切向力，可能是导致生物组织损伤的主要机制。

能引起机械效应的阈值超声强度约在 $100\sim1000W/m^2$ 之间。

3.2 热效应

热效应是使部分的超声波能量转变为生物介质的热能。产生热量的大小决定于介质的吸收系数、超声的频率等,也和超声的强度及作用的时间有关。

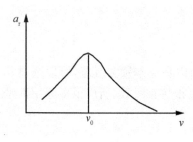

图 6-9 弛豫吸收系数与频率的关系

在生命物质中,一介质系统的能量可能以各种不同形式存在。例如分子的振动、转动、平动、分子的结构能等。当一束超声波通过介质时,就会使一种或多种形式的能量增加,从而使生物介质内部从某一状态转换到另一平衡状态,并且这种状态转换是不可逆的。这样就消耗能量,这种生物介质对声波能量的吸收称为弛豫吸收。对于一定的生物组织,弛豫吸收系数与超声频率的对应关系如图 6-9 所示。图中的 ν_0 称为弛豫频率,不同的生物介质 ν_0 的值亦不相同。

生命体的正常组织与病变组织,其内部的分子运动状态不同。可以预料,正常组织与病变组织对超声波的吸收情况亦不相同,这一点对于超声诊断器官的病变很有意义。例如,癌肿组织比正常组织对超声的吸收更为明显。

此外,一个值得注意的现象,即是当超声波所穿透的两种不同介质的分界面上,如软组织与骨骼,温度升高特别显著。其原因是超声纵波传播到不同组织界面时,会发生纵波向切变波的模式转换,切变波的超声吸收系数要比纵波大几个数量级,从而表现出界面处的强烈选择性加热。由此可以预见到,这种强烈的热效应,可为骨肿瘤的治疗开辟新的途径。

超声吸收是一个很复杂的课题,目前对其吸收机制还了解得很不够。据研究表明,在液体中,尤其是对于生物大分子,其吸收主要与分子内部和分子之间的结构有关。在活组织中,几乎全部由大分子吸收。所以在软组织中,80%左右的能量为弛豫过程中的蛋白质所吸收。

一般认为超声的热效应对应于声强小于 $10\ W/cm^2$,辐照时间大于 1s 的剂量范围。

3.3 空化效应

当超声波在液体中传播时,由于交变声压的作用在液体中产生空腔的现象称为空化现象。由于空化现象的出现对周围介质所产生的各种效应称为空化效应。人们注意到超声波的化学效应以及生物效应在很大程度上和空化现象有关。

空化现象的产生和许多因素有关。例如液体中所溶解的气体的量及其性质、液体的静压强、黏滞性及超声波的频率、强度和类型(连续式的或是脉冲式的),等等。

当液体中溶有气体时,容易产生空化观象。例如在水中,能产生空化时声压为 100kPa 左右,相当的强度为 $0.34W/cm^2$。能够产生显著的空化现象的强度为 $1.35W/cm^2$。如果事先驱走水中的空气,则强度需大大增加才能产生空化观象。液体的黏滞系数越大,超声波的频率越高时,产生空化均需要强度较大的超声波。而连续式的超声波要比脉冲式的更容易产生空泡。此外,如果液体已经过一次空化,则再次产生空化所需的超声强度亦可以减小。

产生空化的原因主要是由于交变声压的作用。当超声波通过液体时,各处的压强发生变化。声压为正时,液体受到压缩;而当声压为负时,液体受到拉力的作用。液体能够承受较大的压缩力,但却不能承受较大的拉力。当拉力超过内聚力时,液体发生"断裂",从而产生空泡。这种现象在有小气泡或杂质存在之处特别容易产生。

气泡形成之后,或保持稳定的径向振荡,或继续生长以至崩溃,前者称为稳定空化,后者称为瞬态空化。

在稳定空化下,液体内部的这种气泡的大振幅振动,将使生物结构发生变态。首先,由于组织结构之间产生的相对振荡运动,在周围液体中趋向于建立稳定的声流,足以破坏细胞膜和生物大分子。其次,由于剧烈振荡的结果,气体在微小气泡中压缩,局部产生了极高的温度和压强突变而引起电离。

对于瞬态空化,由于空泡存在的时间极短,在负压之后随之而来正声压,使空泡受到迅速的冲击而闭合,瞬息之间产生了极为强烈的局部附加压强,其数值一般为几百个 MPa。同时局部的温度猛烈上升,以致温度可达上万摄氏度,这将导致一系列破坏性后果。

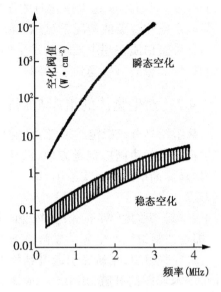

图 6-10　在水中空化与
频率和声强的关系

空化现象的出现应该与超声的频率和温度有关。研究表明,要引起空化:频率越高,需要的声强也越高。图 6-10 表示在水中产生的空化与频率和声强的关系。不同的介质产生空化的阈值亦不相同。例如在血液中,当超声频率为 500kHz 时,其声强约为 130 ~ 200W/cm²;在软组织中则为 400W/cm²。而空化现象使周围的生物组织结构损伤的阈值强度为 1000~2000W/cm²、辐照时间为 ms 级。

据报道,在低声强、长辐照时间范围内引起生物体损伤的物理机理是以热效应为主;而在高的声强、辐照时间短的情况下,引起损伤的机理是以瞬态空化效应为主;当声强处于 700 ~ 1500W/cm² 的中间范围时,损伤则主要产生于其他物理机理。

对于超声辐照在细胞或微生物悬浮液中,导致悬浮液中的细胞或微生物的死亡,空化效应在这过程中可能是主要的因素。

然而,值得注意的一个问题是,上述的空化现象基本上是超声在液态中产生的一种效应;但是空化现象在生物组织器官中究竟存在与否,仍有待进一步去探讨。

4. 超声波的生物作用

半个世纪以前,人们曾经用超声波对鱼、原生动物、单细胞动物以及血液分别进行了研究,试验结果证明了超声波对它们都有伤害作用。因此,从 1930 年以后的一段时期内,人们进而对超声波作用于病变组织给予了极大的注意。

4.1　对生物大分子的作用

研究超声与生物大分子的相互作用,常常被认为是研究超声与组织之间的相互作用的基础。人们知道,生命物质是很复杂的,其中最重要的生命物质是蛋白质,而核酸是组成核蛋白的辅基,参与了生物体内蛋白质的合成。据研究表明,对水溶液中相对分子质量小于 10^4 的蛋白质分子,只有出现超声空化时才发生降解;而对分子量大于 10^6 的 DNA 大分子,却可在无任何超声空化迹象的情况下显示出降解的发生。

这种蛋白质在超声处理后发生的降解现象,从而破坏了核酸的代谢作用,这样就使得细胞和核酸的分裂再生受到了抑制。

4.2 对生物体的组织与器官的作用

脑组织具有较稳定的声学及生物学性质,因此常常被选作研究的样品。在确定使脑组织产生损伤的超声阈值剂量方面,已从实验室取得了定量的结果,即在 $100\mu s \sim 10ms$ 的辐照时间内,阈值剂量是由下式给出,即

$$It^{1/2} = 200W \cdot cm^{-2} \cdot s^{1/2} \tag{6-18}$$

式中 I 为超声强度(W/cm^2),t 为辐照时间(s)。上式表明,当超声剂量等于或大于 $200W \cdot cm^{-2} \cdot s^{1/2}$ 时,即可使脑组织产生光学显微镜下可鉴别的结构损伤。

对肝脏组织,据研究引起其结构非可逆变化的超声阈值剂量约为脑组织的 2 倍,例如对外科手术暴露的肝脏,用 $0.5 \sim 6MHz$,峰值为 $56W/cm^2$ 的脉冲超声,辐照 5ms 即已出现严重损伤。

对于睾丸组织,据研究表明,应用 $1\sim2W/cm^2$ 的超声波辐照家兔睾丸可使精液中的精子数下降,但在 $4 \sim 6$ 个月之后又重新回升,并且未观察到精原细胞、支持细胞及间质细胞的形状变化。

4.3 对微生物的作用

根据许多研究工作表明,用超声波辐照微生物悬浮液,可导致悬浮液中的微生物死亡,并且显示出超声的空化效应在这一过程中是非常重要的。人们对于用微生物悬浮液所作的超声辐照实验颇感兴趣,由此可作为模拟系统来研究复杂的生物体系的超声效应的物理机理。虽然这种悬浮液的缺点是缺少组织的结构特性,但若采用凝胶固定的办法会使情况得到某种改善。对于组织中的超声空化现象,至今我们还了解很少。

4.4 对肿瘤组织的作用

肿瘤是危害很大的疾病。因此,超声波是否能够对肿瘤产生破坏或抑制,是一个很引人注意的问题。诚然,对这个问题,直到目前为止,还没有得出满意的回答,但据大量研究证明:当用超声加温至 $42\sim43℃$,并配合化疗或放射疗法,可有效地抑制癌细胞生长而取得满意的疗效。这里超声波加温则被认为是一种很有希望的方法,因为它在体内的加温深度可超过微波的加温深度。在临床上已达到 $6 \sim 12cm$,从而弥补了微波加热限于体表下浅层的不足。此外,超声可以精确地控制加温部位,据报道可控制在直径 8cm 范围内对人体深部组织进行加温。但是由于非破坏性测温手段尚未解决,因此使用超声加热疗法仍然存在一些困难。然而可以预料,超声在医学临床应用的前途仍是很宽广的。

从以上所述可以看出,超声波的生物效应有下列四个特点。

(1)超声强度:超声强度在生物学作用中占有重要地位,使用的强度不同将导致不同的效果。强度不超过一定值时,即使作用时间很长,也不致引起细胞及组织的明显破坏,而超过

一定数值时就能使组织受到损伤,因此,研究生物学作用时,必须注意超声波的强度。

（2）瞬间分裂:高强度超声能使细胞或组织产生瞬间分裂,而瞬间分裂往往是对生物体破坏的开端,这种破坏作用可以发展成机体的死亡。

（3）选择性:超声波的生物效应具有选择性。所谓选择性包括两个方面:一是超声对生物结构的破坏具有选择性;二是各种组织吸收超声的热作用具有选择性。这两个方面都和机体的结构有关。

（4）累积效应:强度恒定,脉冲宽度约 10ms,两脉冲间隔不大于 400ms。随脉冲宽度的增加,有累积效应,有时即使脉冲宽度增加,若脉冲间隔拉长,损伤也小些。在 1MHz 且脉冲间隔约 106ms 时,稳定空化最重要,但是当脉冲宽度小于 1ms 时,即使强度增加,效应也受到抑制。

由此得知,超声的生物效应不仅与超声的强度、频率、作用时间有关,更重要的还取决于机体本身的结构。

第五节 超声波在医学中的应用

超声波在医学中的应用包括超声诊断和超声治疗两个方面。这两方面应用的物理基础缘于超声波与人体组织的相互作用。这种相互作用通常可分为两类。一类为被动相互作用,此时超声波只作为探查有关人体生理与病理信息的工具,而不希望它对人体组织产生任何效应,超声诊断即属此类。另一类则是主动的相互作用,此时超声波作为一种能量形式,用它辐照人体一定部位,能对该部位产生如前所述的某种机械的、热的效应或空化效应,从而达到一定的治疗目的,这便是超声治疗。用于治疗目的的超声波辐照强度要超过一定的数值。如一般理疗的超声强度为每平方厘米几瓦,而用于破坏肿瘤组织的超声峰值功率需上千瓦。超声治疗首先在用于治疗神经痛方面获得疗效。20 世纪 50 年代以后,超声治疗法在许多国家开始应用,逐步发展了超声药物透入疗法、超声雾化吸收疗法、穴位超声疗法以及与其他理疗协同应用的超声—电疗等新疗法。20 世纪 80 年代以后,随着超声工程技术的发展,超声治疗技术取得了突破性的进展,尤其是超声体外碎石疗法和超声聚焦加热治疗癌症疗法已在临床治疗中显示出重要的应用价值。超声治疗的前景十分广阔,目前正进行着深入的研究。

超声波在诊断方面的应用,目前发展非常迅速,现已有多种超声诊断仪供临床应用。超声诊断的物理基础主要是利用超声波在介质分界面上的反射或散射。由于体内不同组织和脏器的声阻抗不同,超声波在界面上形成不同的反射波或散射波,称为回波。人体组织的声阻抗 Z 是人体组织结构与状态的特征量,故其中必然包含着有关人体组织的生理、病理信息。一旦组织发生病变,其 Z 值一般来说会有相应的变化。

媒质的 Z 值分布影响着声波在其中的传播过程。如媒质的 Z 值到处均匀不变,则意味着在声学上到处连续无界面,声波在其中将一直向前传播。反之,如 Z 值的分布不均匀,则意味着声学上出现了界面,声波的传播方向在此界面上将发生改变,如反射、折射(当界面尺寸 $l \gg$ 声波波长 λ 时)或散射(当 $l \geqslant \lambda$ 时)。超声波在人体内器官的表面上通常发生反射(因满足 $l \gg \lambda$),故在 B 型超声图象上可显示出清晰的器官轮廓;在器官内部则由于组织的不同组份(如胶原蛋白、脂肪等)各具有不同的 Z 值,从而构成了许多微小的声学界面(因有 $l \leqslant \lambda$),超声波在此发生散射,许多微弱的超声散射回波即通过 B 型超声的灰阶显示给出了软组织内部的细微结构。这正是超声回波影象诊断所特有的,是 X 射线成象中所不可比拟的优点之一。

当前广泛用于临床的各种超声诊断仪,诸如 A 型、B 型、M 型及超声多普勒血流仪等,都是根据人体组织 Z 值不连续,在大大小小界面上引起超声回波的原理而发展起来的,是从病变器官组织的 Z 值变化或运动状态变化来获取诊断信息的。

下面简要介绍当前应用广泛的几种超声诊断仪的工作原理及其分辨率等问题。

1. A 型超声诊断仪

A 型(amplitude mode)超声诊断仪是将回声以波的形式显示出来,为幅度调制型。它以纵坐标代表回波的强弱,横坐标代表回波传播的时间(距离)。回波强,则幅度高;回波弱,则幅度低。图 6–11 为 A 型超声诊断仪原理示意图。图中探头既是超声发射器,又是超声回波的接收器。它以固定的位置和方向对人体探查,在探头和体表之间涂油达到声阻抗匹配的目的,以防产生空隙损失能量。所用超声波的频率为兆赫级,它以脉冲的形式发出,进入人体后在不同媒质的界面上被反射回来。在两个脉冲之间,探头起着探测器的作用,将反射回波接收下来,经过适当处理(如放大)后显示在示波器的荧光屏上。

A 型超声诊断仪通过测量回声脉冲之间的距离可以算出组织界面的深度和不同组织界面间的距离,从回波的幅度的高低、形状及有无,来诊断受检查者的病变和与解剖有关的信息。A 型超声诊断仪提供的仅是体内器官的一维信息,它只能用于定位,不能显示体内被探查物体的具体形状。

A 型超声诊断仪构造简单,操作方便,在测距以及检查液性占位性病变方面较为准确,在许多临床科室中都有应用。主要检查部位有肝、胆、脾、眼、脑和泌尿生殖系统。

A 型仪最有代表性的应用是检测脑中线的位置。一般正常人脑中线的位置应在颅骨的几何中心,最大偏差也不过 0.3cm,若根据回波探出脑中线位置之差超过 0.3cm,则脑中可能有占位性病变。此检查方法无痛苦、准确性高。据国内外报道,一般符合率为 84%~97%,目前已成为神经内、外科不可缺少的辅助性诊断工具。

在眼科中可以利用 A 型仪测量眼轴的长短,眼内异物和眼部肿物等。由于眼睛结构的特点,眼科用的探头一般较小,直径为 3~8mm,频率要高一些,通常在 5MHz 以上。对于用光学仪器检查有困难的病变,如角膜、晶状体或玻璃体混浊,均可用超声检查。

2. B 型超声诊断仪

B 型(brightness mode)超声诊断仪是将回波信号以光点的形式显示出来,为辉度调制型。其基本原理与 A 型超声诊断仪大致相同,只是将探头制成直线移动形式,每一回波在示波器上产生一个光点,光点的位置与产生回波的反射界面的位置相对应。图 6–12 为 B 型超声诊断仪基本原理示意图。回波信号对应于显示屏上自上而下分布的光点群,信号愈强,光点愈亮。光点之间的距离代表各个界面之间的距离。当探头沿被探查体表面移动时,可通过电子学的方法使得这条竖直光点群与探头同步移动,这样就在显示屏上显示出相应部位截面的二维超声图像,且具有连续显示运动脏器的功能。

声束掠过某剖面的过程称为扫描(scan)。初期的 B 超采用手动和机械扫描,这两种扫描方式速度慢,现在发展到电子线性扫描和电子扇形扫描等。由数十个乃至数百个探头按一定的顺

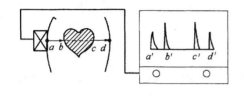

图 6-11 A 型超声诊断仪原理示意

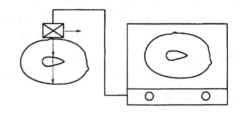

图 6-12 B 型超声诊断仪原理示意

序排列成线性阵列,构成多元探头并由电子开关控制,使其轮流工作,大大提高了扫描速度和图像的质量。多探头的阵元数已从早期的 40、120 发展到现在的 256、400 等。

B 型超声诊断技术能得到人体内部脏器和病变的二维断层像,并且能对运动脏器进行实时动态观察,因此近年来发展非常迅速。它的主要优点是无放射性、无损伤、检查方便,能直观地显示脏器的大小、形态、内部结构,并可将实质性、液性或含气性组织区分开来,结论明确。超声显像是 20 世纪 80 年代医学三大影像诊断技术之一。

B 型超声诊断的应用十分广泛,可以把它概括为三个方面。

(1)在妇产科方面:可以显示胎头、胎体、胎位、胎数、胎心、胎盘、宫外孕、死胎,葡萄胎、无脑儿、盆腔肿块等;还可以根据胎头的大小估计妊娠周数。

(2)显示体内脏器:可以显示人体内部脏器的轮廓以及其内部结构,如肝、脾、胆、肾、胰、膀胱等的外形及其内部结构;还可以区别肿块的性质,如果是浸润型病变时,往往无边界回声或边缘不整齐,如当肿块有膜时,其边界有回声且显示平滑。

(3)显示表浅器官结构:可以显示一些表浅器官的内部结构,如眼睛、甲状腺、乳房等。

3. M 型超声诊断仪

M 型(motion mode)超声诊断仪的基本原理是将反射界面的运动情况转换成脉冲回声光点的位移与时间的关系曲线,它既有 A 超的特点,即探头固定不动,又有 B 超的特点,即用辉度显示回波,为辉度调制型。因 M 超所显示的图像适用于观察心脏的运动情况,故常称为超声心动图。例如,将超声波射向心脏瓣膜并产生回声脉冲被探头接收,显示器上将显示心脏瓣膜的运动曲线。

在实际应用中,可以将心动图与心电图和心音图同步显示。

4. 超声多普勒血流仪

图 6-13 是利用多普勒效应测量血流速度的原理图。图中 v 是血流速度,θ 是超声波传播方向与血流方向之间的夹角。探头由发射和接收超声波的两块晶片所组成。设作为静止声源的探头发射超声波的频率为 ν,血管中随血流

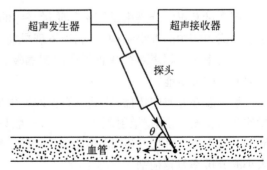

图 6-13 多普勒效应血流计原理

以速度 v 运动着的红细胞接收到的频率 v' 为

$$v' = \frac{u + v\cos\theta}{u}v \tag{6-19}$$

u 为超声波在人体内的传播速度。

由红细胞反射回来的超声波被静止的探头接收，这些红细胞相当于以 v 运动着的声源，探头接收到的频率 v'' 为

$$v'' = \frac{u}{u - v\cos\theta}v' \tag{6-20}$$

将式(6-19)代入式(6-20)，得

$$v'' = \frac{u + v\cos\theta}{u - v\cos\theta}v \tag{6-21}$$

探头发出的超声波频率与接收的回波频率之差，即多普勒频移 Δv 为

$$\Delta v = v'' - v = \frac{2v\cos\theta}{u - v\cos\theta}v \tag{6-22}$$

因为 $u \gg v\cos\theta$，式(6-22)可改写为

$$\Delta v = \frac{2v\cos\theta}{u}v \tag{6-23}$$

或

$$v = \frac{u}{2\nu\cos\theta}\Delta v \tag{6-24}$$

根据式(6-24)，可以算出血流速度。

超声多普勒法分为连续多普勒(CW)和脉冲多普勒(PW)。前者的缺点是没有距离分辨能力，在超声束方向上的所有多普勒信号总是重叠在一起；后者具有距离分辨能力，能够检测出某特定深度的多普勒信号，可用于心腔内部和大血管血流信号的检测。现在的多普勒超声成像装置大多采用将脉冲多普勒与 B 超相结合的办法，在 B 超上一边设立多普勒取样，一边输出血流信息，因此可得到正确的血液流速采样位置，能方便地对运动脏器和血流进行测量，对于胎儿胎心的检查要比一般听诊器能早查知 2~3 个月。目前已成为探测心脏、研究血流和妇产科的重要诊断工具。

5. 超声诊断仪的分辨率

超声诊断仪的分辨率是衡量其质量好坏的最重要的指标。分辨率高的仪器，图像清晰，能显示脏器或组织中的细小结构，有利于发现早期的病变，并给出满意的诊断。

分辨率是指超声对被探查媒质内相隔极近两点能够产生分得开的像的本领，在诊断上即超声对病变的分辨能力。

超声波在介质中传播，遇到障碍物即发生反射。如果障碍物的线度较小（与超声波的波长可相比）时，将发生衍射、散射现象。因此，一般只有当病灶比超声波的波长大数倍时，才能发生明显的反射现象。由此可知：超声波诊断仪的分辨率与超声的频率有关。超声的频率越高，对病灶大小的分辨率就越精细。

超声诊断仪有横向分辨率和纵向分辨率之分。

5.1 横向分辨率

横向分辨率表示区分处于与声束轴线垂直的平面上二个物体的能力。

很显然,横向分辨率与超声束的直径有关。当超声束直径小于二点之间的距离时,能把这二点区分开来,否则,只能当作一点形成一个反射波。因而横向分辨率可用超声束直径来度量,即可以认为它就等于超声束的宽度。由此可见,在超声近场区,其分辨率较高,在远场区横向分辨率将下降。

仪器的图像质量主要取决于横向分辨率。横向分辨率好,图像就细腻,小结构就能显示清楚。反之,图像不清晰。横向分辨率由晶片的形状、发射频率、聚焦及离换能器的距离诸因素决定。现代化的显像仪横向分辨率可达 2mm。

5.2 纵向分辨率

纵向分辨率表示区分位于声束轴线上二个物体的能力,以刚好可区别的两个物体之间的最小距离来量度。

纵向分辨率与超声脉冲宽度有关,而超声束脉冲宽度又由探头的性能,以及电路的工作状态等因素决定。设超声脉冲的宽度为 τ,a、b 为沿声束轴线方向上的两个物体,其间的距离为 y,则超声脉冲由 a 点到达 b 点,并从 b 点返回 a 点所需的时间为 $2y/c$(式中 c 为超声的传播速度)。若 $\tau > 2y/c$ 则不能分辨,若 $\tau \leqslant 2y/c$ 时则能分辨。由此可知,超声诊断仪的纵向分辨率应 $\geqslant (c/2)\tau$。脉冲宽度 τ 越窄,其纵向分辨率就越高。

6. 超声诊断仪的频率和频带宽度的选择

从上面的讨论中可以看到,在超声诊断中必须考虑到频率的选择问题。一般常用的脉冲回波法频率选择 1~15MHz。而透射型超声成像法中多选 1~10MHz。在前面讨论超声的衰减和吸收时已经提到过,人体对超声的衰减将随着频率的升高而增大。因此,在探测较深部位,如腹部就不能用较高的频率,一般选择 2~5MHz。此外,对某些组织,如颅脑、肺部等,即使距离不大,但由于单位距离衰减值较大或超声通过的界面很多,也不宜选用较高的频率,一般多选用 1~2MHz,低者也有用到 500kHz 的。

在探测距离满足需要的情况下,为了提高分辨率,亦尽可能采用频率较高的超声。在检查表浅器官如甲状腺、眼等时,一般选用 5MHz 或更高一些。对眼的检查也有用 15~25MHz 的。

诊断仪器的频带宽度,直接影响仪器的总分辨率和灵敏度以及信噪比。一个宽度为 τ 的脉冲信号,其频带宽度至少为 $\frac{1}{\tau}$,如 $1\mu s$ 宽度的脉冲,至少要用 1MHz 带宽的放大器放大,否则就会失真。频带宽度越宽,仪器的灵敏度就越下降,而噪声也随之增加,从而降低了仪器的信噪比和抗干扰能力。另外,由于制作探头时,频率难于统一,所以如果仪器频带宽度过窄,将使探头的合用率降低。因此,为了使仪器生产方便,适当增加频带宽度也是必要的。所以在考虑到仪器的分辨率,灵敏度以及信噪比的要求时,需要有一个合理的折中,不同情况,取不同的值。

第六节　次声波与噪声的生物学效应

1. 次声波的生物效应

次声波是一种人耳听不到的声波,其频率低于 20Hz,在大自然的许多活动中,例如火山爆发、地震、台风、火箭发射、车辆行驶等,都有次声波的产生。

次声波的特征是频率低,波长较长。例如 3.5Hz 的次声,在空气中传播时,其波长约为 100m。如前所述物质对声波的吸收其吸收系数与声波的频率的平方成正比,由于次声的频率较低,因而吸收系数较小,这样次声波在空气或物质中的强度衰减就较慢。因此,次声波的穿透性较强,可以传播得很远很远。

由于次声波的波长较长,因此它在传播过程中,受障碍物反射现象就较弱,而衍射现象就比较显著。因此,次声波就比较容易地绕过一般的障碍物。基于次声波具有传播远、穿透性较强的特性,难怪人们把次声波设法应用于传递自然信息,如探测气象、地震或火山爆发、侦察台风等。

20 世纪 30 年代,美国的一位物理学家伍德曾经对次声波的生物效应进行过研究。据说,一次他把一台次声波发生器带到剧场里。当开演时,他悄悄地开动次声发生器,然后坐在他自己的包厢里静观后效,只见观众席里一种慌恐不安和迷惑不解的气氛油然而生。从那以后,次声波对人体的影响,逐渐引起各国科学家的关注。

那么,在次声波穿透人体之后,将产生什么样的后果呢? 这是人们非常关心的一个问题。

如前所述,次声波频率很低,波长很长,具有很强的穿透本领。在次声波的辐照下,人体的各个器官都不能幸免,考虑到人体的各个器官,例如头颅、胸腔、腹腔等,其固有频率大都在 1~20Hz。因此,这个频段的强次声波最容易通过共振机理对人体产生危害作用。近 20 年来,科学家们在次声舱中对次声波的生物效应进行了大量试验,已经证明:频率为 2~20Hz、声强级 100~140dB 的次声波可能给人体带来各种心理、生理和病理上的强烈反应。

实验表明,人的腹腔对 4~8Hz 的次声波,能产生相当危险的共振;胸腔对 5~7Hz 的次声,即已产生强烈的振动,并产生了人所不能忍受的胸痛;头颅对 10~13Hz 的次声,即可引起头痛等。不过,次声波对脑的作用十分复杂,它和酒精对脑的作用相似。在二者同时作用时,其效果将加强,这将使从事脑力劳动的能力显著地恶化。也曾发现,在次声波的作用下,听力有所减弱。

医生也已经注意到,人体对次声波的反应是各有不同的。一般说来,主要表现为头痛、烦躁、耳鸣、胸部有压迫感、四肢麻木、恶心、鼻出血、心悸、失眠,梅尼埃病等自觉症状。然而,对这些症状,医生检查时没能发现有明显的异常,往往诊断为神经官能症,更年期障碍等疾病。不过,这种自觉症状也因人而异。有些人极端敏感,但有些人竟毫无感觉。一般中年妇女比较敏感,反应较为强烈。

有许多人乘船乘车的时候发生晕船晕车的现象,经研究发现这是次声波在作怪,重者可造成肌肉痉挛,呼吸困难。当然各人的反应亦不尽相同。

有人曾做过这样的动物实验,将狗和猴子置于次声波的作用之下,次声波的频率为 7~9Hz,在 172dB 的强次声作用下,发现狗和猴子出现呼吸困难;当声强达 185~195dB 时,动物全部死亡。进一步研究发现,动物致死的主要原因是由于次声波与动物的内脏器官产生了共振,使心脏破裂所造成的。

2. 噪声的生物效应

噪声是一种无一定规律的声音。由于近代工业的发展和进步，人们的生活越来越丰富多彩，因而也产生了噪声。目前噪声已经成为一种影响人们生活和健康的重大公害。

噪声有三个基本参量，即强度、时间和频谱。其中起主要作用的是强度。

噪声对人体具有多方面的影响，主要有二类：一类是即时性或暂时性的影响；另一类是永久性效应。

对于第一类的即时性效应，是指发生于噪声作用的当时，在噪声作用后 1~2 天内即可以恢复。这类明显的例子是，噪声引起分心，尤其是突然来的强声。这样，对警戒工作，精细操作及其它需要集中注意力的工作，将产生很大的影响，甚至会引发严重的事故。

噪声的即时性影响的另一明显例子是听力受到影响。在强噪声环境中停留之后，人的听力将发生暂时性下降。多数可在 1~2 天内得到恢复。

此外，在噪声的作用下，有引起呼吸加快，心率升高，血压出现波动，自主神经系统受干扰等。噪声还会严重影响人们的情绪，使人烦躁，其程度与噪声频率有关。一般说来高频（1500Hz以上）比低频更为恼人。

噪声对生物的永久性效应，包括长期职业性噪声暴露所造成的永久性听力损失，持久性的神经性症状和神经系统功能衰退，心血管系统功能损害和心血管病发病率升高，消化系统功能不良、自主神经系统和内分泌系统功能失常，等等。

所谓噪声性耳聋，是指声频为 500Hz、1000Hz、2000Hz 的这三个频率听力损失的算术平均值超过 25dB 的，即定义为噪声性耳聋。要防止造成这种危害，就必须把各种噪声，特别是工业噪声降到 80dB 以下。

然而人们也已经注意到，人耳最易遭受损伤的频率是 4000Hz。虽然有的人没有产生噪声性耳聋，但是声频为 4000Hz 的噪声对听力的损伤却是相当严重的。

据报道，我国有关方面对这个问题进行了探索。运用生物控制论的概念，通过电子计算机分析心电图和脑电图，发现在噪声环境中工作 10 年以上的部分工人，其心电图和脑电图出现了与心脏病和脑病患者相似的指标。这在噪声研究领域是一个新的发展。因为长时期来，尽管从调查中已经发现：长时期工作和生活于强噪声条件下的人，有头痛、头晕，睡眠不良、记忆减退、胸闷、心悸等主诉症状，但是始终没有找到一个确切的客观生理指标能证实噪声对心脏和大脑的伤害，并证明这种伤害带有病理性质。

用电子计算机分析心、脑电图已经有 20 多年的历史。但遗憾的是，在临床诊断上和在环境科学领域里都没有取得突出的进展。采用了生物控制论的原理，把大脑和心脏类比为一种特殊的机器，用分析机器系统上已经行之有效的工程控制论的一些计算公式和指标，能够反映出噪声对大脑和心脏功能的损害。从人体工程学角度全面评价噪声对人体的影响，使对噪声的研究建立在更为可靠的科学基础之上。

然而人们也已经注意到，噪声并非全是有害的。55dB 以下的低强度噪声，对人并无造成伤害；相反地可克服隔绝和低负荷效应。如果万籁俱寂，会令人静得可怕。可见一定强度的噪声，不仅无害，而且是必要的。

思考题　习题六

6-1　什么是超声波的机械效应、热效应和空化效应?

6-2　两种声音的声强级相差 1dB,求它们的强度之比。

6-3　同一媒质中,两声波的声强级相差 30dB,则它们的声强之比为多少?

6-4　声压幅值为 80N/m²、声阻为 443.7kg/(m²·s)的声强是多少?

6-5　声波由空气以 30° 角的入射角入射于水中,试求其折射角为多大。

6-6　已知 20℃时空气和水的声阻抗分别为 415kg/(m²·s)和 1.48×10⁶kg/(m²·s),试计算平面声波由空气垂直入射于水面时声强反射系数和透射系数。

6-7　设声波的速度为 340m/s, 当一列火车以 50m/s 的速度向你开来并以 3kHz 的频率鸣笛时,则你接收到的频率是多少?离去时频率又是多少?

6-8　用多普勒效应来测量心脏壁运动时,以 5MHz 的超声波直射心脏壁（即入射角为 0°）,测出接收与发出的波频差为 500Hz。已知声波在软组织中的速度为 1500m·s⁻¹,求此时心壁的运动速度。

第七章

电磁场的基本概念、规律

【学习要求】
  1. 掌握电场强度、电势、电流强度、电流密度、电动势、磁感应强度、电容、交流电路的阻抗等概念。
  2. 掌握电偶极子、电偶层电场中电势分布特点。
  3. 理解含源电路欧姆定律、基尔霍夫定律、法拉弟电磁感应定律。
  4. 理解洛仑兹力、安培力。理解磁场对运动电荷,对载流导体的作用。理解质谱仪的工作原理。
  5. 了解电介质的极化,磁介质的分类,电磁波谱。

电磁现象普遍地存在于自然界及人类生活的各个方面。人体的所有功能和生命过程都以某种方式涉及生物电磁活动。大脑活动、神经兴奋和传导过程、心脏的搏动基本上是电的活动。人体产生的许多电磁信号是人体各种组织、器官生命活动的结果。电磁学的基本概念、规律和理论知识和医学、药学有着密切的关系。

第一节 静 电 场

1. 电场 电场强度

1.1 电荷与库仑定律

电荷(electric charge)表示物质的带电属性,用电量作为电荷的量度,单位是库仑(C)。电荷的量值只能是一基本电荷 e(即电子的电量, $e = 1.602 \times 10^{-19}$C)的整数倍,即电荷只能取分立的、不连续的量值。这种性质称为电荷的量子性。在本章所讨论的宏观现象中所涉及的电荷远比 e 大得多,故可认为电荷连续地分布在带电体上而忽略电荷的量子性所引起的微观起伏。

在真空中两个静止点电荷(形状和大小可以忽略的带电体)间相互作用力 F 的大小与两个点电荷的电量 q_1、q_2 的乘积成正比,与它们之间距离 r 的平方成反比。作用力的方向沿着它们的连线,同种电荷相斥,异种电荷相吸。这就是库仑定律(Coulomb's law)。例如, q_1 对 q_2 的作用力 F

$$F = k\frac{q_1 q_2}{r^2} r_0 \tag{7-1}$$

式中, r_0 是单位矢量, 方向由 q_1 指向 q_2。比例系数 k 的数值及单位取决于式中各量所采用的单位。在国际单位制(SI)中通常为了简化电磁学中的一些常用公式,将 k 写成 $k = 1/4\pi\varepsilon_0$,其中 $\varepsilon_0 = 8.85 \times 10^{-12}\mathrm{C}^2 \cdot \mathrm{N}^{-1} \cdot \mathrm{m}^{-2}$ 称真空电容率(permittivity of vacuum)或真空介电常量。库仑定律是实验定律,它是电学理论的基础。物质的结构以及化学作用等问题的微观本质也都主要地与库仑力有关。公式(7-1)严格成立于真空中,对于空气可近似地使用。

1.2 电场与电场强度

电场(electric field)是存在于带电体周围空间的特殊物质。任何电荷都在它周围空间产生电场。电荷之间的相互作用正是通过电场实现的。库仑力即是电场力。建立电场的电荷通常称为场源电荷(charge of field source)。与观察者相对静止的场源电荷所产生的电场称为静电场(electrostatic field),它是不随时间而变化的稳定电场。

电场具有两种重要性质:一是力的性质,即放入电场的任何电荷都将受到电场力的作用;二是能的性质,即当电荷在电场中运动时,电场力对电荷要作功,表明电场具有能量。

为了对电场的性质进行描述,我们引入试探电荷的概念。所带电量足够少且引入后不会影响原来电场性质的点电荷称为试探电荷(test charge)。由库仑定律可知,试探电荷 q_0 在电场中某点所受的力 $\boldsymbol{F}$ 不仅与该点所在的位置有关,而且与 q_0 的多少有关。比值 $\boldsymbol{F}/q_0$ 则仅由电场在该点的客观性质而定,与试探电荷无关。于是我们定义这一比值为描述电场具有力的性质的物理量,称为电场强度(electric field intensity),简称场强,以 $\boldsymbol{E}$ 表示,则

$$\boldsymbol{E} = \boldsymbol{F}/q_0 \tag{7-2}$$

场强的定义也可表述为:电场中某点的场强矢量,其量值等于一个单位试探电荷在该点所受的力,其方向与正电荷在该点所受力的方向一致。在 SI 制中场强的单位是 $\mathrm{N} \cdot \mathrm{C}^{-1}$ 或 $\mathrm{V} \cdot \mathrm{m}^{-1}$,这两者是相等的。

$\boldsymbol{E}$ 是矢量。对于静电场,它是电场所占据之空间坐标的单值矢量函数。应该指出,电场客观存在,它仅决定于场源电荷的分布,与是否引入试探电荷无关。空间各点的 $\boldsymbol{E}$ 都相等的电场称为均匀电场或匀强电场。

1.3 点电荷电场中的场强

真空中一个孤立点电荷 q 产生的电场在距其 r 远处 P 点的场强,由式(7-1)和(7-2)可得到

$$\boldsymbol{E} = \frac{\boldsymbol{F}}{q_0} = k\frac{q_0 q}{q_0 r^2}\mathbf{r}_0 = k\frac{q}{r^2}\mathbf{r}_0 \tag{7-3}$$

式中 $\mathbf{r}_0$ 是由 q 指向 P 的单位矢量。当场源电荷 q 为正时,$\boldsymbol{E}$ 与 $\mathbf{r}_0$ 同方向;当 q 为负时,$\boldsymbol{E}$ 与 $\mathbf{r}_0$ 反方向。该式表明点电荷的电场以其场源为中心呈球形对称分布。

1.4 场强叠加原理

实验表明电场力也满足力的独立作用原理。由 n 个点电荷所组成的带电体系在空间某点的总场强

$$\boldsymbol{E} = \frac{\boldsymbol{F}}{q_0} = \sum_{i=1}^{n} \frac{\boldsymbol{F}_i}{q_0} = \sum_{i=1}^{n} \boldsymbol{E}_i \tag{7-4}$$

式中 E_i 为第 i 个点电荷在该点的场强,而式(7-4)则称为场强叠加原理(superposition principle of field intensity)。它表明:电场中任一点的场强等于组成场源的各个点电荷各自在该点独立产生的场强的矢量和。因此,只要知道点电荷的场强和场源系统的电荷分布情况,便可计算出任意带电体系电场的场强。以上原理不仅对于点电荷电场的叠加,而且对于任意带电体系电场的叠加都是正确的。

库仑定律与叠加原理是静电学中最基本的内容,将两者结合起来原则上可以解决静电场的空间分布问题。

2. 电势差　电势

前面我们讨论了静电场的力的性质,现在来讨论静电场的能的性质。

2.1　电场力所做的功

设一试验电荷 q_0 在点电荷 $+q$ 产生的电场中从 a 点经任一路径到达 b 点, 如图 7-1 所示。我们可以把整个路径分成许多个元位移, 任取一元位移 Δl, 设 Δl 处的场强为 E, 则静电力 F 在这一元位移上所做的元功为

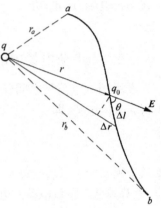

$$\Delta A = F \cdot \Delta l = q_0 E \cdot \Delta l = q_0 E \cos \theta \Delta l$$

式中 θ 是电场强度 E 和 Δl 方向的夹角。由于 $E = k\dfrac{q}{r^2}$, $\Delta r = \cos\theta\Delta l$, 故

$$\Delta A = \frac{k q_0 q}{r^2} \cos\theta \Delta l = \frac{k q_0 q}{r^2} \Delta r$$

试验电荷 q_0 从 a 点移到 b 点的过程中,电场力所作的功为

$$A_{ab} = \sum \Delta A = k q_0 q \sum_{i=2}^{b} \frac{1}{r_i^2} \Delta r$$

图 7-1　电荷运动时电场力做功的计算

$$= k q_0 q \left(\frac{1}{r_a} - \frac{1}{r_b} \right) \tag{7-5}$$

上式说明,电荷 q_0 从 a 运动到 b 的过程中,电场力所做的功只取决于运动电荷的始末位置,而与路径无关。静电场的这一特性叫静电场的保守性(conservatism in electrostatic field)。它说明静电场是保守力场。

2.2　电势差　电势

由于静电场是保守力场,意味着对静电场来说,存在着一个由电场中各点的位置所决定的标量函数,此函数在 a 到 b 两点的数值之差等于从 a 点到 b 点移动试验电荷 q_0 时静电场力所做的功除以试验电荷 q_0。这个函数称为电场的电势(electric potential)(或势函数),以 V_a 和 V_b 分别表示 a 和 b 点的电势,可以有下述定义公式

$$V_a - V_b = \frac{A_{ab}}{q_0} \tag{7-6}$$

(V_a-V_b)称为a和b两点间的电势差(也可记作V_{ab})。由于静电场的保守性,对于给定的任意两点a和b,其电势差具有完全确定的值。

式(7-6)只能给出静电场中任意两点的电势差,而不能确定任一点的电势值。为了给出静电场中各点的电势值,需预先选定一个参考位置,并指定它的电势为零。这一参考位置叫电势零点。通常人们规定电荷在无穷远处的电势为零,以V_∞表示电势零点,由式(7-6)可得静电场中任意一点a的电势为

$$V_a = \frac{A_{a\infty}}{q_0} \tag{7-7}$$

a点的电势也就等于将试验电荷q_0自a点沿任意路径移到电势零点时,电场力所作的功。电势零点选定后,电场中所有各点的电势值就由式(7-7)唯一地确定了。由此确定的电势是空间坐标的标量函数,即$V = V(x,y,z)$或$V = V(r)$。

电势和电势差具有相同的单位,在 SI 单位制中,电势的单位为伏特(V),1V=1J/C。

当电场中电势分布已知时,利用电势差定义式(7-6)可以很方便地计算出点电荷在静电场中移动时电场力作的功。

$$A_{ab} = q_0(V_a - V_b) \tag{7-8}$$

2.3 点电荷电场中的电势

设场源点电荷到空间任意一点a的距离为r_a,选无穷远处电势为零,由式(7-5)和式(7-6)可得a点的电势,即

$$V_a = k\frac{q}{r_a} \tag{7-9}$$

此式中视q的正、负,电势V可正、可负。在正电荷的电场中,各点电势均为正值,离电荷越远的点,电势越低。在负电荷的电场中,各点电势均为负值,离电荷越远的点,电势越高。

2.4 电势叠加原理

设场源电荷系由n个点电荷组成,每个点电荷各自分别产生的电场为$E_1, E_2 \cdots$由场强叠加原理知道总场强$E = E_1 + E_2 + \cdots$则电场中任意一点a的电势可导出为

$$V = \sum V_i \tag{7-10}$$

由(7-9)及(7-10)两式可得

$$V = k\sum_{i=1}^{n}\frac{q_i}{r_i} \tag{7-11}$$

式(7-10)称为电势叠加原理(superposition principle of potential)。式(7-11)表示一个点电荷系的电场中任一点的电势等于每一个点电荷单独存在时在这点所产生的电势的代数和。

3. 电偶极子　电偶层

现在讨论对于人体生物电有着重要基础意义的一种典型电场——电偶极子的电场(例如原子、分子、心脏等的电性质都可等效为电偶极子来描述),并着重研究其电势的分布特点。

3.1 电偶极子的电场

两个相距很近的等量异号点电荷 $+q$ 与 $-q$ 所组成的带电系统称为电偶极子（electric dipole）。所谓"相距很近"是指这两个点电荷之间的距离比起要研究的场点到它们的距离是足够小的。从电偶极子的负电荷作一矢径 l 到正电荷，称为电偶极子的轴线（axis）。我们将电偶极子中的一个电荷的电量与轴线的乘积定义为电偶极子的电偶极矩（electric dipole moment），简称电矩。写作

$$p = ql \tag{7-12}$$

p 是矢量，它是表征电偶极子整体电性质的重要物理量。在 SI 制中电矩的单位是 C·m。

设电场中任一点 a 到 $+q$ 与 $-q$ 的距离分别是 r_1 与 r_2，如图 7-2，则两点电荷在 a 点产生的电势分别是 $V_1 = k\dfrac{q}{r_1}$，$V_2 = -k\dfrac{q}{r_2}$，根据电势叠加原理，a 点的总电势应是

$$V = V_1 + V_2 = kq\left(\frac{1}{r_1} - \frac{1}{r_2}\right) = kq\left(\frac{r_2-r_1}{r_1 r_2}\right)$$

设 r 为电偶极子轴线中心到 a 点的距离，根据电偶极子的定义知 $r_1 \gg l, r_2 \gg l, r \gg l$，故可认为 $r_1 r_2 \approx r^2, r_2 - r_1 \approx l\cos\theta$，代入上式可得

$$V = kq\frac{l\cos\theta}{r^2} = k\frac{p\cos\theta}{r^2} \tag{7-13a}$$

若令 r_0 为从电偶极子中心指向场点 a 的单位矢量，则

$$V = k\frac{p \cdot r_0}{r^2} \tag{7-13b}$$

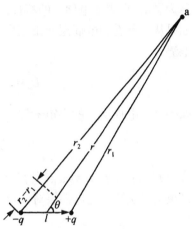

图 7-2 电偶极子电场中的电势

显然，θ 角是 p 与 r 的夹角。上式表明：第一，电偶极子电场中的电势与电矩成正比。说明电矩是表征作为场源的电偶极子整体电性质的物理量，它决定着电偶极子电场的性质。第二，电偶极子电场中电势的分布与方位有关。以电偶极子轴线的中垂面为零势面而将整个电场分为正、负两个对称的区域，正电荷所在一侧为正电势区；负电荷所在一侧为负电势区。这种分布特点在实践中是很有用的。

电偶极子电场中场强的分布一般是比较复杂的，现介绍电偶极子轴线延长线上的场强。根据点电荷的场强公式可判断在电偶极子轴线延长线上的场强是沿 r 方向的，由 $\theta = 0$，及式（7-3）和（7-4）得 $E = k\dfrac{2p}{r^3}$，显然 E 与 p 同方向，故可写成矢量式 $E = k\dfrac{2p}{r^3}$，读者可试求电偶极子轴线中垂面上的场强 $E = -k\dfrac{p}{r^3}$。

从对上述两区域的分析，可知电偶极子电场的场强分布有如下特点：场强与电矩成正比。再次说明是电偶极矩决定着电偶极子的电场性质。无论从电势，还是从场强的分布来看，都反映一个共同的特点，即沿 r 方向电偶极子的电场比点电荷的电场衰减得快。两者是完全不同的电场。

3.2 电偶层

在生物体中,电偶层(electric double layer)是经常遇到的一种电荷分布。所谓电偶层是指相距很近、互相平行且具有等值异号面电荷密度的两个带电表面。计算电偶层电场中各点的电势时,可将电偶层看成由许多平行排列的电偶极子所组成。图7-3是电偶层电场中的电势示意。两面间的距离为 δ,两带电面的面电荷密度分别为 $+\sigma$ 和 $-\sigma$。在电偶层上取面积元 dS,该面元上的电量为 σdS。由于 dS 很小,该偶层元可看作是电偶极子,其电矩大小为 $\sigma dS \cdot \delta$,电矩方向与面元的法线方向一致。这一电偶极子单独产生的电场在 a 点的电势为

$$dV = k\frac{\sigma dS \cdot \delta \cos\theta}{r^2}$$

式中 r 为面元至 a 点的距离,θ 为面元法线与 r 间的夹角。令 $\tau = \sigma\delta$ 表示单位面积的电偶极矩,称为层矩,它表征电偶层的特性。$dS\cos\theta/r^2$ 为面元 dS 对 a 点所张立体角 $d\Omega$,则有 $dV = k\tau d\Omega$。如果从 a 点看到电偶层元带正电面,则 $d\Omega$ 取正值,相反情形 $d\Omega$ 取负值。整个电偶层在 a 点的电势为

$$U_a = \int_S dV = k\int \tau d\Omega \tag{7-14}$$

如果整个电偶层上的层矩 τ 都相等,则式(7-14)可写成

$$U_a = k\tau\int d\Omega = k\tau\Omega \tag{7-15}$$

式中 Ω 为各面积元对 a 点所张立体角的代数和。式(7-15)表明:均匀电偶层在某点产生的电势只决定于层矩 τ 与电偶层对该点所张立体角 Ω,而与电偶层的形状无关。

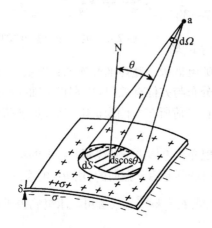

图7-3 电偶层电场中的电势

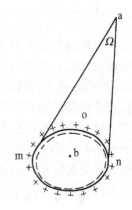

图7-4 闭合曲面电偶层

人体中存在着电偶层构成的闭合曲面。先考虑电偶层均匀的情况,例如,内面都带负电,外面都带正电,心肌细胞静息时就属于这种情况。由式(7-15)可知,膜外空间各点电势为零,而膜内空间各点的电势为 $-4\pi k\tau$。分别如图7-4中之 a 点与 b 点。如闭合曲面电偶层不均匀,或其同一面的不同部分带有异号电荷,则其闭合电偶层外部空间各点的电势一般不为零。心肌细胞

的除极过程和复极过程就属于这种情况,此时膜内外电势差的值与静息时不同。

4. 电介质的极化

电介质(dielectric)就是绝缘体。这类物质在原子结构上的特点是原子核与绕核的电子之间的相互作用力大,束缚紧密,以致电介质内部几乎没有可以自由移动的电荷,在外电场的作用下也几乎不能导电。

电介质分子中的正、负电荷总和是相等的。因此,就整个分子的电性质而言,可将一个分子等效为一个电偶极子,称其为分子的等效电偶极子,它的电偶极矩称为分子电矩 $\boldsymbol{P}$。电介质的分子可分为两类。一类由于正、负电荷的对称分布,结果等效电偶极子中的两个等效点电荷位置重合,例如 He、H_2、N_2、CH_4、CO_2 等,它们的分子电矩为零,称为无极分子(nonpolar molecule)。另一类由于正、负电荷的分布不对称,结果等效电偶极子中的两个等效点电荷位置不相重合,例如,HCl、H_2O、CO、SO_2、H_2S、NH_3、CH_3OH 等,它们的分子电矩(称为分子的固有极矩)不为零,称为有极分子(polar molecule)。这一类分子的电矩虽然不为零,但由于所有分子都处在无规则的热运动中,因此从电介质整体或从其中任一宏观小而微观大的体积来看,其内部分子电矩的矢量和平均为零。这样,从宏观来看,这两类分子构成的电介质内均有 $\sum \boldsymbol{P}_i = 0$,对外不显示电性质。

现在我们来讨论静电场对电介质的作用。首先介绍两个概念:第一,束缚电荷(bound charge),即在物体内不能自由移动且不能用传导的方法移走的电荷。第二,电介质极化(dielectric polarization),即在外电场作用下各向同性均匀的电介质表面(垂直于外电场方向的端面)出现束缚电荷的现象。对于无极分子,由于外电场的作用使两个等效点电荷分别受到方向相反的力,其位置不再重合而错开。分子电矩不再是零,且与外电场方向一致。结果在垂直于外电场方向的介质端面上出现束缚电荷。这种极化称为位移极化(displacement polarization),如图 7-5a、b、c 所示。此时 $\sum \boldsymbol{P}_i \neq 0$。

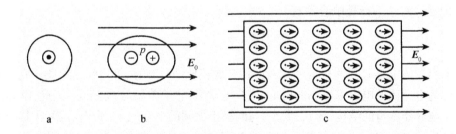

图 7-5 无极分子位移极化示意

对于有极分子,由于外电场力矩的作用,每个分子的固有极矩都要在一定程度上转向外电场的方向排列。结果在垂直于外电场方向的介质端面上也出现束缚电荷。这种极化称为取向极化(orientation polarization)。有机分子取向极化如图 7-6 中 a、b、c 所示。此时 $\sum \boldsymbol{P}_i \neq 0$。显然,分子的热运动是阻碍有极分子这种有序排列的,所以温度对取向极化的强弱是有影响的。

可见,电介质极化就是使分子电矩沿外电场方向取向并增大的过程。这两类极化的微观过程虽然不同,但宏观结果却是相同的。所以在对电介质的极化作宏观描述时,就无需再区

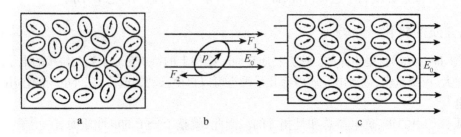

图 7-6　有极分子取向极化示意

分这两类极化了。当外电场撤消后,这种极化现象也就随之消失。为描述电介质的极化程度,取单位体积内分子电矩的矢量和 $\boldsymbol{P} = \sum \boldsymbol{P}_i / \Delta V$,定义为电极化强度(electric polarization)矢量,在 SI 制中 $\boldsymbol{P}$ 的单位是 $C \cdot m^{-2}$。若电介质中各处的 $\boldsymbol{P}$ 都相同,则称其为均匀极化。$\boldsymbol{P}$ 的取值由该处场强与电介质性质决定,在各向同性均匀介质中有

$$\boldsymbol{P} = \chi_e \varepsilon_0 \boldsymbol{E} \tag{7-16}$$

式中 χ_e 称为电介质的极化率或电极化率(electric susceptibility)。

5. 电容器及其电容

能储存电量,彼此绝缘而又靠近的导体系统称为电容器(condenser)。电容器经过充电后使两极板分别带等量异号的电量 $+Q$ 与 $-Q$,它们之间形成电势差 V_{AB},其大小与电量 Q 成正比,比值定义为电容器的电容(capacitance),写作 C

$$C = \frac{Q}{V_{AB}} \tag{7-17}$$

在 SI 制中电容的单位是法拉(F)。电容器是储存电量的装置,而电容则是表征电容器储存电量能力的物理量。对于平行板电容器有

$$C = \frac{\varepsilon S}{d} \tag{7-18}$$

上式表明电容器的电容 C 与两极板的相对面积 S 成正比,而与两极板之间的距离 d 成反比。其比例系数 ε 称为电介质的电容率(permittivity)或介电常量,它的单位与 ε_0 相同。因此,电容器的电容值仅决定于电容器本身的结构(形状,大小)与两极板之间的电介质。一个电容器,在其两极板间放入电介质之后的电容 $C = \varepsilon S/d$ 和放入之前的电容 $C_0 = \varepsilon_0 S/d$ 的比值为 ε_r,表明在两极板间加入电介质后,电容将增大 ε_r 倍。ε_r 称为电介质的相对电容率(relative permittivity)或相对介电常量。

第二节　直　流　电

1. 电流强度　电流密度

电荷有规则的移动可以是正电荷的移动,也可以是负电荷的移动,习惯上把正电荷的运动方向规定为电流的方向,而把负电荷的运动等效于正电荷沿反方向的运动。

为了描述电流的强弱,引入电流强度(electric current intensity)这个物理量,它定义为单位时间内通过导体任一横截面的电量。若在 Δt 的时间内通过某一横截面的电量为 ΔQ,则电流强度为

$$I = \frac{\Delta Q}{\Delta t} \tag{7-19}$$

如果导体中电流强度 I 的大小和方向不随时间改变,这种电流称为稳恒电流(steady current),亦称直流电流或直流电。若电流方向不变,而其大小可变,则称为脉动直流。对于稳恒电流,(7-19)式可写成

$$I = \frac{Q}{t}$$

在国际单位制中,电流强度的单位为 A(安培)。常用的电流单位还有 mA 和 μA,它们间的换算关系为

$$1A = 10^3 mA = 10^6 \mu A$$

电流强度是一个标量,它只表示单位时间内通过已知面积的电量。通常所谓电流的方向,只表示正电荷在导体内总体移动的方向。

导体中产生电流的条件是:导体内有可以移动的自由电荷和导体两端要有电位差,即导体内部必须存在电场。

在一般电路计算中,只需引入电流强度,而不去考虑电流的分布是否均匀。但对大块导体如容器中的的电解液、人体的躯干、大块金属等,电流的分布就要复杂得多,如图 7-7 所示。

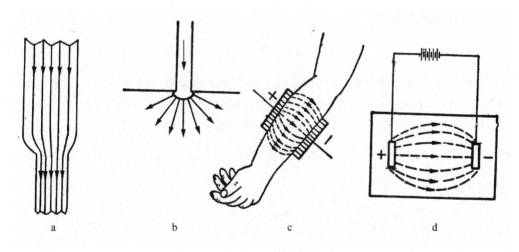

图 7-7　不同导体中的电流分布

a. 粗细不均匀的导线中的电流分布; 　　　b. 半球形接地电极附近的电流分布;
c. 人的手臂在电疗时的电流分布; 　　　　d. 电解质在容器中的电流分布

为了描述电流的分布,还必须引入新的物理量——电流密度(electric current density)。

设在导体中某点取一个与电流方向垂直的面积元 ΔS,则通过 ΔS 的电流强度 ΔI 与 ΔS 的比值称为该点的电流密度 J,即

$$J = \frac{\Delta I}{\Delta S} = \frac{\Delta Q}{\Delta S \Delta t} \qquad (7\text{-}20)$$

电流密度 J 在数值上等于通过该点处垂直于电场强度方向单位面积上的电流强度。电流密度是矢量,它的方向指出该点正电荷运动的方向,即电场强度 E 的方向。在国际单位制中,电流密度的单位为 $A \cdot m^{-2}$。

取垂直于电流方向的截面 ΔS 来研究,设载流子在导体中沿垂直于 ΔS 的方向运动,单位体积内载流子数即载流子密度为 n,其平均漂移速度为 $\bar{v}$,每个载流子带有 Z 个正的或负的基本电荷 e 的电量,在 Δt 时间内载流子通过的距离为 Δl(如图 7-8),则

$$\Delta l = \bar{v} \Delta t$$

通过 ΔS 的电量

$$\Delta Q = nZe\Delta l\Delta S = nZe\bar{v}\Delta t\Delta S$$

通过截面 ΔS 的电流强度为 ΔI

$$\Delta I = \frac{\Delta Q}{\Delta t} = nZe\bar{v}\Delta S$$

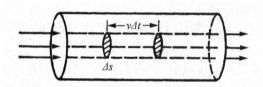

图 7-8 电流密度 J 与平均漂移速度 $\bar{v}$ 之间的关系

由此可见电流密度的数值为

$$J = \frac{\Delta I}{\Delta S} = nZe\bar{v} \qquad (7\text{-}21)$$

如果导体中载流子不止一种,则应将每种载流子的电荷量加起来,便可求出总的电流密度。

例 7-1 设一直径为 1.5mm 的铜导线,通以 0.020A 的电流,铜导线每立方米中含有 8.5×10^{28} 个自由电子。求铜导线中自由电子的平均漂移速度。

解: 由

$$J = nZe\bar{v} \text{ 和 } J = \frac{\Delta I}{\Delta S} = \frac{\Delta I}{\pi r^2}$$

可知

$$\bar{v} = \frac{J}{nZe} = \frac{\Delta I}{nZe\pi r^2}$$

$$= \frac{20 \times 10^{-3}}{8.5 \times 10^{23} \times (-1) \times 1.6 \times 10^{-19} \times 3.14 \times \left(\frac{1.5 \times 10^{-3}}{2}\right)^2} = -8.3 \times 10^{-7} (m \cdot s^{-1})$$

平均漂移速度 $\bar{v}$ 为负值,表示电子运动方向与电流方向相反。

从计算可见平均漂移速度是很小的,但是应当注意切勿把自由电子的定向运动的平均漂移速度和电流在导体中的传播速度混为一谈。后者指出了电场在导体中的传播速度,就是光速。例如当按下电源开关,电灯马上就亮,说明电路两端加上电压的瞬间,电场便立即在整个电路中建

立起来。可见导线中各处自由电子几乎同时受到电场作用向同一方向漂移,从而形成电流。

2. 电动势

电流产生的条件是既要有自由电荷又要有电场。只要导体两端有电位差,导体中就能有电流。若使导体两端电位差保持不变便可获得稳恒电流。能维持导体两端电位差的装置,即提供非静电力的装置称为电源。

电源的电动势(electromotive force)是描述电源中非静电力作功本领的物理量。电源的电动势 ε 等于非静电力把单位正电荷从负极经电源内部移到正极时所作的功。如果移送的电量为 q,所作的功为 W,则

$$\varepsilon = \frac{W}{q} \tag{7-22}$$

电源电动势的大小只取决于电源本身的性质,与外部电路连接方式无关。电动势是一个标量,但它和电源一样规定有方向,通常规定自负极经过电源内部到正极的方向为电动势的方向。沿电动势方向,非静电力将提高正电荷的电位能。电动势与电位的单位相同,都是 V(伏特)。

电源的种类很多,形成非静电力的原因各异,不同电源的非静电力作功所消耗的能量形式各不相同,但电源中各种非静电力作功的过程实质上都是将各种能量转换成电能。

3. 闭合电路的欧姆定律

含一个电源的闭合电路的欧姆定律(ohm's law)为

$$I = \frac{\varepsilon}{R + r}$$

式中 I 为电流强度、ε 为电源电动势、R 为外电路的总电阻、r 为电源内电阻。

但在实际问题中,闭合电路可能有几个电源和负载。如图 7-9 为多电源闭合电路,当 $\varepsilon_2 > \varepsilon_1$ 时,电路中电流的方向如图所示。

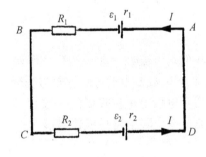

图 7-9　多电源闭合电路

对电源电动势 ε_2 来说,其方向与电流一致,电源消耗本身的能量而对电路供给电能。对电动势 ε_1 而言,其方向与电流相反,它对电流的通过起了反抗作用,ε_1 对外不供给电能而是获得电能。如蓄电池的充电就是这种情况。

现在用电位升降的观点来研究图 7-9 电路,沿 $A \rightarrow B \rightarrow C \rightarrow D \rightarrow A$ 的方向,电位升高的总值是 $\varepsilon_2 - \varepsilon_1$,电阻上总的电位降落是 $I(R_1 + R_2 + r_1 + r_2)$,两者应当相等,故得

$$I = \frac{\varepsilon_2 - \varepsilon_1}{R_1 + R_2 + r_1 + r_2}$$

写成普遍形式

$$I = \frac{\sum \varepsilon}{\sum R} \tag{7-23}$$

式中 $\sum \varepsilon$ 为电路中的总电动势,$\sum R$ 为电路中的总电阻,它是内阻和外阻的总和。上式称为

闭合电路的欧姆定律。

4. 一段有源电路的欧姆定律

在电路的计算中，经常会碰到只需求某段有源电路两端的电位差的问题，如图 7-10 中的 ACB 就是某一闭合电路中的一段有源电路。若要计算 AB 两点间的电位差 V_{AB}，用电位升降的观点来处理这类问题是很方便的。

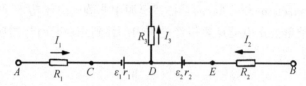

图 7-10　一段复杂的有源电路

在直流电路中各点的电位是恒定不变的。因此，AB 这一段有源电路上总的电位降落是各小段上电位降落的代数和。我们设电路中电流的方向如图所示。则 A、B 两点间的电位差即为

$$V_A - V_B = (V_A - V_C) + (V_C - V_D) + (V_D - V_E) + (V_E - V_B) \qquad ①$$

由于电流方向规定为正电荷的流动方向，那么沿着电流方向电位是降低的，逆着电流方向电位则升高。而电动势方向规定为由电源负极经电源内部到正极，所以沿着电动势的方向电位是升高的，逆着电动势的方向电位是降低的。这样，各小段上的电位降落分别为

$$V_A - V_C = I_1 R_1, \qquad\qquad V_C - V_D = -\varepsilon_1 + I_1 r_1,$$
$$V_D - V_E = \varepsilon_2 - I_2 r_2, \qquad V_E - V_B = -I_2 R_2,$$

将以上各式代入①式，可得

$$V_A - V_B = I_1 R_1 - \varepsilon_1 + I_1 r_1 + \varepsilon_2 - I_2 r_2 - I_2 R_2$$
$$= [I_1(R_1 + r_1) - I_2(R_2 + r_2)] - (\varepsilon_1 - \varepsilon_2)$$

我们对电流和电动势的符号作如下规定：任意选取一个绕行方向，如从 A 到 B，在计算 $V_A - V_B$ 时，当电流及电动势的方向与绕行方向一致时取正值，反之取负值。这样，沿着绕行方向，用 $\sum IR$ 表示电阻上电位降低的代数和，另外用 $\sum\varepsilon$ 代表电源电动势电位升高的代数和，则整段有源电路的电位降落可写成普遍形式：

$$V_A - V_B = \sum IR - \sum\varepsilon \qquad\qquad (7-24)$$

这就是一段有源电路的欧姆定律。

从上式可知，当电路中不含电源，即 $\varepsilon = 0$ 时，则 $V_A - V_B = \sum IR$，这就是一段均匀电路的欧姆定律。如若 A、B 两点相连，形成闭合回路时，则 $V_A = V_B$，$\sum IR - \sum\varepsilon = 0$，如果回路中各小段电流的大小相等，方向一致，可得 $I = \dfrac{\sum\varepsilon}{\sum R}$，这便是闭合电路的欧姆定律。应用(7-24)式计算问题时，当结果为正值时，表明 $V_A > V_B$；结果为负值，表明 $V_A < V_B$。

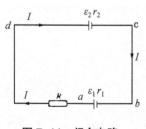

图 7-11　闭合电路

例 7-2　在图 7-11 电路中，$\varepsilon_1 = 12\text{V}$，$r_1 = 1\Omega$，$\varepsilon_2 = 6\text{V}$，$r_2 = 1\Omega$，$R = 4\Omega$。试求：①电路中的电流 I 是多少？②a、b 和 d、c 间的电位差各为多少？

解：①先用闭合电路的欧姆定律求电流 I。

选 $a \to d \to c \to b \to a$ 为绕行方向，并假定电流方向如图示，则

$$I = \frac{\varepsilon_1 - \varepsilon_2}{R + r_1 + r_2} = \frac{12 - 6}{4 + 1 + 1} = 1\text{A}$$

计算结果为正值表明电流的实际流动方向与绕行方向一致，即图示 I 的方向。

②应用一段有源电路的欧姆定律求求 $V_a - V_b$ 和 $V_d - V_c$。

先取 $a \to \varepsilon_1 \to b$ 为绕行方向，则

$$V_a - V_b = \sum IR - \sum \varepsilon = -Ir_1 - (-\varepsilon_1) = -1 \times 1 - (-12) = 11\text{V}$$

若另取 $a \to R \to \varepsilon_2 \to b$ 绕行方向，求出的 $V_a - V_b$ 也是相同的。

$$V_a - V_b = IR + Ir_2 - (-\varepsilon_2) = I(R + r_2) + \varepsilon_2 = 1 \times (4 + 1) + 6 = 11\text{V}$$

再取 $d \to \varepsilon_2 \to c$ 为绕行方向求 $V_d - V_c$

$$V_d - V_c = Ir_2 - (-\varepsilon_2) = 1 \times 1 + 6 = 7\text{V}$$

若另取 $d \to R \to \varepsilon_1 \to c$ 方向也可得到相同结果。

$$V_d - V_c = -IR - Ir_1 - (-\varepsilon_1) = \varepsilon_1 - I(R + r_1) = 12 - 1 \times (4 + 1) = 7\text{V}$$

为书写方便，电位差可直接用符号 V 表示，即 a、b 两点间电位差可写成 V_{ab}，即

$$V_{ab} = V_a - V_b$$

5. 基尔霍夫定律

在实际计算中，电路大多数比较复杂，常由许多回路组成。如图 7-12 就是一个多电源的复杂分支电路。若用欧姆定律来计算电路中的电流、电阻和电动势之间的关系就很困难，基尔霍夫推广了欧姆定律，使这类问题的计算比较容易。

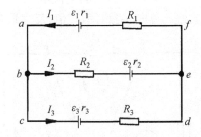

图 7-12 分支电路

5.1 基尔霍夫第一定律

在分支电路中，三条或三条以上的通电导线会合的点称为节点(nodalpoint)。如图 7-12 中 b、e 两点均为节点。基尔霍夫第一定律(Kirchhoff's first law)可表述为：在任一节点处，流入节点的电流之和等于流出节点的电流之和，故又称节点的电流定律。对 b 点来说，有

$$I_1 = I_2 + I_3$$

或

$$\sum I = 0 \tag{7-25}$$

基尔霍夫第一定律说明了任一节点处各电流之间的关系，如果规定流入节点的电流为正，从节点流出的为负(也可以作相反的规定)，那么(7-25)式也说明：会合在任意节点处电流的代数和等于零。对每个节点，应用(7-25)式均可写出一个电流方程，总起来称为基尔霍夫第一方程组。

5.2 基尔霍夫第二定律

在分支电路中，可以选取若干个闭合电路。如图 7-12 中就有 $abefa$、$bcdeb$ 和 $acdfa$ 三个闭合

回路可以选取。从图可以看出,回路中各部分的电流是不相同的,因此就不能应用闭合回路的欧姆定律,但在直流电路中各点的电位是恒定不变的。若从电路中某点例如 a 点出发,沿某一回路绕行一周后回到 a 点时,根据一段有源电路的欧姆定律,则式(7-24)可以写成:

$$V_a - V_a = \sum IR - \sum \varepsilon = 0$$

即

$$\sum IR = \sum \varepsilon \tag{7-26}$$

上式表明闭合回路中各电阻上的电位降落的代数和等于电动势电位升高的代数和。这就是基尔霍夫第二定律(kirchhoff's second law),又称回路电压定律。对每个回路都可用(7-26)式写出一个方程,这些方程总起来称为基尔霍夫第二方程组。

应用基尔霍夫的两个方程组来解决分支电路问题时,必须注意以下几个问题。

(1)若电路中有 n 个节点,建立节点电流方程时,只有 $(n-1)$ 个方程是独立的。

(2)在选取闭合回路建立回路电压方程时,要注意回路的独立性。通常以电路图所形成的闭合电路选为回路是比较方便的,这种回路称为网孔。只要在新选定的回路中,至少要有一段电路是在已选定回路中未曾出现过的,那么,一般说来所列出的回路电压方程将是独立的。

(3)独立方程的数目(它包括第一、第二两个方程组),应等于未知数的个数。

(4)每个分支电流方向可以任意假设,若求得的 $I>0$,表示实际电流方向与假设的电流正方向一致,反之 $I<0$ 时,则表示实际电流方向与假设的电流正方向相反。

(5)在列回路的电流电压方程时,回路的绕行方向可以任意选定,当电流或电动势的方向与绕行方向一致时取正值,反之取负值。

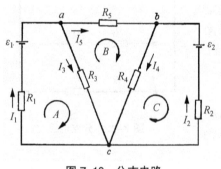

图 7-13 分支电路

例 7-3　在图 7-13 分支电路中,已知电源电动势 $\varepsilon_1 = 45V$,$\varepsilon_2 = 48V$,电阻 $R_1 = 5\Omega$,$R_2 = 3\Omega$,$R_3 = 20\Omega$,$R_4 = 42\Omega$,$R_5 = 2\Omega$,假定电源的内阻可以忽略不计,求各电阻中的电流。

解:图中有五条分支路,5 个电阻上的电流有 5 个未知数,则需建立 5 个方程。

电路中有 3 个节点,可列出 2 个电流方程。从图可见有 3 个网孔,可分别列出 3 个电压方程,总起来正好是 5 个所需方程。选取顺时针方向为回路绕行方向。

对 a 点	$I_1 - I_3 - I_5 = 0$	①
对 b 点	$I_2 + I_5 - I_4 = 0$	②
对网孔 A	$I_1 R_1 + I_3 R_3 = \varepsilon_1$	
即	$5I_1 + 20I_3 = 45$	③
对网孔 B	$I_5 R_5 + I_4 R_4 - I_3 R_3 = 0$	
即	$2I_5 + 42I_4 - 20I_3 = 0$	④
对网孔 C	$-I_2 R_2 - I_4 R_4 = -\varepsilon_2$	
即	$3I_2 + 42I_4 = 48$	⑤

将上列 5 式联立求解,可得出:$I_1 = 1A$,$I_2 = 2A$,$I_3 = 2A$,$I_4 = 1A$ 和 $I_5 = -1A$。其中 I_5 为负值,表示实际的方向和假设的相反。

第三节 稳 恒 磁 场

1. 磁场、磁感应强度

实验指出,运动电荷周围不仅存在有电场,而且还存在有磁场,磁铁和电流的周围空间也存在着磁场(magnetic field)。与电场一样,磁场也是一种特殊的物质,它具有能量,在空间有一定的分布。为了定量地描述磁场的性质,我们引入磁感应强度(magnetic induction)B 来表示磁场的强弱和方向。

我们从磁场对运运电荷的作用入手引入磁感应强度 B。实验发现,磁场对运动电荷的作用有如下的规律。

(1)在磁场中的每一点都存在一个特征方向,当一正电荷 q 沿着这个特征方向运动时,q 不受磁场力,而且这个特征方向与 q 及 q 的运动速度 v 的大小无关。

(2)当 q 的运动速度 v 垂直于上述特征方向时,q 所受的磁场力最大,我们用 F_{max} 表示 q 所受的最大磁力,实验发现:F_{max} 的大小与 q、v 的乘积成正比。

(3)不管 q 与 v 的数值如何变化,对于给定点,比值 $\dfrac{F_{max}}{qv}$ 不变,其值仅由磁场的性质决定。

根据以上规律,我们把描述磁场强弱的物理量即磁感应强度矢量 B 定义如下:磁场中某给定点的磁感应强度 B 的大小为

$$B = \frac{F_{max}}{qv} \tag{7-27}$$

该点磁感应强度 B 的方向可按右手螺旋法则确定,即右手四指顺着 F_{max} 的方向往小于 $180°$ 的方向转向正电荷运动速度 v 的方向,这时大拇指所指的方向即螺旋前进的方向便是该点磁感应强度 B 的方向,如图 7-14 所示。实质上 B 的方向就是上述所说的特征方向。

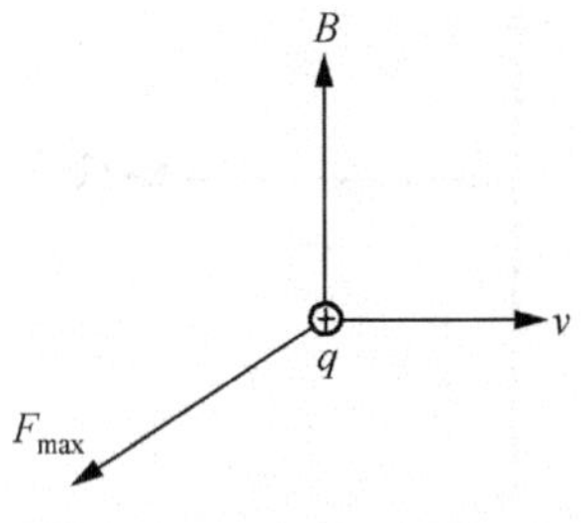

在 SI 制中,磁感应强度 B 的单位是特斯拉(T),在实际中,常用高斯(Gs)作单位,特斯拉与高斯的关系为

$$1T = 10^4 Gs$$

图 7-14 确定 B 的方向

磁场还可以用磁感应线来形象描述。磁感应线上任一点的切线方向都与该点磁感应强度 B 的方向相同。在与磁感应线垂直的单位面积上,穿过该面积的磁感应线条数与磁感强度 B 的量值相等。在磁感应强度大的地方磁感应线密集,反之,则稀疏。要注意磁感应线是一些闭合的线,不像电力线那样从正电荷出发而终止于负电荷上。

通过磁场中某一给定面的磁感应线条数,称为通过该面的磁通量(magnetic flux),用 Φ 表示。

在均匀磁场中,通过某一有限面 S 的磁通量为

$$\Phi = BS\cos\alpha \tag{7-28}$$

式中 α 是有限面 S 的法线 n 方向与该处磁感应强度 B 方向之间的夹角,如图 7-15 磁通量所示。在国际单位制中,磁通量 Φ 的单位是 Wb(韦伯)

$$1\text{Wb} = 1\text{T}\cdot\text{m}^2$$

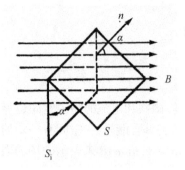

图7-15 磁通量

由(7-28)式可知,在磁感应强度 B 和面积 S 不变时,当 $\alpha = 0$,即面积的法线 $\mathbf{n}$ 与 B 方向一致,B 线与 S 面垂直,则 $\Phi = \mathbf{B}\cdot\mathbf{S}$ 为正方向最大;当 $\alpha = \pi/2$,即 $\mathbf{n}$ 与 B 方向垂直,B 线不再穿过 S 面,$\Phi = 0$;当 $\alpha = \pi$ 时,即 $\mathbf{n}$ 与 B 方向相反,$\Phi = -BS$ 为反方向最大。

几种电流的磁场中,可由以下关系式来计算磁感应强度 B 的量值。

（1）无限长载流直导线的磁场

$$B = \frac{\mu_0 I}{2\pi a} \tag{7-29}$$

式(7-29)表示,与无限长载流直导线相距为 a 的 P 点处,其磁感强度 B 与电流强度 I 成正比;与距离 a 成反比,式中 μ_0 为真空中的磁导率,其数值为 $4\pi \times 10^{-7}\text{T}\cdot\text{m}\cdot\text{A}^{-1}$。$B$ 的方向由右手螺旋法则决定,如图7-16所示。

（2）载流圆线圈圆心处的磁场

$$B = \frac{\mu_0 I}{2r} \tag{7-30}$$

式(7-30)表示,在载流圆线圈圆心 O 处,其磁感应强度 B 与电流强度 I 成正比;与圆半径 r 成反比。可见,当 I 一定时,r 越小,O 点处的 B 值越大,反之,B 值越小。B 的方向垂直于圆线圈平面,如图7-17所示。

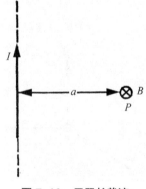

图7-16 无限长载流
直导线的磁场

（3）长直载流螺线管中轴线上的磁场

$$B = \mu_0 n I \tag{7-31}$$

式(7-31)表示,在长直载流螺线管中轴线上 P 点的磁感应强度 B 与电流强度 I 成正比;与螺线管上每单位长度上线圈的匝数 n 成正比。设螺线管总长度为 l,共有 N 匝线圈,则 $n = N/l$。

长直螺线管在两端管口轴线上 M 和 Q 点处（如图7-18）,其磁感应强度 B 的量值为管内轴线中部 P 点处磁感应强度的一半。

$$B = \frac{1}{2}\mu_0 n I \tag{7-32}$$

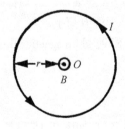

图7-17 载流圆线圈圆心处的磁场

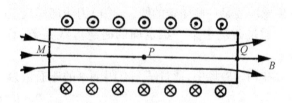

图7-18 长直螺线管中轴线上的磁场

例 7-4 两根长直导线互相平行地放置在真空中，如 7-19 所示。其中均通以同向电流 $I_1 = I_2 = 10A$，试求距 I_1、I_2 相等的 P 点处的磁感应强度。已知 $r_1 = r_2 = 0.5m$，且 r_1 垂直于 r_2。

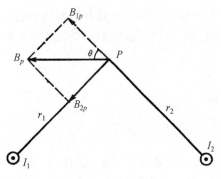

图 7-19 两根平行直载流导线的磁场

解： 应用长直载流导线的磁场公式和矢量叠加法，则得

$$B_{1P} = B_{2P} = \frac{\mu_0 I}{2\pi r_1}$$

$$B_P = \sqrt{B_{1P}^2 + B_{2P}^2} = \sqrt{2 B_{1P}^2} = \sqrt{2}\, B_{1P}$$

$$= \sqrt{2}\, \frac{\mu_0 I}{2\pi r_1} = \frac{\sqrt{2} \times 4\pi \times 10^{-7} \times 10}{2\pi \times 0.5} = 5.6 \times 10^{-6}(T)$$

B_P 的方向与 B_{1P} 方向成 θ 角

$$\theta = \text{arctg}\, \frac{B_{2P}}{B_{1P}} = \text{arctg}\, 1 = 45°$$

方向向左。

2. 磁场对运动电荷的作用

2.1 洛仑兹力

磁场对运动电荷的作用力称为洛仑兹力。实验表明，洛仑兹力 F 的大小与带电粒子的电量 q、粒子的运动速率 v、磁感应强度 B 的大小，以及与 v 和 B 间夹角 θ 的正弦函数成正比。即：

$$F = qvB\sin\theta \tag{7-33}$$

写成矢量式为

$$\boldsymbol{F} = q\boldsymbol{v} \times \boldsymbol{B} \tag{7-34}$$

洛仑兹力 F 的方向垂直于 v 和 B 所决定的平面，并由右手螺旋定则所决定。即以右手四指由 v 经小于 $180°$ 角转向 B，这时大拇指的指向就是运动正电荷所受洛仑兹力 F 的方向。若为负电荷时，所受洛仑兹力的方向恰与正电荷相反，如图 7-20 所示。

由式(7-34)可知 $v = 0$ 时，$F = 0$；$v \neq 0$ 时，F 才有可能不等于零。这表明磁场只对运动电荷有作用，而对静止电荷没有磁场力的作用。由于洛仑兹力 F 的方向总是垂直于带电粒子的速度方向，故洛仑兹力只能改变粒子的速度方向而不能改变其速度的大小，所以洛仑兹力永远不对电荷作功。

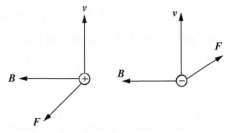

图 7-20 洛仑兹力的方向

2.2 带电粒子在匀强磁场中的运动

当带电粒子的初速度 v 的方向与磁感应强度 B 的方向互相垂直时，洛仑兹力 $F = qvB$ 的方向与初速度 v 的方向亦互相垂直。这个力仅改变粒子运动的方向，而不能改变其大小，因此带电

粒子便在一固定平面上作等速率圆周运动，即回旋运动。设带电粒子的质量为 m，电量为 q，圆形轨道半径为 r，这时的洛仑兹力就是带电粒子作圆周运动的向心力，故有

$$qvB = \frac{mv^2}{r}$$

或

$$r = \frac{mv}{qB} \tag{7-35}$$

式（7–35）表示回旋运动的轨道半径 r 与初速度 v 成正比，而与磁感应强度 B 成反比。

带电粒子在磁场中作回旋运动可用图 7–21 表示，回旋一周所需的时间叫回旋周期 T，每秒内回旋的周数称为回旋频率 f，则有

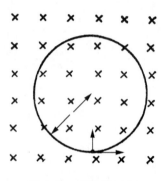

图 7–21　带电粒子在均匀磁场中运动

$$T = \frac{2\pi r}{v} = \frac{2\pi m}{qB} \tag{7-36}$$

$$f = \frac{1}{T} = \frac{qB}{2\pi m} \tag{7-37}$$

从式（7–36）、（7–37）可以看出 T、f 与 v 和 r 无关。而从（7–35）可见 r 和 v 有关。这一结论是实现磁聚焦的基本理论依据。

带电粒子在进入均匀磁场时，若其初速度 v 的方向与 B 的方向不相互垂直，而成任意角 θ 时，可把 v 分解为两个分量，一个与 B 方向平行的分量 $v_{//}$，另一个与 B 方向垂直的分量 $v_{\perp}$。$v_{//}$ 不受洛仑兹力的影响，粒子沿 B 的方向作匀速直线运动。$v_{\perp}$ 受到一个与它垂直的洛仑兹力的影响，从而粒子在垂直于 B 方向的平面上作圆周运动。二者合在一起的结果使粒子作螺旋运动。运动轨迹将是一螺旋线，如图 7–22 所示。粒子沿螺旋线运动，每回旋一周时，前进的距离即螺距 h 为

$$h = v_{//}T = v\cos\theta\frac{2\pi m}{qB} \tag{7-38}$$

从（7–38）式可知，h 与 $v_{\perp}$ 无关。

上述结果是磁聚焦原理。设想从磁场某点 A 发射出一束很窄的带电粒子流，其速率 v 差不多相等，且与磁感应强度 B 的夹角 θ 都很小，如图 7–23 所示，则

$$v_{//} = v\cos\theta \approx v$$

$$v_{\perp} = v\sin\theta \approx v\theta$$

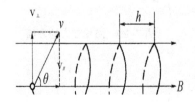

图 7–22　运动电荷在均匀磁场中运动

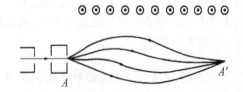

图 7–23　磁聚焦原理

由于速度的垂直分量 $v_\perp$ 不同,在磁场力作用下,各粒子将沿不同半径的螺旋线前进,但由于它们速度的平行分量 $v_\parallel$ 近似相等,经过距离 $h = \dfrac{2\pi m v_\parallel}{qB} \approx \dfrac{2\pi m v}{qB}$ 后,它们又重新会聚在 A' 点。

这与光束经透镜聚焦的现象类似,所以称为磁聚焦现象(magnetic focusing)。

上面是均匀磁场中的磁聚焦现象,要靠长螺线管来实现。而实际上用得更多的是短形线圈产生的非均匀磁场完成聚焦作用,这里线圈的作用与光学中的透镜相似,故称为磁透镜(magnetic lens)。磁透镜在许多真空系统中得到广泛应用,如电子显微镜等。

2.3　质谱仪的工作原理

质谱仪是研究物质同位素的一种仪器。质谱仪的结构如图 7-24 所示。从离子源中产生的正离子,经 S_1、S_2 间高电压加速后沿狭缝直线进入速度选择器中。所谓速度选择器是借助于带电粒子在电场和磁场中偏转的原理制成的,通过速度选择器可以挑选出我们所需速度的粒子来。它是由两部分组成:一部分是由 P_1、P_2 所形成的匀强电场,设此电场的场强为 E_0;另一部分是在极板 P_1、P_2 之间加上垂直于纸面方向的匀强磁场,设此磁场的磁感应强度为 B_0。如图 7-24 所示,当带电粒子进入极板 P_1、P_2 之间时,一方面受到电场力的作用即 $F_{电} = qE_0$;另一方面受到磁场力的作用,即洛仑兹力,$F_{磁} = qvB_0$,当 $F_{电} = F_{磁}$ 时,带电粒子才能无偏转地沿直线通过狭缝 S_3,即满足:$qvB_0 = qE_0$,这时带电粒子的速度为

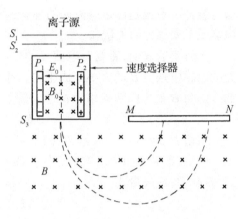

图 7-24　质谱仪结构

$$v = \frac{E_0}{B_0}$$

我们可以通过改变 E_0 或 B_0 的数值来取得所需速度的粒子。

当正离子以速度 $v = \dfrac{E_0}{B_0}$ 通过狭缝 S_3 进入下方的只有匀强磁场分布的 B 中时,由于 B 的方向垂直于纸面,如图所示,则正离子将作圆周运动,其半径 R 由式(7-35)可知

$$R = \frac{mv}{qB} = \frac{mE_0}{qBB_0} \tag{7-39}$$

其中 E_0、B_0、B、q 均为定值,所以 R 与离子的质量 m 成正比。即离子质量大的半径也大,质量小的半径也小,于是因质量不同而分别射到底片 MN 上的位置也不同,这样就使原子序数相同而原子量不同的同位素按核质量大小排列。这类似于光谱仪的作用,故称为质谱仪(mass-spectrometer)。从式(7-39)可知,只需在底片上测得 R,便可计算出离子质量 m。利用质谱仪可以分离质量相差只有 1 个质量单位的轻离子,其测量质量的准确度可以达到 $1/10^7$,因此被广泛应用于实验室以及医学和药学研究上。

3. 磁场对载流导体的作用

3.1 安培力 安培定律

我们知道运动电荷在磁场中要受到磁场的作用力,即洛仑兹力。电流是由电荷的定向运动产生的,因此磁场中的载流导体的每一定向运动的电荷,都要受到洛仑兹力,由于这些电荷受到导体的约束,而将这个力传递给导体,表现为载流导体受到一个磁场力,我们称其为安培力。载流导线的形状有各式各样,因而磁场对不同形状载流导线的作用也各不相同,但我们可以把一任意形状的载流导线分割成许多小段,每一小段长为 Δl,若导线中所通电流强度为 I 时;则乘积 $I\Delta l$ 称为电流元,它的大小为 $I\Delta l$,方向是 Δl 沿着电流的流向所指的方向。因为无论什么形状的载流导线都可看成是许多电流元的集合,所以磁场对一载流导线的安培力都等于磁场作用在各段电流元上安培力的矢量和。

大量实验表明,磁场对电流元的作用力 ΔF 其大小与电流强度 I、线元 Δl 长度、电流元所在处的磁感应强度 B 的大小都成正比,并且还与电流元相对于外磁场的取向有关。当电流元 $I\Delta l$ 的方向与 B 的方向间夹角为 θ 时,则 ΔF 的大小还与 $\sin\theta$ 成正比,即

$$\Delta F \propto I\Delta l B \sin\theta \tag{7-40}$$

安培力 ΔF 是一个矢量,它的方向垂直于电流元 $I\Delta l$ 与 B 所构成的平面。可由右手螺旋定则唯一确定:即右手四指由 $I\Delta l$ 经小于 $180°$ 角弯向 B,则大拇指的指向就是 ΔF 的方向。我们可将式(7-40)写成矢量式

$$\Delta F = I\Delta l \times B \tag{7-41}$$

公式(7-41)表示一个电流元 $I\Delta l$ 在磁场中受力的基本规律,称作安培定律。

3.2 磁场对载流导体的作用

在均匀磁场中长为 l 的载流直导线,所受的安培力由上式可以得出为
$$F = \sum \Delta F = \sum I\Delta l B \sin\theta = IB\sin\theta \sum \Delta l = IBl\sin\theta$$
若载流导线 l 与 B 之间夹角 θ=90° 时,则载流导线所受的安培力为最大,即

$$F = IlB$$

可以证明:在均匀磁场中载流平面线圈将受到一个力矩的作用,其所受力矩的大小为

$$M = ISB\sin\theta \tag{7-42}$$

式中 I 为载流平面线圈中的电流强度,S 为载流平面线圈的面积,B 为载流平面线圈所处均匀磁场的磁感应强度,θ 为线圈平面的法线单位矢量 $\mathbf{n}_0$ 与磁感应强度 B 之间的夹角。线圈平面的法线方向规定:使右手四指半握而拇指伸直,使四指方向与电流方向一致,则大拇指的指向即为线圈平面的法线方向。如果线圈有 N 匝,则载流线圈所受到的力矩大小为

$$M = INSB\sin\theta \tag{7-43}$$

式中 INS 是反映载流线圈自身性质的物理量,我们定义

$$m = INS\mathbf{n}_0 \tag{7-44}$$

称 m 为线圈的磁矩(magnetic moment)。即磁矩在数值上等于 INS,它的方向为载流线圈的法线方向 $\mathbf{n}_0$,这样式(7-43)可写为

$$M = m \times B \qquad\qquad (7-45)$$

磁矩是一个重要的概念,以后讨论核磁共振现象时,会用到它。

4. 磁介质

在磁场作用下能发生变化,并能反过来影响磁场的物质叫做磁介质(magnetic substance)。实际上所有的物质在磁场作用下都会或多或少地发生变化,并能影响原磁场,因此,都是磁介质。

下面介绍一下介质中的磁场。

原来没有磁性的物体在磁场中获得磁性的过程,称为磁化(magnetization)。处于磁场中的磁介质将被磁场磁化,从而产生一附加磁场 B'。由于附加磁场的存在,介质中的磁感应强度 B 应等于真空中的磁感应强度 B_0 与附加磁场 B' 的矢量和。即

$$B = B_0 + B' \qquad\qquad (7-46)$$

不同的磁介质在磁场中磁化的程度也不一样,我们用比值 B/B_0 来表征介质的磁化程度,即

$$\mu_r = \frac{B}{B_0} \text{ 或 } B = \mu_r B_0 \qquad\qquad (7-47)$$

μ_r 称为介质的相对磁导率(relative permeability),它是一个无量纲的纯数,其大小由磁介质的性质决定。表 7-1 中列出了一些物质的相对磁导率。式(7-47)表明,磁介质被磁化后,磁介质中的磁感应强度是真空中磁感应强度的 μ_r 倍。真空中 $\mu_r = 1$。

表 7-1　一些物质的相对磁导率 μ_r

磁 介 质	物　　质	μ_r
顺磁质	铝	$1+0.21 \times 10^{-4}$
	氧(标准状况)	$1+17.9 \times 10^{-7}$
	空气(标准状况)	$1+3.6 \times 10^{-7}$
	铂	$1+2.9 \times 10^{-4}$
抗磁质	锑	$1-7.0 \times 10^{-5}$
	铜	$1-0.94 \times 10^{-5}$
	水	$1-0.88 \times 10^{-5}$
	氢(标准状况)	$1-0.21 \times 10^{-6}$
铁磁质	铸钢	$500 \sim 2200$
	硅钢	7000(最大值)
	纯铁(99.95%)	1800(最大值)
	坡莫合金	100000(最大值)

根据磁介质在磁场中磁化的不同效果,磁介质可分为三类。

(1)顺磁质(paramagnetic substance):这类磁介质磁化后具有与外磁场同方向的附加磁场,因此 $B>B_0$,$\mu_r>1$。绝大部分物质属于这一类,如氧、锰、铬等。顺磁质具有的磁性称为顺磁性(paramagnetism)。

(2)抗磁质(diamagnetic substance):这类磁介质磁化后具有与外磁场反方向的附加磁场,

因此 $B < B_0$，$\mu_r < 1$。如铜、铋、锑及惰性气体。抗磁质具有的磁性称为抗磁性(diamagnetism)。

（3）铁磁质(ferromagnetic substance)：这类磁介质在外磁场中能产生很强的、与外部磁场方向相同的附加磁场，因此 $B \gg B_0$，$\mu_r \gg 1$。如铁、镍、钴及某些合金。铁磁质所具有的磁性称为铁磁性(ferromagnetism)。

构成生物体的各种生物大分子也都具有磁性。绝大多数生物大分子是各向异性抗磁质，少数为顺磁性（如含 Fe 的血红蛋白、肌红蛋白和铁蛋白，生物体中的自由基等），只有极少数呈现铁磁性。外加磁场对生物磁性有一定影响，这可能对一些生物功能和生命现象发生作用。

第四节 电磁感应

1. 法拉第电磁感应定律

自从 1820 年奥斯特发现电流磁效应后，不少科学家研究电流磁效应的逆现象，也就是如何利用磁场来产生电流。1831 年，法拉第从一系列实验中发现，不论用什么方法，只要能使通过一闭合回路所包围的面积的磁通量发生变化时，则回路中就有电流产生，这种电流称为感应电流(induced current)。从本质上说，若电路中出现了电流，则表明电路中有电动势，电磁感应所直接产生的应是感应电动势(induction electromotive force)，当电路闭合时，感应电动势才会产生感应电流。法拉第从实验中总结出了感应电动势与磁通量变化之间的关系，称为法拉第电磁感应定律，它的叙述如下：不论任何原因使通过回路面积的磁通量发生变化时，回路中产生的感应电动势 ε_i 与磁通量对时间的变化率 $\dfrac{\mathrm{d}\Phi_m}{\mathrm{d}t}$ 成正比。即

$$\varepsilon_i = -k\frac{\mathrm{d}\Phi_m}{\mathrm{d}t}$$

式中 k 为比例系数。在 SI 制中，ε_i 的单位为伏特(V)，Φ_m 的单位为韦伯(Wb)，t 的单位为秒(s)，此时 $k = 1$，于是上式写成

$$\varepsilon_i = -\frac{\mathrm{d}\Phi_m}{\mathrm{d}t} \tag{7-48}$$

式中负号用来表示感应电动势的方向，感应电动势的正负总是与磁通量的变化率 $\dfrac{\mathrm{d}\Phi_m}{\mathrm{d}t}$ 的正负相反。1834 年爱沙尼亚科学家楞次在概括大量实验的基础上，提出了直接判断感应电流的法则，这就是楞次定律，它表述为：闭合回路中感应电流的方向，总是使得它激发的磁场反抗引起感应电流的磁通量的变化。用楞次定律确定感应电流的方向后，随之可用感应电流的方向定出感应电动势的方向。

2. 自感与互感

2.1 自感

当一线圈中的电流发生变化时，它所激发的磁场通过线圈自身的磁通量也在变化，所以线

圈自身则产生感应电动势，这种电动势我们称它为自感电动势（self-induced electromotive force）。这种现象称为自感现象。

由于线圈中的电流激发的磁场的磁感应强度 B 与电流强度 I 成正比，因此通过线圈的磁通量 Φ_{m} 也与 I 成正比，即

$$\Phi_{\mathrm{m}} = LI \tag{7-49}$$

上式中的比例系数 L 称为自感系数（coefficient of self-induction）。它与线圈中的电流无关，它取决于线圈的大小、几何形状和匝数，若存在磁介质，L 还与磁介质的性质有关（若磁介质是铁磁质，则 L 还与线圈中的电流有关）。在 SI 制中，自感系数的单位为亨利（H），$1\mathrm{H} = 1\mathrm{Wb}/\mathrm{A}$。

根据电磁感应定律，线圈中的自感电动势 ε_{i} 为

$$\varepsilon_{\mathrm{i}} = -\frac{\mathrm{d}\Phi_{\mathrm{m}}}{\mathrm{d}t} = -L\frac{\mathrm{d}I}{\mathrm{d}t} \tag{7-50}$$

式中的负号表示自感电动势将反抗回路中电流的变化。

例 7-5　设有一长螺线管，长度 $l = 40\mathrm{cm}$，截面积 $S = 10\mathrm{cm}^2$，线圈总匝数 $N = 2000$，求它的自感系数 L。

解：当螺线管内通有电流 I 时，则管内磁感应强度 B 的大小为

$$B = \mu_0 n I$$

μ_0 为真空磁导率，其数值为 $\mu_0 = 4\pi \times 10^{-7}\mathrm{H/m}$，$n$ 为螺线管单位长度上的匝数，即 $n = \dfrac{N}{l}$，于是

通过螺线管的磁通量为

$$\Phi_{\mathrm{m}} = NBS = N\mu_0\frac{N}{l}IS = \mu_0\frac{N^2}{l}IS$$

根据式（7-49）可得螺线管的自感系数 L 为

$$L = \frac{\Phi_{\mathrm{m}}}{I} = \mu_0\frac{N^2}{l}S$$

将已知各值代入得

$$L = 12.56\,\mathrm{mH}$$

2.2　互感

如图 7-25 所示，当两个线圈靠得较近时，如果线圈 A 中的电流变化时，它所激发的变化的磁场会在线圈 B 中产生感应电动势。同样，若线圈 B 中的电流变化时，也会在线圈 A 中产生感应电动势。这种感应电动势称为互感电动势（mutual induced electromotive force）。这种现象称为互感现象。

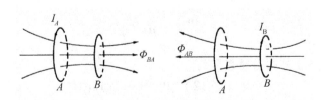

图 7-25　互感现象

假设线圈 A 中的电流为 I_A，它在线圈 B 中产生的磁通量为 Φ_{BA}；线圈 B 中的电流为 I_B，它在线圈 A 中产生的磁通量为 Φ_{AB}，在无铁介质的情况下，Φ_{BA} 及 Φ_{AB} 可写成

$$\Phi_{BA} = M_{BA}I_A \tag{7-51}$$

$$\Phi_{AB} = M_{AB}I_B \tag{7-52}$$

比例系数 M_{BA} 称为线圈 A 对线圈 B 的互感系数（coefficient of mutual induction），M_{AB} 称为线圈 B 对线圈 A 的互感系数，它们的数值决定于线圈的大小、几何形状、匝数及两线圈的相对位置。互感系数单位和自感系数单位相同。可以证明 $M_{BA} = M_{AB}$，我们统一用 M 表示，即

$$M = M_{BA} = M_{AB}$$

所以式（7-51）及式（7-52）可写成

$$\Phi_{BA} = MI_A \tag{7-53}$$

$$\Phi_{AB} = MI_B \tag{7-54}$$

当线圈 A 中的电流 I_A 变化时，它在线圈 B 中产生的互感电动势

$$\varepsilon_{BA} = -\frac{\mathrm{d}\Phi_{BA}}{\mathrm{d}t} = -M\frac{\mathrm{d}I_A}{\mathrm{d}t} \tag{7-55}$$

同样，当线圈 B 中的电流 I_B 变化时，它在线圈 A 中产生的互感电动势

$$\varepsilon_{AB} = -\frac{\mathrm{d}\Phi_{AB}}{\mathrm{d}t} = -M\frac{\mathrm{d}I_B}{\mathrm{d}t} \tag{7-56}$$

由式（7-55）及式（7-56）可以看出，当两线圈中的电流随时间的变化相同时，即 $\dfrac{\mathrm{d}I_A}{\mathrm{d}t} = \dfrac{\mathrm{d}I_B}{\mathrm{d}t}$ 时，则有

$$\varepsilon_{BA} = \varepsilon_{AB}$$

说明互感的两个线圈具有相同的互感电动势。

例 7-6 一长直螺线管的长度为 $l = 1.0\mathrm{m}$，截面积为 $S = 10\mathrm{cm}^2$，匝数为 $N_1 = 2000$，若在其中密绕一个匝数 $N_2 = 10$ 的短线圈。① 求这两个线圈的互感系数。② 若长螺线管内的电流变化率为 10A/s，求短线圈内的互感电动势。

解： 设螺线管内通有电流 I_1，它在线圈中产生的磁感应强度为

$$B = \mu_0 n I_1 = \mu_0 \frac{N_1}{l} I_1$$

则通过短线圈的磁通量为

$$\Phi_{21} = N_2 BS = N_2 \mu_0 \frac{N_1}{l} I_1 S$$

由式（7-53）得

$$M = \frac{\Phi_{21}}{I_1} = \mu_0 \frac{N_1 N_2}{l} S$$

将题中给出的数值代入上式得互感系数为

$$M = 25.12 \times 10^{-6}\mathrm{H} = 25.12\mu\mathrm{H}$$

当螺线管中的电流变化为 10A/s 时，即 $\dfrac{\mathrm{d}I_1}{\mathrm{d}t} = 10\mathrm{A/s}$，由式（7-55）得

$$\varepsilon_{21} = -M\frac{\mathrm{d}I_1}{\mathrm{d}t} = -251.2\,\mu V$$

即在短线圈内产生的互感电动势为 251.2μV。

3. 交流电路

3.1 正弦交流电

电流的大小和方向均随时间作周期性的正弦变化,称为正弦交变电流,简称交流电 (alternating current)。交流电的周期 T 和频率 ν 的关系为

$$\nu = \frac{1}{T}$$

在国际单位制中,频率 ν 的单位用 Hz,周期 T 的单位用 s。

我国电厂发出的交流电 $\nu = 50Hz$,此频率又称工频。工频交流电的周期 $T = \frac{1}{\nu} = 0.02s =$
20ms。医疗上所用的高频在 150kHz~3000MHz。

交流电的电流、电压瞬时值用 i、u 表示。最大的瞬时值称为交流电的最大值或幅值(peak value),分别用 I_m、U_m 表示。

正弦交流电的变化规律可以表示为

$$\left. \begin{aligned} i &= I_m\sin(\omega t + \varphi) \\ u &= U_m\sin(\omega t + \varphi) \end{aligned} \right\} \tag{7-57}$$

上式中的角频率 ω 也可以用 $2\pi\nu$ 或 $\frac{2\pi}{T}$ 代替。ν、T 是交流电的频率和周期,则上式为

$$\left. \begin{aligned} i &= I_m\sin(2\pi\nu t + \varphi) = I_m\sin\left(\frac{2\pi}{T}t + \varphi\right) \\ u &= U_m\sin(2\pi\nu t + \varphi) = U_m\sin\left(\frac{2\pi}{T}t + \varphi\right) \end{aligned} \right\} \tag{7-58}$$

(7-57)式中 i、u 是按正弦规律变化的,故称为正弦量,它们分别由幅值 I_m、U_m,频率 ν 和初相位 φ 来确定。所以,幅值、频率和初相位又叫确定正弦量的三要素。由于这些同频率的正弦量初相位不同时,它们之间就存在相位差,这是交流电和直流电的区别处。

习惯上所说的交流电电压为 220V,电流为 2A 都不是指的瞬时值,也不是指幅值,而是指的有效值。在同一电阻上,若交流电与直流电在交流电的一个周期内所放出的热量相等,就把直流电的量值叫做交流电的有效值。正弦交流电的有效值分别用 I、U 表示;电流有效值和电压有效值,其与幅值的关系如下

$$I = \frac{I_m}{\sqrt{2}} = 0.707 I_m,$$

$$U = \frac{U_m}{\sqrt{2}} = 0.707 U_m$$

注意一切交流电器设备的铭牌上所标的电压、电流均是指有效值。

3.2 纯电阻交流电路

平时经常接触到的白炽灯、电烙铁、电炉等电路都属于纯电阻电路。交流电路中的电阻性负载 R 对电流的阻碍作用与在直流电路中相同。理论分析表明：① 在纯电阻交流电路中，电流和电压的相位相同，这是电阻元件所特有的一个规律。② 电流和电压的有效值之间的关系与直流电路中电流与电压的关系完全相同，即

$$U = IR \text{ 或 } I = \frac{U}{R} \tag{7-59}$$

3.3 纯电感交流电路

纯电感元件如电动机、用电器的线圈、日光灯的镇流器等，其电阻甚小可忽略不计视为纯电感元件。在交流电路中，由于线圈中有自感电动势产生，自感电动势总是阻碍电流变化的，故而纯电感元件在交流电路中对电流的阻碍作用与在直流电路中有很大不同。理论分析表明：① 在纯电感交流电路中，电流与电压的相位不同，电流比电压滞后 $\frac{\pi}{2}$ 弧度。② 电流与电压的有效值

之间的关系为

$$U = \omega L I \tag{7-60}$$

式中 ω 为交流电的角频率，L 为线圈的自感系数。ωL 称为电感元件的感抗（inductive reactance），以 Z_{L} 表示。则

$$Z_{\mathrm{L}} = \omega L = 2\pi\nu L \tag{7-61}$$

式中频率 ν 的单位为赫兹（Hz），电感 L 的单位为亨利（H），感抗 Z_{L} 的单位为欧姆（Ω）。这说明，同一电感元件（L 一定），对于不同频率的交流电所呈现的感抗是不同的，这是电感元件和电阻元件不同的地方。电感元件的感抗随交流电的频率成正比地增大。电感元件对高频交流电的感抗大，限流作用大，而对直流电流，因其 $\nu = 0$，故 $Z_{\mathrm{L}} = 0$，相当于短路，所以电感元件在交流电路中的基本作用之一是"阻交流通直流"或"阻高频通低频"，各种扼流圈就是这方面应用的实例。

3.4 纯电容交流电路

把电容为 C 的电容器的两极与一交流电源相连接，由于电容器的反复充电、放电，故而直流电不能通过纯电容元件而交流电却能通过，并且纯电容元件对交流电流具有一定的阻碍作用。理论分析表明：① 在纯电容交流电路中，电流与电压的相位不同，电流比电压超前 $\frac{\pi}{2}$ 弧度。

② 电流与电压的有效值之间的关系为

$$U = \frac{I}{\omega C} \tag{7-62}$$

式中 C 为电容器的电容。$\frac{1}{\omega C}$ 称为电容元件的容抗（capacitive reactance），以 Z_{c} 表示。则

$$Z_{\mathrm{c}} = \frac{1}{\omega C} = \frac{1}{2\pi\nu C} \tag{7-63}$$

式中电容 C 的单位是法拉(F),容抗 Z_c 的单位为欧姆(Ω)。可见,同一电容元件(C 一定),对于不同频率的交流电所呈现的容抗是不同的。由于电容器的容抗与交流电的频率成反比,因此频率越高,容抗就越小,频率越低,容抗就越大。对直流电来讲 $\nu = 0$,容抗为无限大,故相当于断路。所以电容元件在交流电路中的基本作用之一就是"隔直流、通交流"或"阻低频、通高频"。

3.5　实际交流电路

在实际电路中往往同时存在有电阻、电感和电容各元件,这些实际电路中的电流与电压的有效值之间的关系可用下式表达

$$U = IZ \tag{7-64}$$

式中 Z 称为交流电路的阻抗,单位为欧姆(Ω)。

阻抗是交流电路中的一个基本概念。某一导电体的阻抗,在数值上相当于通过单位电流强度时,该导体两端的电势差。阻抗包括电阻和电抗两部分,电抗又可分为由电容而引起的容抗和由电感而引起的感抗两类。生物体内含有电阻率不相同的各种物质,几乎到处存在着不可忽视的电容,而感抗是可以忽略的,因此可以认为,生物体内的阻抗是由电阻和容抗两部分构成的。由电阻和电容组成的电路,基本上可分为串联和并联两种。

在 R、C 串联的情况下,阻抗 Z 与电阻和容抗 $Z_c = 1/(\omega C)$ 之间的关系为

$$Z = \sqrt{R^2 + \frac{1}{(\omega C)^2}} \tag{7-65}$$

在 R、C 并联的情况下,阻抗 Z 与电阻 R 和容抗 Z_c 之间的关系为

$$Z = \frac{R}{\sqrt{1 + (\omega C R)^2}} \tag{7-66}$$

明确了有关阻抗的一些基本概念之后,我们对人体的各种组织器官,采用模型化的办法,建立各种等效电路,就可以近似分析人体阻抗的特点。

4. 电磁振荡　电磁波

麦克斯韦(Maxwell)电磁理论指出:任何变化的磁场都要在它周围的空间里产生电场。若电场(或磁场)随时间的变化是均匀的,则所产生的磁场(或电场)是稳定的;如果电场(或磁场)的变化是不均匀的,则所产生的磁场(或电场)也是变化的。由此可见,变化的电场和变化的磁场总是相互联系的,组成一个不可分割的统一体,这就是电磁场。

根据电磁场理论可以知道,如果在空间某区域中发生周期性变化的电场,那么在周围空间就要产生周期性变化的磁场,这个周期性变化的磁场又要在较远的空间产生新的周期性变化的电场……这样,变化的电场和磁场交替产生,由近及远地在空间传播的过程,叫作电磁波(electromagnetic wave)。

在电磁波传播到的空间各点,电场强度 E 和磁感应强度 B 都随时间作周期性变化。在电磁波传播中,电场强度 E 的振动方向,磁感应强度 B 的振动方向和波的传播方向三者互相垂直。因此,电磁波是横波。对于电磁场中每一点来说,电场强度 E 和磁感应强度 B 均用同一频率作谐振动,同一时刻达到零,又同一时刻达到最大值,其振动的相位是完全相同的。电磁波的频率,也就是电场和磁场的振动频率,和振荡器产生的波源频率完全一样。

电磁波波长的意义也与机械波波长相似,电磁波的波长 λ 等于沿波的传播方向上电场(或磁场)的振动相位差为 2π 的两点之间的距离(它等于波形曲线上任意相邻的两个相位相同的点间的距离)。电磁波的传播速度与光速相同,在真空中电磁波传播速度 $c = 3 \times 10^8 \mathrm{m \cdot s^{-1}}$,电磁波可以在真空中传播,也可以在媒质中传播,而机械波只能在媒质中传播。对于在真空中(或空气中)传播的电磁波,其频率 ν 与波长 λ 有如下关系

$$\lambda\nu = c \tag{7-67}$$

从上式可见,电磁波的频率越高,波长就越短,而频率低的电磁波波长就长。

电磁波谱(electromagnetic spectrum)是按照波长(或频率)的顺序把电磁波排列起来的谱,赫兹应用电磁振荡的方法产生电磁波,并证明电磁波的性质与光波的性质一致,不仅速度相同,其反射、折射、干涉、色散、吸收等性质也与光波相同,从而肯定光波也是一种电磁波。其后人们继续发现了更多形式的电磁波,如红外线、紫外线、伦琴射线、γ 射线、无线电波等,它们的产生方法以及与物质之间的相互作用都各不相同。图 7-26 列出各种电磁波的范围。

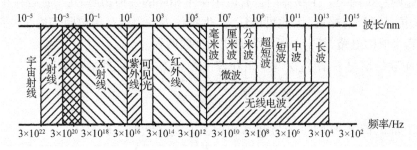

图 7-26 电磁波谱

思考题 习题七

7-1 设有带负电的小球 A、B、C,它们的电量比为 $1:3:5$,三球均在同一直线上,A、C 固定不动,而 B 也不动时,求 BA 与 BC 间的距离比值。

7-2 在真空中有板面积为 S,间距为 d 的两平行带电板(d 远小于板的线度)分别带电量 $+q$ 与 $-q$。有人说两板之间的作用力 $F = k\dfrac{q^2}{d^2}$。又有人说因为 $F = qE$,$E = \dfrac{\sigma}{\varepsilon_0} = \dfrac{q}{\varepsilon_0 S}$,所以 $F = \dfrac{q^2}{\varepsilon_0 S}$。试问这两种说法对吗?为什么?$F$ 应为多少?

7-3 在正方形的四个角上各放一个正电荷 Q,求对角线交点处的电场强度。

7-4 在一直角坐标系中,坐标原点处有 $2.5 \times 10^{-8}\mathrm{C}$ 的一个电荷,在 $x = 6\mathrm{m}$,$y = 0$ 处有另一电荷 $-2.5 \times 10^{-8}\mathrm{C}$。求下列各点的电场强度:① $x = 3\mathrm{m}$,$y = 0$;② $x = 3\mathrm{m}$,$y = 4\mathrm{m}$。

7-5 求与点电荷 $q = 2.0 \times 10^{-8}\mathrm{C}$ 分别相距 $a = 1.0\mathrm{m}$ 和 $b = 2.0\mathrm{m}$ 两点的电势差。

7-6 设在 XY 平面内的原点 O 处有一电偶极子,其电偶极矩 $\boldsymbol{p}$ 的方向指向 Y 轴正方向,大小不变。问在 X 轴上距原点较远处任意一点的电势与它离开原点的距离呈什么关系?

A. 正比; B. 反比; C. 平方反比; D. 无关系。

7-7 电偶极子在其两电荷的连线延长线上靠正电荷一端电势为____(填:正、负、0),靠负电荷一端电势为____(填:正、负、0),在其中垂线上电势为____(填:正、负、0)。

7-8 一个电偶极子的 $l = 0.02$m,$q = 1.0×10^{-6}$C,把它放在 $1.0×10^5$N·C^{-1} 的均匀电场中,其轴线与电场成 30° 角。求外电场作用于该偶极子的库仑力与力矩。

7-9 试证明在距离电偶极子中心等距离对称之三点上,其电势的代数和为零。

7-10 如果通过导体中各处的电流密度不相同,那么电流能否是稳恒电流?

7-11 两根粗细不同的铜棒接在一起(串联),在两端加上一定电压。设两铜棒的长度相同,那么:① 通过两棒的电流强度是否相同? ② 如果略去分界面处的边缘效应,通过两棒的电流密度是否相同?

7-12 灵敏电流计能测出的最小电流约为 10^{-10}A。问:① 10^{-10}A 的电流通过灵敏电流计时,每秒内流过导线截面的自由电子数是多少? ② 如果导线的截面积是 1mm^2,导线中自由电子的密度为 $8.5×10^{28}$m^{-3},这时电子的平均漂移速度是多少? ③ 电子沿导线漂移 1cm 所需时间为多少?

7-13 在图 7-27 所示的电路中,已知 $\varepsilon_2 = 12$V、$\varepsilon_3 = 4$V;安培计的读数为 0.5A,其内阻可忽略不计,电流方向如图中所示,求电源 ε_1 的电动势是多少?

7-14 如图 7-28 所示,$\varepsilon_1 = 10$V,$\varepsilon_2 = 6$V,$\varepsilon_3 = 20$V,$R_1 = 20$kΩ,$R_2 = 60$kΩ,$R_3 = 40$kΩ,求各支路中的电流。

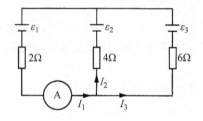

图 7-27 习题 7-13

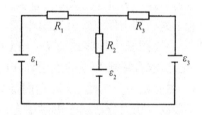

图 7-28 习题 7-14

7-15 如图 7-29 所示,$\varepsilon_1 = 2$V,$\varepsilon_2 = 1$V,$R_1 = 4$Ω,$R_2 = 2$Ω,$R_3 = 3$Ω,求:① 通过各个电阻的电流强度;② A、B 两点间的电势差。

7-16 如图 7-30 所示电路,$\varepsilon_1 = 12$V,$\varepsilon_2 = 9$V,$\varepsilon_3 = 8$V,$r_1 = r_2 = r_3 = 1$Ω,$R_1 = R_2 = R_3 = R_4 = 2$Ω,$R_5 = 3$Ω。求:① A、B 两点间的电势差;② C、D 两点间的电势差;③ C、D 两点短路时,通过 R_5 的电流。

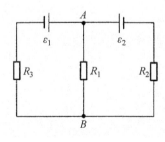

图 7-29 习题 7-15

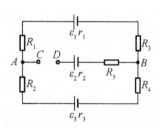

图 7-30 习题 7-16

7-17 将一条形磁铁推向一闭合线圈,线圈中将产生感应电动势。问在磁铁与线圈相对位置不变的情况下,迅速推向线圈和缓慢推向线圈所产生的感应电动势是否相同? 为什么?

7-18 一闭合圆形线圈在匀强磁场中运动,在下列情况下是否会产生感应电流? 为什么?

(1)线圈沿磁场方向平移;

(2)线圈沿垂直于磁场方向平移;

(3)线圈以自身的直径为轴转动,轴与磁场方向平行;

(4)线圈以自身的直径为轴转动,轴与磁场方向垂直。

7-19 当一通电直导线在磁场中所受的磁场力为零时,说明电流方向与磁感应强度方向有何关系?

7-20 如图 7-31 所示,一正电荷在磁场中运动到 A 点时,已知其速度 v 沿 x 轴正方向,若它在磁场中所受的力 f 为下列几种情况,试指出各种情况下磁感应强度 B 的方向。

(1)电荷不受力;

(2)f 的方向沿 z 轴正方向,且知此时力的数值为最大;

(3)f 的方向沿 z 轴反方向,且知此时力的数值为最大值的一半。

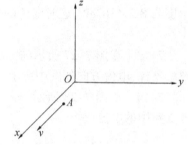

图 7-31 习题 7-20

7-21 两个电子同时由电子枪射出,它们初速度方向一致,且均与匀强磁场 B 垂直,速率分别为 v 和 $2v$。经磁场偏转后,哪个电子先回到出发点? 并写出半径与速率的关系。

7-22 一无限长直导线通有 $I = 15A$ 的电流,把它放在 $B = 0.05T$ 的外磁场中,并使导线与外磁场正交,试求合磁场为零的点至导线的距离。

7-23 磁介质可分为哪三种,它们都具有什么特点? 构成生物体的各种生物大分子是否具有磁性,大多数生物大分子属于哪种磁介质?

7-24 若两组线圈缠绕在同一圆柱上,其中任一线圈产生的磁感应线全部并均等地通过另一线圈的每一匝。设两线圈的自感分别为 L_1 和 L_2,若两线圈长度相等,证明两线圈的互感可以表示为 $M = \sqrt{L_1 L_2}$。

第八章

人体电磁现象

生物电现象是生物界一种极普遍的生理现象。生物体内电动势产生的原因十分复杂。现在认为生物电动势是由于机体组织结构的不对称性、通透性、离子浓度或功能的不同等因素而引起的。在人类生活的环境里,存在着大量人为的和自然的不同频率的电场和电流,这些电场和电流对人体有一定的生物效应。

生物体由于生物电的存在及体内存有的磁性物质从而也具有一定的磁性。地球上各种生物的进化和成长,一直受到地磁场的影响。磁场在一定的条件下能够对生物产生作用,能使机体组织发生变化。

目前,生物电现象、电的生物效应、人体磁场以及磁场的生物效应在现代生理学和医学诊断和治疗实践中已经获得了广泛的应用。

第一节　膜　电　位

1. 膜电位　静息电位

实验证明,细胞内液及其周围细胞外液之间存在着电位差叫做膜电位差或简称膜电位 (membrame potential)。此电位可以用细胞内记录技术进行精确测量。图 8-1 是细胞内膜电位的测量实验装置的模式图。记录细胞内膜电位用尖端极细(小于 $0.5\mu m$)的玻璃微电极。开始测量时两电极均置于细胞外间隙内,两电极之间无电位差,细胞外间隙的电位一般规定为零。

若将微电极刺入细胞内, 则记录的电位约为 $-80mV$,即膜内电位比膜外低 $80mV$,若没有外来作用影响细胞,则

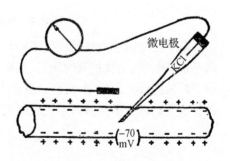

图 8-1　细胞内膜电位的测量

大多数细胞的膜电位在相当长时间内数值恒定。细胞处于这种安静状态生理学上称为静息状态,静息状态下的膜电位叫做静息电位(resting potential)。对于一定类型的细胞其静息电位值一定,神经纤维及肌纤维的静息电位约在 –55~–100mV。静息电位和膜两侧的离子浓度以及膜对不同离子的通透性有关。

2. 能斯特方程

大量实验表明细胞膜是一种有生命的半透膜,对离子的通透性有高度的调节性和选择性,即细胞膜处于不同的生理状态下,其对离子的通透性不同。在膜的内外存在着多种离子,其中主要是 K^+、Na^+、Cl^- 和大蛋白质离子 A^-。细胞膜对不同离子的通透性不同。细胞在静息状态下其膜对 K^+ 离子的通透性远大于 Na^+ 离子,因此可以假设 Na^+ 不能通过细胞膜。膜对 Cl^- 离子可以通透,细胞内一些带负电的蛋白质大分子 A^- 则不能通过细胞膜。由于膜对各种离子的通透性不同,导致各种离子在细胞膜内外的浓度分布有很大差别。

各类细胞膜内外离子分布的共同特点是膜内 K^+ 离子浓度大于膜外,为 20~40 倍。膜外 Na^+ 离子浓度大于膜内为 7~12 倍。此外,膜内有较多不能通透的蛋白质负离子 A^-,膜外负离子则以 Cl^- 为主。当哺乳动物神经细胞处于静息状态,即平衡状态时,这些离子的浓度分布如图 8-2 所示。图的左侧代表细胞内液,右侧代表细胞外液,浓度单位是 $mol \cdot m^{-3}$(摩尔·米$^{-3}$)。

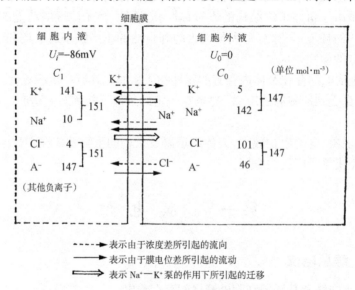

图 8-2　神经细胞静息状态下的膜内外离子浓度

离子在细胞膜内外的浓度不同,必然会使离子从浓度高的一侧向浓度低的一侧扩散。由于离子带有电荷,在其扩散的同时,又形成一个阻碍离子继续扩散的电场,离子在电场力作用下会向着扩散的反方向运动,最后达到动态平衡。理论计算表明:由浓度不同所引起的通过细胞膜的扩散达到动态平衡后所形成膜两侧的电位差与其浓度差之间有如下关系

$$\varepsilon = \pm 2.3 \frac{kT}{Ze} \lg \frac{C_1}{C_2} \qquad (8-1)$$

式(8-1)称为能斯脱方程(Nernst's equation),ε 称能斯脱电位(Nernst electric potential)。式

中 k 是玻耳兹曼常数(Boltzmann constant)，T 是溶液的热力学温度，e 为电子电荷量，C_1 和 C_2 分别为膜内、外溶液的浓度。若是正离子迁移，上式取负号；若负离子迁移则取正号。

我们知道人体的温度为 $273+37=310K$，玻耳兹曼常数 $k=1.38\times10^{-23}J\cdot K^{-1}$，电子的电量 $e=1.60\times10^{-19}C$，K^+、Na^+、Cl^- 离子的 Z 分别为 $+1$ 和 -1。代入这些值后，能斯特方程对于正、负离子来说变成

$$\varepsilon=\pm61.5lg\frac{C_1}{C_2}mV$$

将图 8-2 中的数值代入上式得

$$Na^+:\quad \varepsilon=-61.5lg\frac{10}{142}=+71mV$$

$$K^+:\quad \varepsilon=-61.5lg\frac{141}{5}=-89mV$$

$$Cl^-:\quad \varepsilon=+61.5lg\frac{4}{100}=-86mV$$

把以上计算出来的 Na^+、K^+ 与 Cl^- 离子的能斯特电位与实际测得的神经细胞静息电位 $-86mV$ 相比较，可以看出 Cl^- 的能斯特电位与静息电位相同，说明 Cl^- 由于浓度差而产生的进入细胞内扩散趋势正好与排斥 Cl^- 进入细胞内的电力相平衡，通过细胞膜出入的 Cl^- 流动数相等，细胞内外 Cl^- 处于平衡状态。对于 K^+，其能斯特电位的大小略大于静息电位 $-86mV$，说明细胞在静息状态下，对于 K^+ 由静息电位所造成的向膜内流动不如浓度差造成的向膜外流动大，仍有少量的 K^+ 从膜内向膜外迁移。对于 Na^+，情况迥然不同，Na^+ 的 $\varepsilon=+71mV$ 与实测静息电位 $-85mV$ 相差甚远。浓度差和膜电位差都有使 Na^+ 扩散进入细胞内的强大趋势。尽管在静息状态下细胞膜对 Na^+ 的通透性很小，不过 Na^+ 不断漏进细胞内还是可以觉察到的，但 Na^+ 在细胞内仍然维持低浓度。因此，细胞内必然存在着某种机制，将 Na^+ 从低浓度转运到高浓度，从低电位转到高电位，以维持浓度的不平衡。这一过程必须作功，该作用称为钠泵(Na^+ pump)。同样，把 K^+ 从膜外低浓度区转运到膜内高浓度区，这个转运作用叫做钾泵(K^+ pump)。我们已经知道，Na^+ 的排出往往伴随有 K^+ 的摄入。因此，这一过程通常称为 Na^+—K^+ 泵，简称 Na^+ 泵。泵是需要能源的，Na^+—K^+ 泵的转运所需的能量只能认为来自细胞代谢。在细胞静息状态下，假定 Na^+ 泵一直在工作着，从而维持细胞内 Na^+ 浓度的低水平。关于代谢能的工作原理，目前所知甚少，所以，在探索静息电位产生原因的进程中，Na^+ 泵假说是一个重要的启示。

在多种离子扩散过程中所形成的能斯特电位，可以用一个简单的电路来模拟。图 8-3a 表示

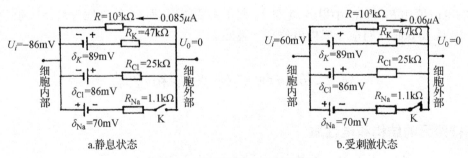

a.静息状态　　　　　　　　　　b.受刺激状态

图 8-3　细胞跨膜电位的模拟电路

细胞静息状态下跨膜电位的模拟电路。图中，$\mathscr{E}_K$ 代表 K^+ 由膜内向膜外扩散所形成的电位差；$\mathscr{E}_{cl}$ 代表 Cl^- 由膜外向膜内扩散形成的电位差；$\mathscr{E}_{Na}$ 代表 Na^+ 由膜外向膜内扩散所形成的电位差，其极性与 $\mathscr{E}_K$、$\mathscr{E}_{cl}$ 相反。$\mathscr{E}_K$、$\mathscr{E}_{cl}$、$\mathscr{E}_{Na}$ 分别串联电阻 R_K、R_{cl}、R_{Na} 后再与膜电阻 R 并联。在静息状态时，电键 K 是断开的，犹如 Na^+ 不能透过细胞膜，$R_{Na} = \infty$ 一样，细胞静息电位只由 K^+ 与 Cl^- 两种离子扩散所产生的能斯特电位所形成。

3. 动作电位

我们已经知道，当神经或肌肉细胞处于静息状态时，细胞膜外带正电，膜内带负电，这种状态又称极化（polarized）。但是当细胞受到外来刺激时，不管这种刺激是电的、化学的、热的或机械的，细胞膜都会发生局部去极化。随着刺激强度的加大，细胞膜去极化的程度也不断地扩展。当刺激强度达到阈值或阈值以上时，受刺激的细胞膜对 Na^+ 离子的通透性会突然增加。由于膜外 Na^+ 离子的浓度远高于膜内，膜内的电位又低于膜外，于是大量 Na^+ 离子在浓度梯度和电场的双重影响下由细胞膜外涌入细胞膜内。这一过程的直接结果是使膜内电位迅速提高，当膜内、外 Na^+ 离子的浓度差和电位差的作用相互平衡时，细胞膜的极化发生倒转，结果细胞膜内带正电，膜外带负电，这一过程叫除极（depolarization）。与此同时，电位也由静息状态下的 $-86mV$ 变成 $+60mV$ 左右。

除极之后，细胞膜又使 Na^+ 离子不能通透，而 K^+ 离子的通透性突然提高，大量 K^+ 离子由细胞膜内向膜外扩散，使膜电位又由 $+60mV$ 迅速下降到约 $-100mV$ 左右。于是，离子在细胞兴奋时的移位都获得了恢复，即细胞膜内带负电、膜外带正电。之后，由于"钠—钾泵"的作用，细胞膜内的 Na^+ 离子被输送到膜外，同时使细胞膜外的 K^+ 离子回到膜内，膜电位又恢复到静息电位值，即 $-86mV$。这一过程称为复极（repolarization）。

由上面的论述可以看出，细胞受刺激所经历的除极和复极过程，伴随着电位的波动过程。实验证明，这一过程仅需 $10ms$ 左右。我们把这种电位波动称为动作电位（action potential）。图 8-4 给出了一个动作电位的形成过程。细胞在恢复到静息状态后，它又可以接受另一次刺激，产生另一个动作电位。在不断的强刺激下，1 秒之内可以产生几百个动作电位，而且动作电位可以由一个细胞传到另一个细胞。细胞受刺激状态相当于图 8-3b 所示的模拟电路，电键 K 接

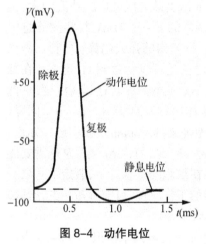

图 8-4　动作电位

通，R_{Na} 的电阻值比 R_K 和 R_{cl} 小得多，电池 $\mathscr{E}_{Na}$ 起了主要作用，而 $\mathscr{E}_{Na}$ 的极性与 $\mathscr{E}_K$、$\mathscr{E}_{cl}$ 的极性相反，致使 U_i 比 U_0 高 60mV，对应于膜内电位高于膜外。

第二节　神经的兴奋和冲动

1. 神经元的结构和电性质

神经元就是神经细胞，神经系统由大量神经元构成（图 8-5）。神经元在结构上包括细胞

体和突起两部分,突起又分树突和轴突两种。树突多而短,多分支,从细胞体分出时其直径较粗,愈向外周则愈细。轴突很长,由细胞体的小丘分出,其直径均匀。开始一段称为始段,离开细胞体若干距离后始获得髓鞘,成为神经纤维。习惯上把神经纤维分为有髓鞘纤维与无髓鞘纤维两种。有髓鞘纤维的原生质轴心被髓鞘包围,每隔 1~2mm 髓鞘即为郎飞氏结的间隙所中断。髓鞘厚度约为 2000nm。无髓鞘纤维由原生质轴索所组成,它实际上有一薄层髓鞘,是一层厚为 5~10nm 的膜。郎飞氏结处有同样的膜,膜的基本结构是两层类脂分子,在它上面嵌有或附着蛋白分子。

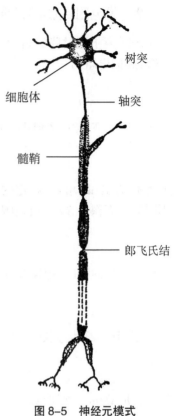

图 8-5 神经元模式

轴突内轴浆经常在流动。轴浆内有高浓度的钾离子和比较低浓度的钠离子和氯离子。神经纤维表面的膜具有高电阻,它阻碍纤维外溶液中的离子很快同内部溶液混合。由此可见,轴突类似绝缘不良的电缆,电流 i_a 通过轴浆沿轴突流动,也有电流 i_0 通过膜流出,如图 8-6 所示。神经纤维的电缆性质用下列物理量表示。

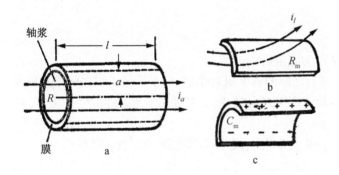

图 8-6 轴突电阻

a.轴浆电阻;b.膜电阻;c.膜电容

1.1 轴浆电阻或轴突的纵向电阻

轴浆是比较稀的电离物质的溶液,有较高的电阻率 ρ_i。长度为 l,半径为 a 的轴突,其轴浆电阻(图 8-6)为

$$R = \frac{\rho_i l}{\pi a^2}$$

单位长度的轴浆电阻为

$$r_i = \frac{\rho_i}{\pi a^2} \tag{8-2}$$

r_i 的单位是 $\Omega \cdot m^{-1}$。

1.2 膜电阻或膜的横向电阻

它表示离子通过膜的阻力。若膜的电阻率为 ρ_m，膜的厚度为 b，膜的面积为 S，如图 8-6 所示，这段膜的电阻为

$$R = \rho_m \frac{b}{S}$$

R 与 S 成反比，S 愈大 R 愈小。通常把单位面积膜的电阻 R_m 称为膜电阻（membrane resistance），即

$$R_m = \rho_m b \qquad (8-3)$$

R_m 的单位为 $\Omega \cdot m^2$。对于特定的膜，ρ_m 和 b 都为定值，所以 R_m 也是定值。对于不同的膜，R_m 的值是不同的。面积为 S 的膜的电阻 R 与 R_m 的关系为

$$R = \frac{R_m}{S}$$

对于呈圆柱形的膜（如神经纤维），若其半径为 a，长度为 l，则电阻为

$$R = \frac{R_m}{2\pi a l}$$

R 与 l 成反比。纤维愈长，电阻 R 愈小。单位长度膜的电阻常用 r_m 表示，r_m 与 R_m 的关系为

$$r_m = \frac{R_m}{2\pi a} \qquad (8-4)$$

r_m 的单位是 $\Omega \cdot m$。须注意，通常也称 r_m 为膜电阻。

在静息状态下，同一组织的各个细胞之间的膜电阻有差别，对于不同组织之间差别更大。测出的数值通常在 $0.1 \sim 1\Omega \cdot m$ 之间。当神经纤维兴奋时，由于膜对离子通透性发生变化，膜电阻也发生变化。

膜对离子的通透性还用膜电导 G_m 和 g_m 来表示，它们为膜电阻的倒数，所以

$$G_m = \frac{1}{\rho_m b} \qquad (8-5)$$

和

$$g_m = \frac{2\pi a}{\rho_m b} \qquad (8-6)$$

G_m 的单位是 $\Omega^{-1} m^{-2}$，g_m 的单位是 $\Omega^{-1} m^{-1}$。

1.3 膜电容

它表示膜的绝缘及储存电荷的性质（图 8-6c），若膜的介电常数为 ε，膜的面积为 S，膜的厚度为 b，则膜的电容为

$$C = \frac{\varepsilon S}{b}$$

单位面积膜的电容为

$$C_m = \frac{\varepsilon}{b} \tag{8-7}$$

它只与膜的性质有关,对于特定的膜,其值一定。C_m 叫做膜电容(membrane capacitance),单位是 F/m^2。长度为 l 半径为 a 的神经纤维膜的电容若用膜电容 C_m 来表示,其公式为

$$C = C_m \cdot 2\pi a l$$

单位长度膜的电容 c_m 与 C_m 的关系为

$$c_m = C_m \cdot 2\pi a \tag{8-8}$$

单位是 F/m。

2. 神经的兴奋和冲动

神经纤维是传递机体信息的"机构",传导各种信息如具体的感觉和抽象的思维等。神经纤维只单向传输信息,对脑来说,传入和传出分别是不同神经。这些信息并不按原来形式传递而是以神经冲动频率的形式来传递的。当感官在活动或大脑发布命令时,在相应的神经纤维上都可以检测出电反应。当刺激足够强时就可能引起可传播的电反应,即动作电位。这可传播的电反应持续时间很短。实验证明,神经冲动的传导实际上是动作电位的扩布。

研究神经兴奋现象中常用电脉冲刺激。调节矩形脉冲的振幅和宽度可以得到不同强度和持续时间的刺激。实验证明,一个电刺激能否引起可兴奋组织的反应决定于它的强度和持续时间之间的相互关系。若电脉冲的强度过低,不管刺激时间多长,组织没有反应;逐步增加刺激强度达一定值时,则可引起反应。强度的这一特定值叫阈值(threshold)。图 8-7 给出强度—持续时间的关系曲线,表示引起神经兴奋所需要的阈刺激强度和持续时间的相互关系。刺激时间越长,阈值越小;时间无限长的阈值叫基强度。低于此值就不能引起反应。

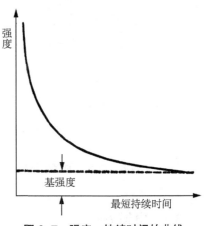

图 8-7 强度—持续时间的曲线

神经的兴奋和冲动的一个重要特征是,在其他条件不变的情况下,阈上刺激不论强度大小,所引起的动作电位幅值一样大,不过刺激强度大时,其动作电位的频率高。动作电位的幅值即峰电位还不随传导距离而逐渐衰减,可见这种非衰减性等幅传导是因为用于传导的能量不是来自刺激而是神经纤维沿其全长释放出来的。

3. 被动膜的电缆性质

3.1 神经细胞的电紧张电位

当可兴奋细胞受到刺激时,膜电位将发生变化。若刺激低于阈值,细胞膜的电阻、电容及膜电动势(在数值上等于静息电位)不发生变化,这时的膜称为被动膜。图 8-8 表示被动膜性质的等效电路,它由一个膜电容 C_m 和一个膜电阻 R_m 并联组成。膜电阻还串联一个其电动势数值等于静息电位 E_r 的电池。被动膜由于外加电流而发生膜电位变化称为电紧张电位。

图 8-9a 表示用细胞内电极测量神经纤维的电紧张电位的实验示意图。在神经纤维中插入两个微电极,其中一个电极突然通入电流 I 刺激神经,另一个电极则用来记录该处膜电位的改变 ε(即膜电位 E 和膜电动势 E_r 的差)。然后,依此在离电流电极 2.5mm,5mm 处记录膜电位的变化。图 8-9b 表示各点膜电位的变化是时间的函数。在电流电极附近 $x=0$ 处 ε 上升较快,其最终值最大。离电流电极较远的 $x=2.5$mm 及 $x=5$mm 处 ε 上升逐渐缓慢,且最终值逐渐减少。图 8-9c 表示膜电位变化的最终值(或最大值)和离电流电极距离 x 的关系。

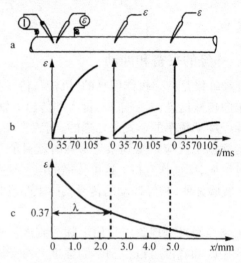

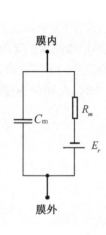

图 8-8 被动膜的等效电路

图 8-9 神经细电紧张电位

a.测量电紧张电位的实验示意图;
b.膜电位变化 ε 与时间 t 的关系;
c.膜电位变化最终值 ε 与距电流电极距离 x 的关系

3.2 电缆方程

我们把神经纤维看成由许多长度为 Δx 的小段组成,每一小段 Δx 的膜都可用图 8-10 的等效电路来表示,把相邻小段的等效电路联系在一起就构成神经纤维的等效电路,如图 8-11 所示。现在我们就利用神经纤维的等效电路,建立神经纤维的电缆方程,并从理论上进一步证明被动膜的电缆性质。

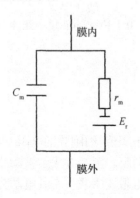

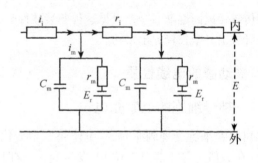

图 8-10 一小段轴突膜的等效电路

图 8-11 神经纤维等效电路

设与通电电极距离为 x 处的神经纤维的膜电位变化为 ε；因为细胞外液的电阻 r_0 很低，所以在等效电路中取 $r_0=0$；由图 8-11 可知轴浆电流 i_i 通过轴浆电阻 r_i，膜电流 i_m 的一部分通过膜电容 c_m，另一部分通过膜电阻 r_m。根据欧姆定律和电荷守恒定律及基尔霍夫定律，经数学运算，可建立如下方程

$$\frac{r_m}{r_i}\frac{\partial^2\varepsilon}{\partial x^2}-r_m c_m\frac{\partial\varepsilon}{\partial t}-\varepsilon=0 \tag{8-9}$$

令 $\lambda=\sqrt{\dfrac{r_m}{r_i}}$ 称为空间常数，$\tau=r_m c_m$ 称为被动膜的时间常数，则

$$\lambda^2\frac{\partial^2\varepsilon}{\partial x^2}-\tau\frac{\partial\varepsilon}{\partial t}-\varepsilon=0 \tag{8-10}$$

式(8-9)、(8-10)称为神经纤维的电缆方程。式中 ε 随时间 t 和距离 x 而变化，当膜电流 i_m 使膜电容 c_m 充电完毕时，则 ε 不再随时间而变化，即 $\dfrac{\partial\varepsilon}{\partial t}=0$。这时式(8-10)变为

$$\lambda^2\frac{\partial^2\varepsilon}{\partial x^2}-\varepsilon=0 \tag{8-11}$$

式(8-11)的解为

$$\varepsilon=\varepsilon_0 e^{-\frac{x}{\lambda}}$$

ε_0 为通电电极($x=0$)处的膜电位变化。我们不难看出，膜电位变化 ε 依距离 x 的变化按指数规律衰减。这与实验的测量结果是完全一致的。

4. 动作电位的扩布

现在讨论神经纤维及肌肉纤维膜的独特作用就是传导兴奋。动作电位的特征是其幅值不因传导而变小，所以传导不可能只是电流从兴奋部位流到未兴奋部位，而是在膜的每一处都是重新发生一个兴奋。在动作电位扩布过程中，电紧张扩散与兴奋是共同发挥作用的。

为了理解动作电位的扩布，我们用简单的电路模型来说明。图 8-12 中膜的模型包括一个并联的膜电容 C_m，膜电阻 R_m，和它们并联的还有一个钠电阻 R_{Na}、钠电池 E_{Na} 和开关 S 的串联电路。膜处于静息状态时，S 断开。膜去极化达到阈值则 S 合上。图 8-12a 表示刺激电流源 I 对 C_m 充电并有电流 I_i 通过 R_m 流出。图 b 表示当膜电位向正变化达到阈值，开关 S 合上并且外加刺激电流作

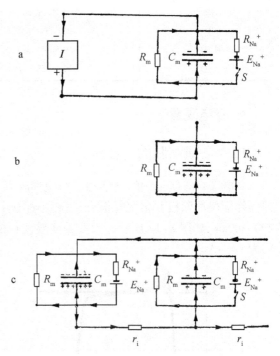

图 8-12　动作电位扩布的电路模型

a.刺激电流源 I 对 Cm 充电；b.膜电位正向达阈值，S 闭合外加电流作用完毕；c.Na+ 的内向电流起外加刺激作用，对 Cm 充电，使膜电位内正外负

用完毕。图 c 表示处于兴奋状态的膜，Na^+ 的内向电流起了外加刺激电流的作用，对 C_m 进一步充电，使膜电位为内正外负。不仅如此，内向电流还流过邻近静息区，犹如外加刺激电流一样，对邻近的 C_m 充电，使邻近静息膜发生去极化。图中 r_i 为轴浆电阻。若邻近膜去极化达到阈值，这个区就发生兴奋。这一过程将依次沿神经纤维连续进行下去。这就是以局部电流为媒介的动作电位的扩布。霍奇金（Hodgkin）证明这个内向电流是触发附近膜进入兴奋的刺激，这一观点称为传导的局部回路学说。以上说明神经纤维的电缆性质与兴奋性质之间相互作用使动作电位能不衰减地沿神经纤维扩布。

第三节　心电和脑电

前面讨论了单个细胞发生的电现象，大量细胞组成某一组织时就成为一复杂的生物电信号源。我们知道生物体组织和体液都可以导电，是一个容积导体（volume conductor），复杂的生物电信号源在这个容积导体中产生电场，导致体表各点之间存在电位差。医学研究和临床应用中常用电子仪器在不同部位测量体表电位差随时间的变化以判断人体内各部分的功能。表 8-1 列出通常观测的几种人体电信号的幅值范围和频带。

表 8-1　人体电信号

种　类	幅值范围	频　带
心　电	$10\mu V \sim 5mV$	$0.05 \sim 100Hz$
脑　电	$2 \sim 200\mu V$	$0.1 \sim 100Hz$
肌　电	$20 \sim 5000\mu V$	$5 \sim 2000Hz$
视网膜电	$0.5\mu V \sim 1mV$	$0.01 \sim 200Hz$
眼　电	$10 \sim 3500\mu V$	$DC \sim 100Hz$

1. 心电现象

1.1　心肌细胞的电性质

心电来自心肌细胞的电活动。心肌细胞兴奋时出现的动作电位与神经纤维的不同之处是，神经纤维快速除极并很快复极，全过程不超过几个 ms；而心肌细胞的动作电位持续时间不低于 200~300ms，如图 8-13 所示。大多数实验测得的心肌细胞的静息电位为 –80~–90mV，动作电位约为 +41mV。

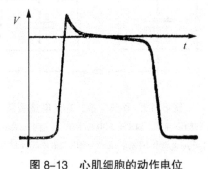

<table>
<tr><td>图 8-13　心肌细胞的动作电位</td><td>图 8-14　心肌细胞的电学模型</td></tr>
</table>

对于窦房结起搏细胞,记录到的动作电位的特点是动作电位开始时,除极速率慢。除极达到阈值的同时引起下一次动作电位。因此这类细胞能自动地按一定节律发生兴奋,并传导到其他心肌细胞。这就是心脏搏动的节律性极强的物理原理。

心肌细胞处于静息状态时,其电性质为一均匀的闭合曲面电偶层(图 8-14),其外部空间各点的电势为零,即对外不显示电性。当心肌细胞受到某种刺激经历除极—复极过程时,其电性质为一非均匀的闭合曲面电偶层,其外部空间各点的电势不再等于零而有某种分布,即对外显示电性。综上所述,在静息状态下的心肌细胞受到刺激以及其后恢复原状态的过程中,将形成一个变化的电偶层,在其周围产生一变化的电场,并引起空间电势的变化。

1.2 心脏的电性质

在某种刺激下,一个心肌细胞会出现除极与复极(图 8-15)。同样,对于大量心肌细胞组成的心肌、乃至整个心脏也出现除极与复极。因此,我们在研究心脏电性质时,可将其等效为一个电偶极子,称为心电偶(cardio-electric dipole)。它在某一时刻的电偶极矩就是所有心肌细胞在该时刻的电偶极矩的矢量和,称为瞬时心电向量(twinkling electrocardiovector)。心电偶在空间产生的电场称为心电场(cardio-electric field)。

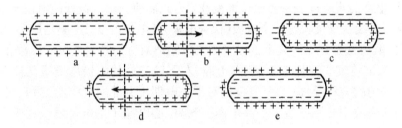

图 8-15　心肌细胞电学模型

a~e 表示心肌细胞除极与复极过程模型

瞬时心电向量是一个在方向、大小上都随时间作周期性变化的矢量。我们对其箭头的坐标按时间、空间的顺序加以描记,连接成轨迹,则此轨迹称为空间心电向量环(spatial electrocardiovector loop)。它是瞬时心电向量的箭头随时空变动的三维空间曲线(箭尾放在一点),描述了瞬时心电向量随时空变化的规律(图8-16)。空间心电向量环在某一平面上的投影称为平面心电向量环。

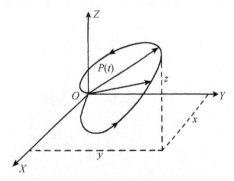

图 8-16　空间心电向量环

1.3 心电图　心电图导联

由空间心电向量环可以看到,心脏在空间所建立的电场是随时间作周期性变化的。任一瞬时,在空间两点(例如人体表面不同的两点左臂与右臂)的电势差或电压是确定且可测量的(图8-17),显然,这一测量值是随时间周期变化的。于是我们可以根据人体表面两点间的电压描绘出一条曲线,这种曲线就称为心电图(electrocardiogram),如图 8-18 所示。由于心电场的电势分布有正势区、负势区,故心电图波形有时为正值,有时为负值。

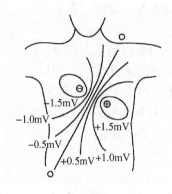

图 8-17 人体表面的瞬时电位分布

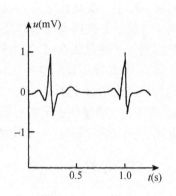

图 8-18 心电图

　　通过电极引导体表电势(电位)与心电图机相连接的电路称为心电图导联。直接取出体表两点间电压加以显示的导联称为标准导联或双极导联。由标准导联引出的心电图见图 8-19。由于电压曲线取决于两点的电位变化,由标准导联所显示的心电曲线不能确定哪一个电极的电位变化,而临床医生常需观察体表一点电位的变化。为此需使一个电极处的电位不变或变化很小,这样测得的电压曲线就只反映另一个电极(探查电极)处电位的变化。满足这一要求的导联称为单极肢体导联。其方法是根据距离电偶极子中心等距离对称三点之电位的代数和为零的道理设计一中心电端 T,即将安于人体左上肢、右上肢、左下肢三处的电极用导线联接在一起而构成。由于人体并非均匀的容积导体,三个电极处对于心电偶也并非对称等距,为此在三个电极与中心电端 T 之间的联线中分别串接入一高电阻,于是中心电端 T 的电位就接近于零,在临床上即作为体外零电位端。将心电图机的一个电极与此中心电端 T 相接,而探查电极即可测得该电极探测处体表的电位变化,见图 8-20 单极肢体导联所示。为了增大心电波形的幅值以易于观察而设计有加压导联。如将探查电极置于胸前,则是单极胸导联,等等。

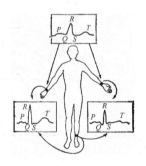

图 8-19 由标准导联引出的心电

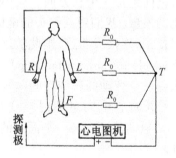

图 8-20 单极肢体导联

　　心电图的波形反映心肌传导功能是否正常,广泛用于心脏疾病的诊断。例如,心电图中可能存在着心肌传导阻滞的异常信号。若正常的窦房结信号没有传递到心室中,那么,来自房室结的冲动将以 30~50 次 / 秒的频率控制心跳,其值比正常人的心跳频率(70~80 次 / 秒)低得多。由于这类心肌传导阻滞可能使病人半残废,埋入一个心脏起搏器就能使病人维持适当的正常生活。心电图通常是由心电图或心脏科的医生来解释,现在也可用计算机分析心电图,还可从示波器荧光屏上连续地显示和监视心电图。

2. 脑电图

2.1 脑电图

将引导电极放在头皮上,通过脑电图机可以记录大脑皮质中神经细胞的电活动。1929年伯杰(H.Berger)首先记录到人脑电活动的波形,这些波称为脑电图。虽然对于脑电活动作了大量研究,脑电波形成的原理迄今尚未完全解决。

脑电图的波形通常根据其频率、振幅分为四种基本波形。

α 波频率为 8~13Hz,振幅为 20~100μV。α 波在清醒安静闭目时出现。在枕叶记录到的 α 波最为显著。睁眼、思考问题时,或接受其他刺激时,α 波消失而出现快波。再安静闭目,α 波又重新出现。

β 波频率为 14~30Hz,振幅为 5~20μV。睁眼视物,听到音响或进行思考时出现 β 波,在额叶和顶叶较显著,一般代表大脑皮质的兴奋。

θ 波频率为 4~7Hz,振幅约为 100~150μV。一般在困倦时出现,是中枢神经系统抑制状态的表现。

δ 波频率为 1~3.5Hz,振幅为 20~200μV。在睡眠时出现,在深度麻醉、缺氧或大脑有器质性病变时也可出现。

一般地说,当脑电由高振幅的慢波转为低振幅的快波时表示兴奋过程增加,反之由低振幅的快波转为慢波时就表示抑制过程的发展。临床上患有皮质肿瘤的病人或癫痫发作的病人,脑电波都会发生改变。因此,借助脑电波改变的特点并结合临床资料可以探测肿瘤的所在部位或诊断癫痫。脑电图还可用于指示病人在外科手术中麻醉程度。

2.2 脑电图导联

脑电图的引导和应用在国际上已成为常规的神经诊断学方法。为了便于比较,引导电极的位置和引导条件(描记速度、放大系统的时间常数和滤波)都作了详细的统一规定。脑电图的引导可以作为单极引导,也可在置于颅顶的两电极间作双极引导。通常使用盘形电极,杯形电极和针形电极等。

描记脑电图时,先将电极放置在头皮部,经过导线连结到电极箱,再经电极箱连到脑电图机的输入端,在输出端配备有记录器将脑电图描记。

单极导联法是将一个电极连于头盖的待测部位。这一电极称为作用电极,另一极连于距头盖较远的部位例如耳垂。由于耳垂离头盖较远,头盖上待测部位的脑电活动不至于传至耳垂部位,该部位的电位可认为零。连于耳垂的电极称为无关电极。也可以将头皮上各个作用电极各通过一高电阻连接在一起作为无关电极使用,它相当于心电图的中心电端。

双极导联法是将两个电极分别连于头盖的不同部位,所测得的脑电图是这两部位电位差随时间的变化。

第四节　直流电的人体效应

1. 电泳

悬浮或溶解在电介质溶液中的带电微粒,在外加电场的作用下而发生迁移的现象称为电泳(electrophoresis)。这些微粒可以是细胞、病毒、球蛋白分子,也可以是合成的粒子。由于不同粒子的分子量、体积及所带电量不同,因此在电场作用下它们的迁移速度也是不相同的。利用这一性质我们可以把样本中的不同成分分离,以分析或测定电泳物质的成分及其表面电性质等,这已成为生物化学研究、制药以及临床检验的常用手段。电泳技术是研究细胞膜表面分子组分,表面结构和功能的有力工具。例如,血浆中含有血清蛋白、球蛋白、纤维蛋白原等,利用电泳技术就可以把这几种蛋白质分开,有利于分别对它们的结构及内容进行研究。

电泳技术发展较快,方法和种类也很多,其中纸电泳就是一种应用较广且分离效果较好的电泳方法。所谓纸电泳是指用纸作为支持介质的电泳方法,普通层析纸就适用于电泳。图 8-21 是水平式纸电泳的结构示意图,它由直流电源和电泳槽两大部分构成。直流电源需提供稳定的输出电压、电流和功率;电泳槽一般包括电极(由碳棒或铂片组成)和缓冲液槽、电泳介质的支架和透明的绝缘密封盖等部分制成。两个电极和滤纸的两端分别放在盛有缓冲液的两个槽内,待滤纸全部润湿后,将少许的标本滴在滤纸上,之后接通电源。在电场的作用下,标本中的带电粒子开始移动。经过一段时间后,由于不同成分的迁移速度不同,它们的距离就逐渐拉开。然后把滤纸烘干,进行染色,根据染色的深浅就可求得测量样本中各种成分的浓度和所占比例。图 8-22 就是人血浆的电泳曲线。

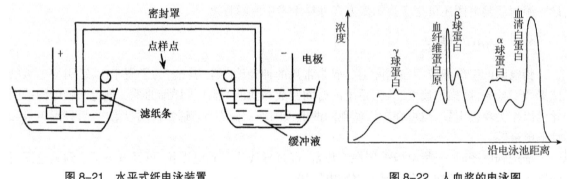

图 8-21　水平式纸电泳装置　　　　　　　图 8-22　人血浆的电泳图

2. 人体电阻抗

2.1　人体阻抗的复杂性

人体的电阻抗是很复杂的。首先组成人体的物质在电性能上有较大的差异,例如肌肉和脑为良导体,但肌腱和腱鞘是不良导体,脂肪和骨的导电性能就更差。其次人体内存在不少分布电容,例如组织内细胞形成的电容,皮肤的电偶层电容等,由于这些电容的存在使人体阻抗大小与通入人体电流的频率有关，也就是说人体内同种组织在不同频率下呈现的阻抗值相差很多，例如干燥皮肤对直流电的电阻率为 $4 \times 1.0^4 \Omega \cdot m$，而在高频交流情况下电阻率可小到几个 $\Omega \cdot m$。人体电阻抗的复杂性还体现在对人体进行测量时人体处在机能状态，所以阻抗值并非恒量，在进行测量的期间内可能产生较大的变化。例如在测量皮肤阻抗时，由于汗腺分泌、皮肤血管网充血等生理变化而使皮肤阻抗大大下降。有些病理状态也可使皮肤阻抗有所增减，甚至人们的性别、年龄、季节和气候等因素都会影响人体的导电性。除了上述影响人体阻抗的因素外，通过人体电流密度的大小也会使阻抗发生质的变化。

虽然人体阻抗比较复杂，但我们可以通过一些近似模拟的方法，找出一些变化规律，这些规律对生物医学测量、电生理的研究以及理疗工作等都有很大帮助。

2.2　人体的直流电阻

人体结构虽然复杂但不外乎由碳、氢、氧、氮、硫、磷、氯、钠、钾、钙、镁、铁 12 种基本元素和一些微量元素组成。人体组织中的水分占体重的 56%~67%，纯水的直流电阻很大，水分子属于极性分子，其中的 H^+ 和 OH^- 的电中心可在一定程度内分开而成为偶极分子。人体中除了水以外还有盐类存在，例如 KCl。这些在水中的盐类，其表面的离子立即吸引水的偶极分子，同样水偶极分子也吸引这些盐类的离子，盐类的离子受吸引而被拉出，盐分子就迅速离解。这样一层层地不断牵拉，使大量电解质离解，从而在人体内产生了被极性水分子包围着的大量正负离子。在人体内除了这些离子外，还有各种其他类型的电荷，例如体液中带负电的蛋白质分子。这些带电粒子就是人体内的载流子，使人体的绝大多数组织成为导体。

因人体内各组织含水量的多少不同，其导电性能也有所不同，表 8-2 是在直流情况下人体各组织的电阻率。

表 8-2　人体某些组织的电阻率

组　织	电阻率 /($\Omega \cdot m$)	组　织	电阻率 /($\Omega \cdot m$)
脑脊液	0.555	肌肉	90.0
血　清	0.714	脑	107
血	1.85	脂肪	10.8×10^2
神　经	25.0	湿的皮肤	38.0×10^2
萎陷肺	54.0	干的皮肤	40.0×10^3
肝	80.0	无骨膜的骨	20.0×10^5

2.3　细胞和组织的电阻抗

（1）细胞的电阻抗：已知细胞内外液都是导电性能较好的电解液，细胞膜是几乎完全绝缘的电介质。例如神经细胞膜电阻率是 $16M\Omega \cdot m$，细胞直径多数在数十微米范围。

按细胞的电学性质来看，可把它与其周围的电解液看成是一个小电容，细胞外液和内液分别相当于电容器的两个极板，夹在中间的细胞膜则相当于电容器的介质。据测定，人的红细胞的单位面积的膜电容约为 $0.8\mu F/cm^2$，肌肉细胞为数十 $\mu F/cm^2$。

细胞是由一些电学性质不同的物质组成的。若把细胞内外的电解液和细胞膜简单地认为是一维结构,则细胞的等效电路可看作是 RC 的并联电路,C 是膜电容,R 是其漏电阻,因膜内外的电阻和电容都小到可忽略不计。

（2）组织的阻抗:人体是由无数细胞组成的一个非常复杂的导体,根据以上分析可知,当直流电流入人体后,细胞对直流电的电阻值很大,电流几乎不通过细胞而在诸细胞之间的空隙流过,这时主要靠细胞外液带电粒子导电。当交流电流入时,细胞就允许电流通过,其容抗的大小与电流频率有关,这时电流不仅从诸细胞之间空隙流过也可以"穿过"细胞。表 8-3 列出在不同频率条件下一些组织的电阻率。

表 8-3　组织的电阻率 /$\Omega \cdot m$

频　率	组　织　名　称		
	肌肉	肝	脂肪
0	90.0	80.0	10×10^2
100Hz	9.1	8.3	100.0
10kHz	7.7	6.7	33.0
10MHz	2.0	2.5	20.0
10GHz	0.8	1.0	10.0

表 8-3 中所列数据说明了这些组织对直流电的电阻率最大,随着电流频率增加,电阻率逐渐下降,这一现象完全可用细胞呈电容性来解释。必须指出:从这些数据来看电阻率和频率关系并不是简单的反比关系,例如通入脂肪电流频率从 10MHz 增加到 10GHz（$1GHz = 10^9Hz$）,频率增加了 1000 倍但电阻率只减少一半,这是因为组织的等效电容值并不是常数,当外界频率变化时组织的介电常数也会发生变化,所以电容量随外界频率而变。

2.4　皮肤阻抗

无论电流从人体外流入体内,还是从体内将电信号引出,电流都要通过皮肤,所以讨论皮肤阻抗就显得十分重要。

人体的皮肤可分成表皮、真皮、皮下组织三部分。皮肤电阻基本上集中在表皮层,真皮与皮下组织的电阻较小,表皮中角质层的电阻最大,其次是皮脂,有时为了减少皮肤电阻经常设法把这二层去掉,常用的方法有,用酒精或细砂纸擦洗皮肤表面或在皮肤表面涂上导电膏。角质层中存在着的主要是死亡细胞,当表面电极通过导电膏和皮肤接触时,角质层可起到离子半透膜的作用,即导电膏中有些体积较大的离子无法通过角质层,结果在角质层两边就产生了由于离子浓度不同而引起的电位差,所谓浓差电势。同时在电极和皮肤间有电容存在。图 8-23 画出了导电膏与皮肤接触时的等效电路,图中 E_i 即由浓差电势产生的,C_i 为导电膏与皮肤形成的电容,R_i 为该电容的漏电电阻,R 为皮肤的其他组织的电阻。由于电容的存在使皮肤阻抗比较明显地随电流频率变化,在低频范围内皮肤阻抗和频率关系基本上可按容抗公式计算即

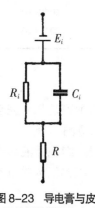

图 8-23　导电膏与皮肤接触的等效电路

$$Z = \frac{1}{2\pi f C}$$

据测定,当接触面为 $100cm^2$,皮肤电容 C 为 $1\mu F$,频率为 $50Hz$ 时,按上式算得 $Z = 3.2k\Omega$;当频率上升到 $4000Hz$ 时,皮肤阻抗明显下降到 41.6Ω,所以在理疗学中,常用中频 $(1000{\sim}100000Hz)$ 的电流对病人进行治疗,其原因之一就是因为中频电流可顺利通过人体皮肤进入到人体较深的组织。

3. 直流电的人体效应

3.1 电解作用

直流电经皮肤通过人体时,要产生一系列的物理化学反应。人体中氯化钠含量最多,直流电的作用会产生电解现象,分离成钠离子和氯离子。Na^+ 向直流电源的阴极移动,Cl^- 向阳极移动。这样,在阴极下产生氢氧化钠,形成碱性反应,而在阳极下产生氯化氢,形成酸性反应,其反应如下:

在阴极
$$NaCl \xrightarrow{电解} Na^+ + Cl^-$$
$$Na^+ + e \longrightarrow Na$$
$$2Na + 2H_2O \longrightarrow 2NaOH + H_2\uparrow$$

在阳极
$$2Cl^- - 2e \longrightarrow Cl_2$$
$$2Cl_2 + 2H_2O \longrightarrow 4HCl + O_2\uparrow$$

在电疗时应注意,不要把电极直接与患者皮肤接触,应在电极和皮肤之间加上湿润的衬垫,以避免酸、碱刺激而损坏皮肤。加上湿衬垫,还可以使皮肤电阻降低,电流能均匀分布在器官表面。皮肤若有损伤,切勿在该处加电极。

3.2 电极化

直流电作用于人体,组织内的离子向其电性相反的电极移动,但细胞膜对离子的移动阻力很大,当正负离子反向移动到细胞膜上时,就形成了离子堆积。这就是极化现象。极化现象不仅妨碍电流的进一步加大,而且随着时间的延长,堆积的离子会越来越多,于是就产生了与原来电场极性相反的电位差,这将大大阻碍直流电的通过。在实际进行直流电疗时,会出现电流强度急剧下降的情况,通电后不到 $1ms$,电流强度会下降至最初值的 $\frac{1}{10}{\sim}\frac{1}{100}$,这就是极化所引起的。

电极化需要一定时间,若在电极化尚未形成的时间间隔内改变电流的方向,则不出现电极化,所以细胞膜对高频交流电的阻力很小。各类组织中最易发生极化的是皮肤和末梢神经纤维。

3.3 离子浓度的变化

当直流电通过机体时,将产生离子浓度的变化,这是引起生理作用的基础。细胞的电极化,实质上就是细胞膜上离子浓度的变化。除此之外,在直流电的作用下,各种离子的迁移率不同,也会改变离子的浓度分布。

离子浓度的改变实际上有两种相反的过程存在：一是，在外电场的作用下，离子在细胞膜处的堆积，从而使离子浓度增大；二是，高浓度处的离子在组织间扩散，从而使离子浓度减小。电流强度增加得越快，细胞膜处离子浓度变得越大。而离子扩散现象则进行得很缓慢，因而没有足够的时间来抵消细胞膜处离子浓度的增加，这就使神经刺激容易发生。做电流电疗时，一定要逐渐增加治疗电流，否则患者会有电击感，就是这个道理。

水在电场作用下可通过有微孔或毛细管的膜，这个现象称为电渗。如果水中的 OH^- 被孔壁吸附，剩余的 H^+ 使水带正电，因此在电场作用下水将从正极流向负极。如果水中的 H^+ 被吸附，则水的电渗方向将相反。

H^+ 离子和 OH^- 离子的浓度变化可直接引起机体内部 pH 值的改变，而 pH 值的微小变化也会影响蛋白质胶体的结构，会引起细胞机能的变化和细胞膜孔壁的电性变化，从而改变膜的电渗效应。

K^+、Na^+ 离子和 Ca^{2+}、Mg^{2+} 离子的浓度变化所引起的生理效应极为明显。当直流电通过人体时，由于 K^+、Na^+ 离子的迁移率大于 Ca^{2+}、Mg^{2+} 离子的迁移率，故在阴极 K^+、Na^+ 离子的浓度相对地比原来变大，在阳极则相反。由于 K^+、Na^+ 离子浓度增加，会使该处胶体的溶解度增加，因而细胞膜变得疏松，通透性变大，原来不能通过细胞膜的物质便可以进入细胞内，细胞机能就会受到影响，在生理上表现为兴奋升高。阳极由于 Ca^{2+}、Mg^{2+} 的增加，细胞膜胶体凝缩，膜会变得更密，通透性因此降低，甚至会终止细胞内的新陈代谢，结果使兴奋性降低，有镇痛和消炎作用。

3.4　离子透入疗法

通过直流电把药物离子从皮肤引入机体的方法称为直流电离子透入疗法。此法兼有直流电和药物的双重作用，其疗效比单纯的直流电疗要好，目前临床上已广泛使用。

直流电离子透入疗法的原理是，在直流电场作用下，由于同性相斥、异性相吸原理，使药物离子在电场力的推动下由皮肤进入人体内。其具体方法是将欲引入人体的药物溶液浸湿滤纸或绒布衬垫，把它放在需要的部位上，要特别注意弄清药物离子的极性，即正离子药物衬垫必须放在阳极下，而负离子药物衬垫则应放在阴极下。这样的电极称为同名电极或有效电极。另一不含药物的湿水衬垫上的电极叫无效电极。通入直流电便能将药物离子透入人体内所需部位，经血液和淋巴液带至体内深处。

一般对药物极性的判定常根据药物化学结构来分析，如金属、生物碱、氢离子都是带正电荷的，应从阳极透入；非金属、酸根和氢氧根离子都是带负电荷的，应从阴极透入。又如用硫酸链霉素来透入链霉素时，从化学结构式中可知，链霉素与硫酸根结合，后者带有负电，故链霉素必带正电，应从阳极透入。若使用新的药物离子作透入疗法，若不能根据化学结构式来判别时，可用电泳法测定，如发现该药物出现在阳极一侧，则证明该药带负电；反之，则带正电。

离子透入疗法与一般口服药物及针剂注射等方法相比较，有如下优点：① 可以使药物通过直流电直接导入表浅治疗部位，并在局部保持高浓度，因而疗效高。② 导入的药物，只是具有治疗作用的药物离子，它能充分发挥药理作用。③ 药物在皮肤内形成离子堆积，逐渐消散进入深部，因而在体内作用的时间长。④ 离子透入疗法不会损伤皮肤，不引起疼痛，不刺激胃肠道，因而易于被病人所接受。⑤ 具有直流电和药物的综合治疗作用。

影响离子透入疗法疗效的因素有：① 药物的解离性质越好，其导电性能越好，透入疗效越好。② 药物浓度越高，透入的药量越多，疗效越好。③ 介质的pH值对药物的解离会产生影响，从而能影响透入疗效。④ 电流的大小。药物的透入速度与电流强度成正比，但大的电流强度也会加大对皮肤的刺激性，甚至损伤皮肤，故而要用大小合适的电流。

离子透入疗法使制剂的基质中的药物向血液中迁移，中间要经过皮肤的角质层、其他表皮层、真皮层和毛细血管壁等介质层。其中，影响药物透过的最大限速屏障是角质层。这一迁移过程基本上遵从扩散规律。但是，欲使药物达到治疗效果，除经皮透入过程外，还包括透入后的体内吸收过程。体内吸收过程是生物药剂学等学科的研究任务。

表8-4列出几种离子透入药物种类、极性、作用及适应证供参考。

表8-4　几种电离子透入药物种类、极性、作用及适应证

作用物质	药液名称	浓度/%	极性	主要作用	适应证
黄连素	黄连素液	0.5~1	+	对细菌有抑制或杀菌作用	化脓性感染、菌痢、前列腺炎、乳腺炎等。
五味子	五味子液	15~50	—	兴奋中枢神经系统，调节心血管功能，抑制杆菌	神经衰弱、嗜睡、盗汗、咳嗽、遗精、皮肤感染
川芎	川芎1号碱	0.8~3	+	使血管扩张	高血压病、冠心病
延胡索	延胡索液或其注射液	10 每次1~2ml	+	有镇静作用	各种疼病（神经、痛经、腰痛、头痛等）
虎杖	虎杖液	30	—	对杆、球菌有抑制作用	皮肤、黏膜及浅层组织感染、前列腺炎等
洋金花	洋金花总生物碱	0.5	+	扩张支气管平滑肌	支气管哮喘
草乌	草乌总生物碱	0.1~0.3	+	止痛	浅神经痛、浅关节痛
氯霉素	氯霉素	0.25	+	抑菌作用	眼结膜、角膜炎、浅组织炎症
链霉素	硫酸链霉素	0.1g	+	抗菌、杀菌作用	结核性疾病

由于人体电阻的存在，直流电通过时会产生焦耳热，但直流电疗对升高人体温度的作用比高频电和微波小得多。已知细胞膜直流电阻大，流入细胞的直流电流很少，所以它对细胞的刺激作用较小。由于直流电使体内离子迁移，有极化、电泳、电渗以及其他的化学、生理等作用。所以，临床上可用直流电治疗疾病。

直流电治疗疾病的作用有：① 镇静和兴奋；② 调节植物神经；③ 抑菌消炎；④ 升高或降低血压；⑤ 增高或降低肌肉张力；⑥ 影响伤口愈合；⑦ 离子透入疗法等。至今应用离子透入疗法的药物已达100种以上，因导入的药量少，导入深度浅，主要适用于较浅组织的治疗，如皮肤、黏膜、眼、耳、鼻等部位。

第五节　交流电的人体效应

1. 低频电流对人体的作用

在低频电流(20kHz以下)作用下,体内的离子、带电大分子等粒子能振动、运动和取向排列。低频电流和直流电一样产生焦耳热。

1.1　低频电流对机体的刺激作用

人体组织细胞不仅是电阻性而且还是电容性,所以对不同频率的电流所呈现的阻抗值不同。直流电与极低频的交流电流入细胞的电流很小,对细胞的刺激作用也小。对于较高频率的电流,因细胞的阻抗减小,电流能顺利地通过由细胞构成的皮肤而进入体内,对其他组织产生刺激作用。在理疗学上常用几个kHz到几十kHz的低频交流电作为治疗疾病的电流。

1.2　低频电疗

低频电流疗法在理疗学中分成低频电疗(1kHz以下)和中频电疗(1kHz~100kHz)二种。这些频率数值是根据人体组织的兴奋和兴奋传播规律而定的,对哺乳类动物运动神经来说,在1kHz以下的频率范围内,每一个交流脉冲均可发生一次兴奋。当频率大于1kHz,上述组织兴奋已不依从周期同步规律,必须综合多个周期的连续作用才可以引起能够传播的兴奋,当频率超过100kHz时,虽然电流对组织还有一定的刺激作用,但已不能引起真正可以传播的兴奋,这也就是理疗学中频理疗的上限频率。

在低频电疗中可选用不同波形、不同脉冲参数的脉冲电对各种组织进行刺激和治疗。例如选择不同脉冲上升时间的三角波脉冲,可以避免刺激正常的运动神经和肌肉而只刺激病肌,又如为保证病肌于每次收缩之后有足够的时间休息,脉冲休止时间应为脉冲宽度的3~5倍。脉冲频率的变化对组织作用影响更大,1~10Hz可以引起单个肌纤维收缩,20~30Hz可引起肌肉的不完全的强直收缩,50Hz可以引起它的完全强直收缩。低频电疗的作用主要是可以兴奋神经肌肉组织,促进局部血液循环、镇静中枢神经系统以及镇痛、消炎等。

由于皮肤阻抗是随频率升高而明显降低的,所以应用中频交变电流可以使较大的电流到达较大的深度。另一方面,由于采用交流电,没有电解作用,避免了皮肤的电解刺激和电解损伤的危险,使电极结构大为简化并且使用安全。经过皮肤的中频电刺激在强度足够的情况下,可以引起强烈的肌肉收缩,但主观感觉上却比低频电流引起的要舒适得多,这可能是因为中频电流对肌纤维来说,其频率超过了该种组织的机能灵活性,所以不易引起兴奋。此外,还采用低频调制的中频电流和由两个中频正弦交流电交叉输入人体形成的干扰场来治疗。中频电流的主要治疗作用有镇痛、促进局部血液循环和锻炼骨骼肌等。

2. 高频电流对人体的作用

2.1　细胞兴奋阈值与频率的关系

由细胞 RC 并联等效电路可以看到,当电流强度不变、电流频率不断增加(容抗减少)时,加

在电容 C 上的电压逐渐降低。这说明电流强度相同,频率高的交流电流对组织的刺激作用小,不易引起细胞兴奋,也即高频电流引起细胞兴奋的阈值较低频的高。引起肌肉兴奋的电流阈值随电流的频率增加而增加。先增加少,后增加多。

实验证明高频电流对肌肉的刺激作用,从频率为 10kHz 开始即显著减弱,当频率增至 500~1000kHz 时甚至到几个安培的电流都不会引起刺激。因每一振动的电脉冲时间极短,很难引起离子有足够迁移以引起刺激作用。

2.2 高频电流的热作用

高频电流对人体影响主要通过组织的热作用,而不是对细胞的刺激作用。由于高频电的作用,机体中的离子只发生振动,组织中的一些有极分子(如 H_2O,NH_3 等)发生取向作用而转动,无极分子(如 H_2、N_2 等)在电场作用下,分子中的电荷将发生位移,形成一个电偶极子,由于外界电场是交变的,所以这些分子的转动和电荷的位移也是往复不停的,在运动中消耗部分电能变为热能。除此之外人体内有 K^+、Na^+、Ca^{2+}、Mg^{2+}、Cl^-、Fe^{2+} 等各种无机离子,这些离子在高频交流电磁场作用下,产生振动互相摩擦和与周围的媒质相摩擦,结果产生大量的热,一些带电的胶体颗粒也产生类似于离子的运动。

在一定范围内,高频电流的频率愈高,在机体内电能转变为热能也愈多。机体组织吸热后的温度升高的多少除与高频电流的频率有关外尚与组织本身的特性有关。例如,在高频电流(3×10^6~3×10^7Hz)的作用下脂肪的升温与肌肉升温之比为 9:1。利用高频电流的热效应对病人进行治疗时,一般以体温升高到 38~39℃为宜。在外科手术中,借助于高频电弧放电,在生物体表面出现极强电流密度(10^4~10^8A/cm²),使生物体组织被爆发性地蒸发飞散,达到切开组织的作用,这种器械称为高频电刀。

2.3 高频电疗

在理疗学中,根据不同频率与波长,高频电疗法的分类如表 8-5 所示。不同频率的高频电流的生物作用有所差别。如中波治疗时,皮肤与皮下组织对它有很大的阻力,所以表浅组织产热相对比深部组织要高,而短波透热时深浅组织产热的差别较小,因此短波理疗作用比中波透热较均匀、深透。超短波透热作用比短波更均匀深透,热的持续时间较长,可以持续数小时到一昼夜甚至二昼夜,同时超短波还具有相当显著的非热效应。高频电流的非热作用有待于进一步研究和探讨。

表 8-5 高频电疗法分类

名 称	频 率 /kHz	波 长 /m
长波电疗	1.0×10^2~3.0×10^2	1.0×10^3~3.0×10^3
中波电疗	3.0×10^2~3.0×10^3	1.0×10^2~1.0×10^3
短波电疗	3.0×10^3~3.0×10^4	10~1.0×10^2
超短波电疗	3.0×10^4~3.0×10^5	1.0~10
微波电疗	3.0×10^5~3.0×10^8	1.0×10^{-3}~1.0

高频电对人体的主要治疗作用是：使神经兴奋性降低，血管扩张，血液及淋巴循环加强，血管通透性增高和解除横纹肌痉挛等。

第六节　微波的人体效应

微波是频率为 300MHz~300GHz，即波长为 1m~1mm 的高频电磁波。一般又将微波分成 3 个波段，即分米波（波长 10cm~1m），厘米波（波长由 1cm~10cm）和毫米波（波长由 1mm~10mm）。这些波段介于光波与无线电波之间。有些微波的物理特性和光波相似，如呈波束状传播，能为媒质所反射、折射、散射和吸收等。由于微波的应用日益扩大，人们对微波的生物效应、微波对人体健康的影响以及怎样防护微波辐射等问题进行了大量研究工作，下面简单介绍。

1. 微波的吸收规律

微波进入人体后为组织所吸收，其强度按指数规律逐渐减弱，即

$$I_d = I_0 e^{-\mu d} \tag{8-12}$$

式中 I_0 为微波辐射的起始强度，单位是 J/s·m²。I_d 为微波进入组织深度为 d 处的强度。μ 为该组织的线性吸收系数，单位是 m⁻¹。为了衡量组织对微波吸收能力的强弱，还采用透入深度 $D = 1/\mu$ 来表示。式(8-12)也可写为

$$I_d = I_0 e^{-\frac{d}{D}}$$

当深度 $d = D$ 时，$I_d = I_0 e^{-1} = 0.37 I_0$。$D$ 表示当强度减弱到起始值的 37% 时所经过的组织厚度。此外，还用半价层 h 来表示微波透入组织的能力，h 是当组织内波的强度为起始值的一半时组织的深度，由式(8-12)得

$$h = \frac{\ln 2}{\mu} = \frac{0.693}{\mu}$$

例如对常用的 2450MHz 的微波来说肌肉的 $h = 1.2$cm 左右。

实验表明，机体组织的线性吸收系数 μ 与微波波长以及机体组织本身的电性质有关。波长越短，频率越高，机体对微波的线性吸收系数越大，即微波的穿透程度越浅。机体不同组织对微波的线性吸收系数不同。例如肌肉对微波的吸收要比脂肪大得多。

2. 微波对人体的影响和微波电疗

人们从大量的微波作业人员体检中发现，当人体较长时间全身或局部受到低强度的微波照射后，中枢神经系统可能发生机能变化。临床症状主要表现为条件反射活动抑制、头昏、嗜睡、无力、易疲劳、记忆力减退等。眼的晶状体缺乏血管，热量不易散失，大剂量的微波可使眼组织的温度很快升高，对眼的晶状体产生不可逆的伤害。但小剂量的照射可用于治疗眼疾。大强度的微波作用，可使心肌出现局灶性的坏死和浸润，心内神经出现不可逆性改变。但临床上曾用微波治疗人的心肌梗塞，发现在止痛和改善血液循环方面有一定效果。微波还具有使机体免疫力降低、听觉下降、嗅觉灵敏度降低、痛阈提高等作用。

微波辐射的非热效应又称热外效应，系指微波辐射对生物体的其他特殊生理影响。这些影

响在用别的手段提供均匀加热时是不会出现的。对于非热效应的影响,目前研究尚少,有些学者认为微波辐射的非热效应对生物体的影响是由于微波作用于生物体的内、外感受器,引起神经冲动传入到中枢神经系统,进而通过神经体液途径引起植物神经功能的紊乱,从而影响内脏功能。多数人认为微波的非热作用是存在的。但是要令人信服地论证其存在,并搞清其机制,有待进一步研究。

微波电疗常用的微波频率为 $4.6 \times 10^8 Hz$ 和 $24.5 \times 10^8 Hz$,相应的波长分别为 0.65m 和 0.12m。微波的主要特点是对皮肤、脂肪、肌肉和骨骼组织的透热效应比较均匀,克服了中波作用比较集中在皮肤与皮下组织,短波和超短波容易产生脂肪组织过热等缺点。微波的局部作用比一般高频电疗法强,再加上操作简便,剂量计算较准确,因此应用较广泛。但微波电疗仍存在一定缺点,如:①由于含水多的组织如肌肉等对微波吸收很强所以使微波透入深度仍浅,一般为 3~5cm。②由于微波象光一样,从辐射器产生并投射到人体上,治疗时一般只用一个辐射器,作用于人体的一侧而不能同时作用于其对侧。例如治疗关节内侧就不能同时治疗其外侧。所以,微波电疗不能完全取代其他高频电疗法。

微波的治疗作用如同超短波和短波一样,它比短波作用更加显著的是:组织内动、静脉显著扩张,血流速度及血循环量显著增加,有较强的消炎作用。微波电疗更多用于肌炎、疖肿、手术后浸润、滑膜炎、关节周炎、骨关节炎、胆道炎症、膀胱炎、盆腔炎、拔牙后反应、鼻旁窦炎、冠心病、神经痛、脊柱炎等。

微波辐射能够杀灭或除去活的微生物繁殖体和芽孢,因而生产灭菌制剂常用微波灭菌法。其机理是利用微波的热效应和非热效应相结合实现灭菌目的的。热效应使微生物体内蛋白质变性而失活,非热效应干扰了微生物正常的新陈代谢,破坏了微生物的生长条件。微波灭菌在低温(70~80℃)下即可杀死微生物,并且还不影响药物的稳定性。因此,微波灭菌法适合用于对热、湿较敏感的药物制剂的灭菌。

3. 微波的防护

大剂量或小剂量长时间的微波照射对人体健康是有影响的,为了克服这些不良影响,一般从两方面着手。

3.1 能量泄漏的防止

要防止微波发生器的电磁波辐射能量的泄漏。所谓能量泄漏就是指微波发生器所发生的微波能量,没有全部从输出端输出,而是通过其他途径辐射到周围空间。由于这种能量的泄漏使得微波发生器的效率下降,同时使周围环境受到了电磁辐射的污染。

3.2 微波的屏蔽

应对已经泄漏到空间的电磁波和通过其他途径辐射到人体的微波能量进行有效屏蔽,免得微波发生器周围的工作人员、居民和环境受到不应有的照射。屏蔽一般分为二种。① 金属屏蔽。主要是利用金属对微波的反射作用。屏蔽材料可由任何厚度的金属板做成,(当层厚 0.01mm 时,微波减弱 50dB)为了减少重量可利用金属箔,也可用金属网。采取金属屏蔽时,必须注意不能影响微波设备正常的辐射特性,根据不同情况,采用局部屏蔽,整机屏蔽或屏蔽室。② 吸收屏蔽。

吸收屏蔽是利用有些材料对微波吸收特性来达到隔离微波的目的,吸收屏蔽的优点是可以随工作条件和设备形状将微波吸收材料制成各种吸收屏蔽罩。既能有效地减弱有害辐射,又不会影响设备的工作性能。常用的微波吸收材料有软泡沫、胶片、塑料、玻璃钢等。应该注意很多建筑材料也能对微波起到屏蔽与衰减的作用。

此外,在微波产生场所,应使作业人员尽量远离辐射源。保持一定距离即可有效地减弱辐射强度。对个人防护,可穿着由涂银的尼龙网格制成的防护服,并戴上涂有二氧化锡或其他金属的玻璃防护眼镜以及其他防护手套,防护鞋及防护袜等。

第七节　人体的磁场

任何生物体均具有磁性,而且在生命活动中会产生磁场,这就是生物的磁现象,外界磁场又在不同程度上影响着生物的生命活动,这是磁场的生物效应。

人体内的磁场属于生物磁场,分为两类。一类为体内蓄积的磁性物质产生的,如人体的器官肺、肝、胃肠等产生的磁场。一类为人体内的生物电流产生的磁场,如神经、脑、心脏等生物电流产生的磁场。对于正常人体组织和细胞,含有大量的水,而水是弱的抗磁质。人体中还含有一些微量金属元素以及一些蛋白质和酶,它们在外磁场中呈现为各向异性的顺磁性。研究表明,正常人体组织既存在抗磁质也含有顺磁质。因此,人体就整体而言属于非磁性,更确切地说属于弱磁性。人体所产生的磁场很微弱,其数量级在 $10^{-10} \sim 10^{-13}$ T 的范围内。

对于人体磁场的研究,加深了对人体组织、器官的结构和功能的认识,也加深了对疾病发生机制和生命活动过程的了解。

1. 心磁场和心磁图

心电图是心脏在体表产生的电势差随时间变化的关系曲线。心脏产生的电势差在体内形成心动电流从而产生磁场,其强度很微弱,为 5.0×10^{-11} T,仅为地磁场的一百万分之一。测试这样微弱的磁场须用磁屏蔽室或者用非常灵敏的检测仪,用心磁描记法在体外测定心脏周围这种非常微弱的磁场与时间的关系曲线就是心磁图。

在每个心动周期中,心磁图也有像心电图中的 P、QRS、T 和 U 波。因此对心磁图的分析仍可采用心电图中所使用的方法,图 8-24 为一正常人心脏外面的心磁图和心电图。由图可见,它们在波形等方面有着类似的特征。心磁图中 QRS 波的峰值为 $2.0 \times 10^{-11} \sim 3.0 \times 10^{-10}$ T。

心磁图是一种无损检测。检测时,采用磁探头放在心脏位置的胸前,随着探头在胸前的部位不同所记录的心磁图各成分就有所不同,其优点是不需要使用与皮肤相接触的电极就能测得生物组织的内源电流。

由于冠脉循环障碍导致的心脏功能损害可以通过心磁图直接观察,有些心电图正常的患者可在心磁图中发现有异常的特

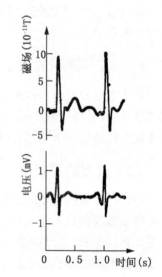

图 8-24　心电图和心磁图

征,从而能对冠心病和小范围心肌梗塞等心脏疾病作出及时的诊断。心磁图还可提供心电图无法提供的许多信息,例如胎儿的微弱信号往往被母体信号所掩盖,因此用常规的心电图无法检测,如果脐带被挤压,胎儿心率往往听不到或者测不出,在这种情况下,对胎儿的发育是很危险的。现在用心磁图则可以显示其心率。

2. 脑磁图

动物大脑皮层的电活动是自发的,主要来自神经元有节律的交变放电,在头颅内形成脑电流。而由脑电流所产生的磁场称为脑磁场,头颅中某点的磁场随脑电流的变化而变化。脑磁图就是在头皮外量得的头颅中磁场随时间而变化的关系曲线。

利用脑电图对一些较深的电流源很难进行探测,但由脑磁图则可探测它的磁信号。在人头部周围测量的脑磁图其优点是不受中间组织容积电流扩播的影响,定向和定位性能都很好。而且在头皮表面作磁场检测时,检测器无需与头皮接触,可作较远距离的测试。通过测试仪器可以在相当短的时间内描绘出中枢系统活动的规律性。在测试中,发现在枕部脑磁图的 α 波,其幅值可达 2.5×10^{-15}T,且波形和脑电图中的 α 波一样,睁眼时,脑磁图的 α 波也消失。从头部相同区域记录的脑磁图和脑电图其频谱十分接近,且二者的 α^- 节律的幅度成正比。目前,利用脑磁图来确定癫痫病人的病灶部位明显优于脑电图,在脑神经疾病的诊断方面应用前景广泛。

3. 肺磁图

肺部磁场产生的原因与心磁场、脑磁场有所不同。心磁图和脑磁图是由器官生物电引起的,而肺部磁场是由肺部组织内从含有污染的食物和空气中吸收铁磁性物质所引起的,因此,一般说来,肺部磁场强度比心磁场、脑磁场要高达三个数量级。

对石棉工人,肺内含有铁磁性物质氧化铁粉尘,其积累的剂量可达到 5×10^{-8}T。由于矽肺患者在外磁场中,肺内铁磁粉尘受磁化而呈现出微弱的磁场,然后虽移走外磁场,肺部退磁也需要有一段弛豫时间,一般用磁强计就可以测出肺部退磁时剩余的磁化强度。通过测量可以标出肺部各点受铁粉尘侵害的分布情况。实验表明用肺磁图进行临床检查比用 X 射线检查有发现早的优点。在检查时,为了使肺部含磁性污染物质粉尘磁化,可选用 0.02~0.03T 的恒定磁场,受检者在此磁场中暴露 5min,然后离开磁场。用肺磁图仪对肺部检查粉尘吸收的部位和含量,作出定量的分析。

在临床检查中,为了分析正常人肺泡排除铁磁物质的功能,通常受试者吸入 1mg 的纯磁粉后,在强度为 0.03~0.1T 的外磁场中使肺部磁粉磁化,然后让受试者离开磁场,再用磁强计测定磁化强度随时间的衰减曲线。4h 后,磁剩余量接近原来的 1/5。而弧焊工人受铁磁粉尘污染的职业病患者肺部剩余量随时间而下降得很缓慢,这一事实说明患者肺功能低下。

与生物电相比,生物磁的测量具有一系列独特的优点。首先,测定生物磁场的探测器可以不与人体相接触。改变探测器的方位可获得磁场的三维空间分布。其次,它既能测定交变的生物磁场,也可以测量恒定的生物磁场。例如早期的心肌梗死患者由于心肌损伤产生恒定磁场在心磁图中可以测出,但在心电图中则无法探测其相应的直流电。再次,通过体外磁场强度和分布的测定,可以了解体内强磁性物质的含量和分布,有助于诊断和检查某些职业病如矽肺病等。只要肺中吸入了 0.1mg 的铁磁性粒子,就能检测出来。其灵敏度更比用 X 射线检查高 1000 倍。又如大多数肝癌患者肝脏中含铁量较正常的为高,只要测定肝脏中铁的含量,对肝癌的临床诊断有很大价值。另外,当人体感受器官受到某种刺激后,可产生相应的脑磁信号。实验证明,用一定频率的脉冲电流刺激右手小指,可以用 SQUID 磁强计测出在大脑左半球某处出现同一频率的交变磁场。如果刺激的是左手小指,则在大脑右半球对称的部位测到相应的磁场。类似的实验已经确定了与人体不同部位相对应的大脑皮层的活动部位。可以预期,如用生物磁技术研究在针灸刺激下所引起的脑磁信号变化的规律性,对揭开针灸疗法作用机理之谜将有一定的帮助。

4. 磁场的人体效应

4.1 产生人体效应的磁场类型及作用方式

产生人体效应的磁场类型主要有恒稳磁场、旋转磁场(即将恒稳磁场按一定速率转动)、脉冲磁场、交变磁场等,其磁感强度范围为 0.01~0.3T。磁场的作用方式除用磁场源直接对准经穴或患处作用外,还有磁带贴敷和埋入等治疗方法。这种方法就是把磁珠、磁片或磁针贴敷或埋入所在穴位处,利用长期的磁场作用进行治疗。

4.2 影响磁场人体效应的因素

实验表明,磁感应强度不同,或磁场梯度不同引起的人体效应不同,对不同的组织器官磁场效应也不同。能引起人体效应的磁感应强度有一定阈值。

不同的磁场类型产生的效应不同。恒稳磁场对组织的再生和愈合有抑制作用,而脉冲磁场如频率在 $20~2 \times 10^4$Hz,对骨愈合有良好的疗效。交变磁场与脉冲磁场均能使微血管扩张,血流加快,改善微循环,但交变磁场的作用优于脉冲磁场的作用。

时间积累性和滞后是磁场效应的重要特点。磁场产生效应均需要作用一定时间,积累到一定阈值方显成效。此外磁场效应具有时间滞后性,照射结束后仍能维持一定的效应时间。

另外,磁场作用于全身还是作用于局部(与穴位有关),其效果也不同。

5. 磁场疗法

目前,国内外用磁场疗法治疗多种疾病已收到良好效果。在采用磁疗方法中,应对磁场治疗疾病的作用机制比较清楚,应选择合适的磁场参数,科学地利用磁场疗法,方可达到最佳效果。

5.1 磁场疗法在各种疾病治疗中的作用

5.1.1 磁疗的镇痛作用

磁场疗法具有消炎、消肿及止痛作用。应用磁场控制疼痛有一定效果。磁场常用于神经、肌肉和关节疼痛、痉挛性疼痛以及晚期癌症的疼痛等。其中低频电磁穴位疗法是低频脉冲电流和静磁场复合治疗的一种有效而无不良反应、无损伤、无痛苦,操作简便的物理疗法,两者良好的镇痛作用早已被大量临床实践所证实。磁场疗法对各种关节炎、皮炎、末梢神经炎及外科损伤等疾病的治疗效果也相当好。对胃痉挛、胆道蛔虫症、肾结石等内脏反射痛的患者,经旋磁或磁感应治疗均可缓解症状。

5.1.2 磁疗对骨折愈合的促进作用

低频脉冲电磁场、交变电磁场及恒定磁场对骨折愈合都有一定的治疗作用。其主要优点是操作简便、无创伤、适应证广、无并发症及疗效不受其他因素影响。低频电磁疗法有促进骨再生的代谢过程、促使纤维母细胞和成骨细胞较早出现、消除疼痛、减少功能障碍、增强抗生素的杀菌效力等作用。一定强度的恒定磁场也具有刺激骨痂形成、抗炎和降低凝血作用。

5.1.3 磁场对心血管疾病的治疗作用

磁场对大鼠血液流变学指标、脑血管病患者离体血液流变学指标的影响研究及临床实验均表明,恒定磁场和旋磁场可以改善血液的流变学特性,降低血液黏度、促进血液循环。采用磁疗法可以治疗血液高黏滞综合征和预防心肌梗死和脑血栓的形成。有人采用磁感应强度为0.005T,温度为21~41℃的磁热床疗法,患者经磁热床作用后全血黏度、血浆黏度、还原黏度、血沉、红细胞压积等指标均降低。

5.1.4 磁场对癌瘤的作用

一些研究表明,磁场对肿瘤生长有抑制作用,能延长荷瘤鼠的存活时间。但这些实验只限于动物模型上,尚未进入临床应用。

另外,临床上已将磁疗法应用于结石症、肠胃疾病、心脏传导异常、近视、面瘫、慢性胰腺炎等多种疾病的治疗中,并取得了一定的效果。

5.2 磁场疗法的主要作用机制

5.2.1 磁场的血液微循环效应

磁场作用可改变血液流变特性,降低血液黏度、促进血液循环。影响血液黏度的主要因素之一是红细胞的聚集性。在磁场作用下,带电粒子荷电能力增强,红细胞表面负电荷密度增大,由于同号电荷间的静电斥力增加,促进红细胞聚集性减弱,从而降低血液黏度。血液中其他荷电离子,如钾,钙,钠,氯等,在磁场作用下,荷电能力增强,影响离子移动速度,改善血液流变特性,促进血液循环。磁场还作为一种物理因素,刺激末梢感受器,影响神经功能,可以反射性地引起血管扩张,血流加快。另外,磁场作用下,提高新陈代谢而产生热,热可以刺激微血管,使血管扩张,血流加快。

微循环与磁场治疗作用有密切的关系,磁场的消炎、消肿、止痛作用,微循环的参与是不可缺少的,通过改善微循环,促进渗出物的吸收与消散,而使肿胀减轻或消除,消除炎症,缓解疼痛。通过微循环的改善,有利于局部组织营养的加强,促进上皮与组织细胞的生长,加速组织的愈合。通过磁场作用,微循环改善后,血管平滑肌紧张度下降,血管扩张,外周阻力降低,有利于血压下降。磁场对血液流变特性的改善,可以治疗血液高粘滞综合征和预防心肌梗塞和脑血栓的形成。

5.2.2 磁场的经络与神经调节效应

经络是运行气血、联络脏腑肢节、沟通上下内外的通路。经络又是电磁传导的通道,利用电磁刺激人体电磁场的敏感点——穴位,将电磁场能量转化成人体内气能量,疏通经络,调整机能。如电磁穴位疗法可通过经络穴位调整神经机能,使神经感觉冲动传导抑制、痛阈升高、交感神经兴奋性降低,从而达到良好的解疼和镇痛作用。

近年来研究证明,在磁场作用后,神经系统可释放出具有镇痛效果的一些物质,从而起镇痛作用。

5.2.3 磁场的免疫学效应

实验证明,磁场具有激活免疫机制、抗炎和抑制肿瘤生长作用。细胞因子是由淋巴细胞、单核细胞及其他细胞产生的包括白细胞介素、干扰素、肿瘤坏死因子、集落刺激因子及多种细胞生长因子在内的近百种免疫功能调节物质。目前,越来越多的研究表明,各种细胞因子在抗炎症、抗病毒及抗肿瘤反应中起着重要作用。磁场促进或抑制体内细胞因子的产生,调节免疫细胞活性,从而发挥作用。

5.2.4 磁场的细胞生物学效应

大量的研究表明,电磁场可使细胞形态、DNA RNA 蛋白质合成、跨膜转运、酶活性以及生物遗传等产生显著变化。

一些蛋白质和酶含有过渡族的金属离子,这些离子所在部位又常常是酶的活动中心。电磁场通过对这些离子的作用影响酶活性,进而影响这些酶参与的新陈代谢反应。生物膜对 Na^+、K^+、Ca^{2+} 离子的主动和被动输运不仅是细胞兴奋的基础,也是进行一些重要新陈代谢和能量转换过程的条件。电磁场对生物膜的离子转运能力的影响会导致一些生化和生理过程的变化,从而影响与生物电活动相关的各种过程。电磁场促进组织修复的病理学基础是刺激细胞增殖。多数实验表明,低频电磁场会促进细胞增殖。其机制可能是,电磁场作用于胞膜受体,而调控细胞增殖。

以上磁场效应在各种疾病治疗中起到直接或间接治疗作用。磁场疗法取得一定的效果可能是这些效应或更多效应的综合作用结果,这些不同层次的诸多效应是相互联系,相辅相成的,很少是其中一种效应作用的结果。因此,在采用磁场疗法时,要考虑到多种因素影响,选择合适的物理参数,才能取得最好的疗效。

思考题 习题八

8-1 什么叫动作电位? 简述其产生过程。

8-2 如果每个离子所带电荷的电量为 $+1.6 \times 10^{-19}C$,在轴突内、外这种离子的浓度分别为 $10mol \cdot m^{-3}$ 及 $160mol \cdot m^{-3}$,求在37℃时离子的平衡电势是多少?

8-3 简述细胞的除极和复极过程。

8-4 心电图是如何形成的? 简述其形成原理。

8-5 设人体神经细胞的轴突平均直径为 $10\mu m$,长为 $1m$,膜内外电位差为 $-90mV$,假定由于 Na^+ 泵的作用,使膜内的 Na^+ 以每小时 $1.08 \times 10^{-3}mol \cdot m^{-2}$ 的速度输运到膜外去。试求每小时使 Na^+ 外流克服电场力所作的功。

8-6 电泳是根据什么原理把测量样品中的不同成分进行分离的? 根据什么可求得各种成分的浓度和所占比例?

8-7 磁疗在临床上有哪些应用?

8-8 心电图和心磁图有何异同? 脑磁图和脑电图有何异同? 肺磁图和心磁图的起因有何不同?

第九章

波 动 光 学

【学习要求】

1. 掌握光程、光程差、半波损失、偏振光、旋光率等概念。
2. 掌握杨氏双缝干涉、夫琅禾费单缝衍射、光栅衍射的基本原理和公式。
3. 掌握马吕斯定律、溶液旋光公式，郎伯—比尔定律。
4. 理解薄膜干涉、劈尖干涉、圆孔衍射的基本原理和公式。
5. 了解牛顿环、迈克耳孙干涉仪、旋光仪、比色仪、分光光度计的工作原理。

人类在生活和生产实践中用眼睛观察周围的事物，是认识自然规律的最重要的手段之一，而能使眼睛产生视觉效应的是光。所以光学与天文学、力学、几何学一样是最早发展起来的一门科学。

在 17 世纪以前，人们对光学的认识基本上停留在以光的直线传播、小孔成像、镜面成像等为基础的几何光学范围。

随后，人们开始对光的本性作进一步的探讨，从而引起了以牛顿为代表的微粒说和以惠更斯为代表的波动说的一场大争论。当时由于波动说理论和实验尚不完善，又因牛顿是当时物理学的权威，使波动说近一个世纪内未顺利发展。直到 19 世纪初杨氏的双缝干涉实验以无可辩驳的事实对光的波动说做出了巨大的贡献。后来麦克斯韦从理论上，赫兹从实验上证实了光是一种电磁波，它具有一般波动的特征，从而建立了以波动理论为基础的波动光学。后来认识到几何光学的规律是波动光学在一定条件下的近似。

20 世纪后又认识到，必须承认光在具有波动性的同时还具有粒子性。光的本性是既具有粒子性又具有波动性，称为光的波粒二象性。

本章将介绍作为波动特征的光的干涉、衍射、偏振、物质的旋光性、光的吸收等现象和规律以及它们在科学技术和药物分析中的应用。

第一节　光 的 干 涉

干涉现象是波动过程的基本特征之一，只有波动的叠加才可能产生干涉现象，因此光的波动性质可以通过干涉现象来证实。

1. 光的相干性

光是电磁波，但在一般情况下看不到光的干涉现象。波动理论指出，只有相干波，即频率相同、振动方向相同、初相位相同或相位差恒定的波源发出的波，才能发生干涉。任何两个独立的普通光源都不是相干光源,这是由于普通光源的发光是由大量原子或分子单独进行的,每个原子或分子发光延续的时间都非常短,它们发出的电磁波是长度有限的波列,其振动方向和初相位以及频率是彼此独立、随机分布的。所以,由大量波列组成的光束,不能保持固定的振动方向和初相位。不仅来自两个独立光源的光波不能相互干涉,即使是同一光源不同部分发出的光波也不可能产生干涉现象。

要实现光的干涉,可以利用某种方法把同一光源同一点发出的光波分成两束光波,使它们经过不同的路程后再相遇,就可以产生干涉现象。因为在这种情况下,每一个原子或分子发出的每一个波列都被分成两个波列,由于两个波列是从同一波列分出来的,它们的频率相同,振动方向相同,在相遇点有恒定的相位差。当原子或分子辐射的初相位改变时,每一波列分成的两个波列的初相位也作相应的改变,所以这两束光波在相遇点的相位差总是保持不变,因而满足相干条件,在相遇区域可以产生干涉现象。来自同一光源的同一点的两束相干光波,相当于来自两个频率相同、振动方向相同、初相位相同或相位差保持恒定的光源,这样的光源称为相干光源(coherent source),相干光源发出的光称为相干光(coherent light)。两束光波的干涉实质上就是同一波列分离出来的两个波列的干涉。为了使同一波列分离出来的两个波列能够重叠并发生干涉,两个波列在相遇点的光程差(光程定义见后)不能太大,否则一个波列已通过,而另一个相应波列尚未到达,则两波列之间没有重叠,不能产生干涉现象。能够产生干涉现象的最大光程差称为相干长度(coherent length),相干长度等于一个波列的长度。光源的单色性越好,波列的长度就越长,相干长度也就越大,光源的相干性就越好。激光光源具有很高的单色性,其相干长度比普通单色光源的相干长度大得多,所以激光光源是目前最好的相干光源。

从同一普通光源获得相干光源一般有两种方法:一种是分割波阵面法,如杨氏双缝实验等;另一种是分割振幅法,如薄膜干涉等。

2. 光程 光程差

相位差的计算在分析光的叠加现象时十分重要。为了方便地比较和计算光经过不同介质时引起的相位差,需引入光程和光程差的概念。

设有一频率为 ν 的单色光,它在真空中的波长为 λ,传播速度为 c。当它在折射率为 n 的介质中传播时,传播速度为 $u = c/n$,波长 $\lambda' = u/\nu = c/n\nu = \lambda/n$。这说明,一定频率的光在折射率为 n 的介质中传播时,其波长为真空中波长的 $1/n$。波传播一个波长的距离,相位变化 2π,若光波在介质中传播的几何路程为 r,则相位变化为

$$\Delta\varphi = 2\pi\frac{r}{\lambda'} = 2\pi\frac{nr}{\lambda}$$

上式表明,光波在介质中传播时,其相位的变化,不但与光波传播的几何路程及光在真空中的波长有关,而且还与介质的折射率有关。如果对于任意介质,都采用真空中的波长 λ 来计算相位的变化,那么就需要把介质中的几何路程 r 乘以折射率 n。这就是说,就相位变化而言,单色光在折射率为 n 的介质中所通过的几何路程 r,相当于在真空中通过 nr 的几何路程。折射率 n 和几何路程 r 的乘积 nr 称为光程(optical path)。光程之差称为光程差(optical path difference)。决定光波相位变化的,不是几何路程和几何路程差,而是光程和光程差。

例如图 9-1 所示,从光源 S_1 和 S_2 发出的同相位的两束相干光波,在与 S_1、S_2 等距离的 P

点相遇,其中一束光波经过空气,而另一束光波还经过厚度为 l、折射率为 n 的介质,虽然两束光波的几何路程都是 r,但光程不同,光波 S_1P 的光程就是几何路程 r,而光波 S_2P 的光程却是 $(r-l)+nl$,两者的光程差为

$$\delta = (r-l)+nl-r = (n-1)l$$

由此光程差引起的相位差为

$$\Delta\varphi = \frac{2\pi}{\lambda}(n-1)l$$

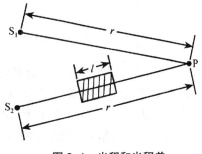

图 9-1　光程和光程差

3. 杨氏双缝实验

1801 年,英国物理学家、医生托马斯·杨(Thomas Young)首先用实验的方法观察到了光的干涉现象。图 9-2 所示的是杨氏双缝干涉实验,在单色平行光前放一狭缝 S,S 前又放有与 S 平行而且等距离的两条平行狭缝 S_1 和 S_2。根据惠更斯更理,S_1、S_2 形成两个新的相干光源,由 S_1 和 S_2 发出的光波在空间相遇,产生干涉现象,在屏幕 AC 上形成如图 9-3a 所示的稳定的明暗相间的干涉条纹。图 9-3b 表示双缝干涉的光强分布。

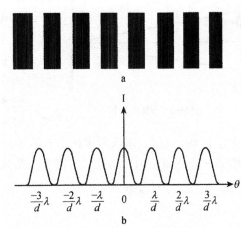

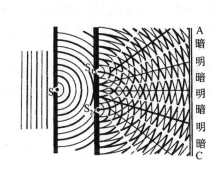

图 9-2　杨氏双缝干涉实验

图 9-3　杨氏双缝干涉条纹

下面分析屏幕上出现明暗条纹应满足的条件。如图 9-4 干涉条纹的推导所示,设 S_1、S_2 间的距离为 d,其中点为 M,从 M 到屏幕 AC 的距离为 D,且 $D \gg d$。在屏幕上任意取一点 P,P 与 S_1 和 S_2 间的距离分别为 r_1、r_2,P 到屏幕的中心点 O(M 点在屏幕上的投影)的距离为 x,则由 S_1、S_2 所发出的光波到 P 点的光程差为

$$\delta = r_1 - r_2 \approx d\sin\theta \approx d\frac{x}{D}$$

根据波动理论,若入射光的波长为 λ,

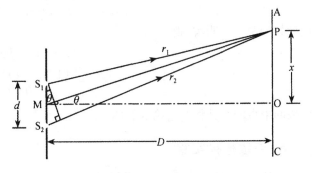

图 9-4　干涉条纹的推导

第九章　波　动　光　学 —————217

则当

$$\delta = d\sin\theta = \pm k\lambda,\ \text{或}\ x = \pm k\frac{D}{d}\lambda, k = 0,1,2\cdots \tag{9-1}$$

时,两光波在 P 点加强,光强为极大,P 点处出现明条纹。式中 k 为干涉的级数,当 $k = 0$ 时,$x = 0$,即在 O 点处出现明条纹,称为中央明条纹或称零级明条纹。与 $k = 1,2,\cdots$ 对应的明条纹分别称为第一级、第二级……明条纹。式中的正、负号表示条纹在中央明条纹两侧对称分布。图 9-3b 的曲线表示方向角 θ 与亮度的关系。

当

$$\delta = d\sin\theta = \pm(2k-1)\frac{\lambda}{2},\ \text{或}\ x = \pm(2k-1)\frac{D}{d}\frac{\lambda}{2}, k = 1,2,3\cdots \tag{9-2}$$

时,两光波在 P 点互相削弱,光强为极小,P 点处出现暗条纹。与 $k = 1,2,3\cdots$ 对应的暗条纹分别称为第一级、第二级、第三级……暗条纹。

由式(9-1)或式(9-2)可以计算出相邻明条纹或暗条纹中心间的距离,即条纹间距为

$$\Delta x = \frac{D}{d}\lambda \tag{9-3}$$

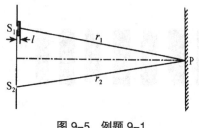

图 9-5 例题 9-1

此结果表明 Δx 与 k 无关,因此干涉条纹是等间距分布的。用不同波长的单色光源作实验时,条纹的间距不相同,波长短的单色光条纹间距小;波长长的单色光条纹间距大。如果用白光做实验,只有中央明条纹是白色的,其他各级都是由紫到红的彩色条纹。

例 9-1　如图 9-5,在杨氏双缝实验中,已知双缝间的距离为 0.60mm,缝和屏幕相距 1.50m,若测得相邻明条纹间的距离为 1.50mm。(1)求入射光的波长。(2)若以折射率 $n = 1.30$,厚度 $l = 0.01$mm 的透明薄膜遮住其中一缝,原来的中央明纹处,将变为第几级条纹?

解:(1)由 $\Delta x = \dfrac{D}{d}\lambda$ 得

$$\lambda = \frac{\Delta x\, d}{D} = \frac{1.50\times10^{-3}\times0.60\times10^{-3}}{1.50}$$

$$= 6.00\times10^{-7}(\text{m}) = 600(\text{nm})$$

(2)未遮薄膜时,中央明纹处的光程差为 $\delta = r_1 - r_2 = 0$,遮上薄膜后,光程差为

$$\delta = r_1 - l + nl - r_2 = (n-1)l$$

设此处为第 k 级明纹,则

$$(n-1)l = k\lambda$$

$$k = \frac{(n-1)l}{\lambda} = \frac{(1.30-1)\times0.01\times10^{-3}}{6.00\times10^{-7}} = 5$$

原来的中央明纹处将变为第 5 级明条纹。

4. 洛埃德镜实验

洛埃德镜(Lloyd mirror)实验的装置如图 9-6 所示。KL 为一块背面涂黑的玻璃片(洛埃德

镜)。从狭缝 S_1 射出的光,一部分直接射到屏幕 E 上,另一部分经玻璃面 KL 反射后到达屏幕上,反射光可看成是由虚光源 S_2 发出的。S_1、S_2 构成一对相干光源。图中画有阴影的区域表示相干光叠加的区域,这时,在处在阴影区域的屏幕 E 上,可以观察到明暗相间的干涉条纹。

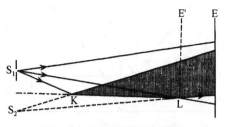

图 9-6　洛埃德镜实验简图

若把屏幕移到和镜端相接触的位置 E'L 上时,在屏幕和镜面的接触处将出现一暗条纹。这表明,直接射到屏幕上的光与由镜面反射出来的光在 L 处的相位相反,即相位差为 π。由于直接射到屏幕上的光不可能有这个变化,所以只能认为光从空气射向玻璃发生反射时,反射光有大小为 π 的相位突变。存在相位差 π 相当于光波多走(或少走)了半个波长的距离,这个现象称为半波损失(half-wave loss)。

洛埃德镜实验不但显示了光的干涉现象,证实了光的波动性,而且更重要的是它证明了光由光疏介质射向光密介质表面发生反射时,反射光会发生半波损失。

5. 薄膜干涉

薄膜干涉现象在日常生活中可以观察到。太阳光照在肥皂膜及水面的油膜上,都能观察到彩色花纹,这就是薄膜干涉现象。光波照射透明薄膜时,在膜的前后两个表面都有部分被反射。这些反射光波是同一入射光的两个部分,只是经历了不同的光径而有恒定的相位差,因此它们是相干光,在它们相遇时就会产生干涉现象。

在图 9-7 中,设薄膜厚度为 e,折射率为 n。为了简便起见,假设光波垂直入射(图中为了清楚,入射角画得稍大于零)。光波到达膜的表面时,一部分被反射,另一部分进入薄膜,在膜的后表面被反射回来再经前表面折射而出,穿越薄膜的反射光波要比直接反射的光波多走一段光程 $2ne$。但是光波在前表面反射时有半波损失,因此如果这段光程恰好等于波长 λ 的整数倍时,两反射光波正好是反相相遇,互相削弱。削弱的条件是

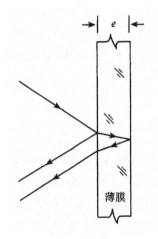

$$2ne = k\lambda, \text{或} e = \frac{k\lambda}{2n}, k = 1, 2, 3\cdots \quad (9-4)$$

如果光程差 $2ne$ 等于半波长的奇数倍,则两反射光波同相相遇,互相加强。加强的条件是

$$2ne = (2k-1)\frac{\lambda}{2}, \text{或} e = (2k-1)\frac{\lambda}{4n}, k = 1, 2, 3\cdots \quad (9-5)$$

当薄膜折射率小于膜外介质的折射率时,虽然前表面的反射没有半波损失,但后表面的反射却有半波损失,因此削弱和加强的条件仍然适用。如果薄膜的折射率介于前后介质的折射率之间,则加强和削弱的条件就要对调一下。

图 9-7　薄膜干涉

例 9-2　照相机的透镜常镀上一层透明薄膜,目的是利用干涉原理来减少表面的反射,使更多的光进入透镜。常用的镀膜物质是氟化镁(MgF_2),它的折射率 $n = 1.38$。如果要使可见光谱中 λ = 550nm 的光有最小反射,问膜的厚度应是多少?

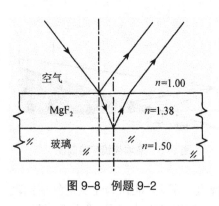

图 9-8 例题 9-2

解： 假设光线垂直入射(图 9-8 中入射角接近于零)，由于两次反射都有半波损失，因此两反射光波互相削弱的条件是

$$2ne = (2k-1)\frac{\lambda}{2}$$

取 $k=1$，得膜的最小厚度为

$$e = \frac{\lambda}{4n} = \frac{550}{4 \times 1.38} = 99.6(\text{nm})$$

由于被削弱的波长是可见光谱中的黄绿色部份，其他颜色仍有部分被反射，因此镀膜后的透镜表面为青紫色。

6. 等厚干涉

当平行光垂直地照射到厚度不均匀的薄膜上时，从薄膜前后表面反射的光的光程差仅与薄膜的厚度有关，厚度相同的地方，光程差相同，干涉条纹的级数也相同，这种干涉条纹称为等厚条纹(equal thickness fringes)，相应的干涉现象，称为等厚干涉(equal thickness interference)。劈尖干涉和牛顿环就是这一类干涉。

6.1 劈尖干涉

一个劈尖形状的介质薄片或膜，简称为劈尖。它的两个表面都是平面，其间有一个很小的夹角 θ，如图 9-9a 所示。两表面的交线称为劈尖的棱边。如果用平行的单色光垂直入射到劈面上，从劈尖上、下表面反射的光，在劈尖的上表面极近处相遇，而发生干涉。因此，当观察劈尖表面时，就会看到干涉条纹。以 e 表示在入射点 A 处劈尖的厚度，则两束相干的反射光相遇时光程差为

$$\delta = 2ne + \frac{\lambda}{2}$$

由于各处劈尖的厚度 e 不同，所以光程差也不同，出现明暗条纹的条件为

$$\delta = 2ne + \frac{\lambda}{2} = k\lambda, k = 1,2,3\cdots\text{明条纹} \tag{9-6}$$

$$\delta = 2ne + \frac{\lambda}{2} = (2k+1)\frac{\lambda}{2}, k = 0,1,2\cdots\text{暗条纹} \tag{9-7}$$

以上两式表明，每级明条纹或暗条纹都与一定的劈尖厚度相对应，因此这种干涉条纹是等厚条纹。由于劈尖的等厚线是一些平行棱边的直线，所以干涉条纹是一些与棱边平行的明暗相间的直条纹，如图 9-9b 所示。

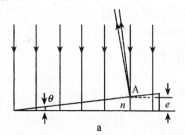

图 9-9 劈尖干涉

医药物理学

在棱边处 $e=0$,由于有半波损失,两相干光的相位差为 π,因而形成暗条纹。

以 L 表示相邻两条明条纹或暗条纹在表面上的距离,则由图 9-9b 可求得

$$L = \frac{\Delta e}{\sin\theta}$$

式中 θ 为劈尖角,Δe 为相邻两条明纹或暗纹对应的厚度差,由式(9-6)或式(9-7)可知

$$\Delta e = e_{k+1} - e_k = \frac{\lambda}{2n}$$

则
$$L = \frac{\lambda}{2n\sin\theta} \tag{9-8}$$

通常 θ 很小,所以 $\sin\theta \approx \theta$,上式又可写为

$$L = \frac{\lambda}{2n\theta} \tag{9-9}$$

式(9-8)和式(9-9)表明,劈尖干涉形成的干涉条纹是等间距的。条纹间距与劈尖角 θ 有关,θ 越大,条纹间距越小,条纹越密。当 θ 大到一定程度时,条纹就密得无法分开。所以干涉条纹只能在劈尖角度很小时才能观察到。

6.2 牛顿环

在一块光平的玻璃片 B 上,放置一个曲率半径 R 很大的平凸透镜 A,在 A、B 间形成一薄的劈形空气层,如图 9-10a 所示。当用平行单色光垂直入射平凸透镜时,在空气层的上、下表面发生反射,形成两束向上的相干光,这两束相干光在平凸透镜下表面处相遇而发生干涉,在透镜下表面上,可以观察到一组以接触点 O 为中心的同心圆环,称为牛顿环(Newton ring),如图 9-10b 所示。这两束相干光的光程差为

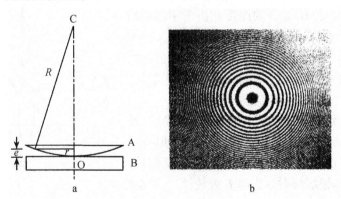

图 9-10　牛顿环实验

$$\delta = 2e + \frac{\lambda}{2}$$

其中,e 是空气层的厚度,$\lambda/2$ 是光在空气层下表面即和玻璃的分界面上反射时产生的半波损失。由于这一光程差由空气薄层的厚度决定,所以牛顿环也是一种等厚条纹。又由于空气层的等厚线是以 O 为中心的同心圆,所以干涉条纹成为明暗相间的圆环。形成明环的条件为

$$2e + \frac{\lambda}{2} = k\lambda, \quad k = 1, 2, 3 \cdots \tag{9-10}$$

形成暗环的条件为

$$2e + \frac{\lambda}{2} = (2k+1)\frac{\lambda}{2}, \quad k = 0, 1, 2 \cdots \tag{9-11}$$

在中心处 $e = 0$，因有半波损失，两相干光光程差为 $\lambda/2$，所以形成一暗斑。

设牛顿环的半径为 r，由图 9-10a 可以看出，r 与 R 的关系为

$$r^2 = R^2 - (R-e)^2$$
$$= 2Re - e^2$$

因为 $R \gg r$，此式中 e^2 可以略去，于是得

$$r^2 = 2Re$$

则明环半径为

$$r = \sqrt{\frac{(2k-1)R\lambda}{2}} \quad k = 1, 2, 3 \cdots \tag{9-12}$$

暗环半径为

$$r = \sqrt{kR\lambda} \quad k = 0, 1, 2 \cdots \tag{9-13}$$

可见，半径 r 与环的级数的平方根成正比，所以从环心越向外，圆环的分布越密。

7. 迈克尔孙干涉仪

迈克耳孙干涉仪（Michelson interferometer）的结构原理如图 9-11 所示。M_1 和 M_2 是两块经过精密磨光的平面反射镜，分别安装在相互垂直的两臂上。其中 M_2 是固定的，M_1 用精密螺旋控制，可沿 M_1 镜面的法线方向移动。G_1 和 G_2 是两块厚度和折射率都很均匀的相同的玻璃板，两者平行放置，且与 M_1 和 M_2 成 45°角。在 G_1 朝着 E 的一面上镀有一层半透明、半反射的薄银层，使光源射来的光分成振幅近于相等的反射光束 1 和透射光束 2。因此 G_1 称为分光板。

自面光源 S 发出的光，射向分光板 G_1 经分光后，反射光束 1 射向 M_1，经 M_1 反射后再透过 G_1 向 E 处传播；透射光束 2 则透过 G_1 及 G_2 向 M_2 传播，经 M_2 反射后，再穿过 G_2 经 G_1 的薄银层反射后也向 E 处传播，到达 E 处的光束 1 和光束 2 是相干的，在 E 处可观察到干涉图样。G_2 的作用是能使光束 1、光束 2 都是三次穿过玻璃

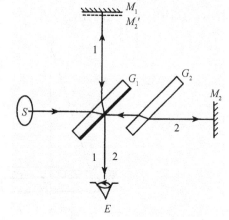

图 9-11　迈克耳孙干涉仪

板，这样光束 1 和光束 2 的光程差就和玻璃板中的光程无关了。因此，G_2 称为补偿板。

从 M_2 反射的光，可以看成是从 M_2 经 G_1 的反射而生成的虚像 M_2' 处发出的，因此在 E 处看到的干涉图样就如同由 M_1 和 M_2' 之间的空气薄膜产生的一样。当 M_1、M_2 相互严格垂直时，M_1 和 M_2' 之间形成的是平行平面空气膜，这时在 E 处观察到的是同心圆的等倾条纹；当 M_1、M_2 不严格垂直时，M_1、M_2' 之间形成的是空气劈尖，这时在 E 处观察到的是近似平行的等厚条纹。当 M_1 移

动时,空气膜厚度改变,干涉条纹将发生相应的变化。当 M_1 移动距离为 $\frac{\lambda}{2}$ 时,观察者可看到一条明条纹或一条暗条纹移过视场中的某一参考标记,如果数出条纹移动的数目 N,则可算出 M_1 平移的距离为

$$\Delta d = N \cdot \frac{\lambda}{2} \tag{9-14}$$

迈克耳孙干涉仪的主要的特点是两相干光束在空间上是完全分开的,并且可用移动反射镜或在光路中加入另外介质的方法,改变两光束的光程差。迈克耳孙干涉仪和以它为原型而发展起来的多种干涉仪有广泛的用途,如用于精密测量长度、测折射率、测光谱线的波长和精细结构等。

第二节 光 的 衍 射

光波绕过障碍物传播的现象称为光的衍射(diffraction of light)。衍射后所形成的明暗相间的图样称为衍射图样。干涉和衍射现象都是波动所固有的特性。通常根据观察方式的不同,把光的衍射现象分为两类:一类是光源和观察屏(或二者之一)与障碍物之间的距离是有限的,这一类衍射称为菲涅耳衍射(Fresnel's diffraction);另一类是光源和观察屏与障碍物之间的距离都是无限远的,这一类衍射称为夫琅禾费衍射(Fraunhofer's diffraction)。下面的讨论只限于夫琅禾费衍射。实验中观察光的夫琅禾费衍射时,是借助于两块会聚透镜来实现的,一块放在障碍物前,把点光源发出的光变成平行光,一块放在障碍物后,使经过障碍物后的衍射光在透镜的焦面上成像。这样既可增加衍射图样的强度,又可保持衍射的性质不变,更便于观察。

1. 单缝衍射

单缝衍射的实验装置如图 9-12 所示。光源 S 放在透镜 L_1 的焦点上,观察屏 E 放在透镜 L_2 的焦平面上。当平行光垂直照射到狭缝 K 上时,在屏幕 E 上将出现明暗相间的衍射图样。

如果 S 是单色光源,其衍射图样是一组与狭缝平行的明暗相间的条纹,正对狭缝的是中央明纹,两侧对称分布着各级明暗条纹。条纹的分布是不均匀的,中央明纹光强最大亦最宽,其他明纹的光强迅速下降且随着级数的增大逐渐减小,如图 9-13 所示。图中的曲线表示光强的分布,光强的极大值、极小值与各级明、暗条纹的中心相对应。

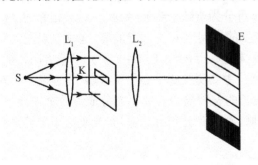

图 9-12 单缝衍射图

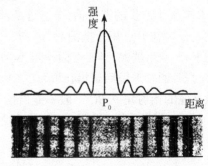

图 9-13 单缝衍射图样

单缝衍射可用半波带法(half wave zone method)加以说明。如图 9-14a 所示,设单缝的宽度为 a,入射光的波长为 λ。根据惠更斯原理,当平行光垂直照射到狭缝上时,位于狭缝所在处的波阵面 AB 上的每一点都是一个新的波源,向各个方向发射子波,狭缝后面空间任意一点的光振动,都是这些子波传到该点的振动的相干叠加,其加强或减弱的情况,决定于这些子波到达该点时的光程差。假设衍射角为任意角 θ 的一束平行光,经过透镜 L_2 聚焦在屏幕 E 上的 P 点,从 A 点作 AC 垂直于 BC,由于平行光经过透镜会聚后不会产生附加的光程差,这束光线的两边缘光线之间的光程差为

$$BC = a\sin\theta$$

BC 亦是这束平行光的最大光程差,P 点的明暗程度完全决定于光程差 BC 的量值。

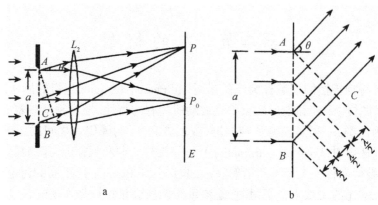

图 9-14 单缝衍射条纹的形成

如果这个光程差 BC 刚好等于入射光的半波长的整数倍,可作一些平行于 AC 的平面,使两相邻平面之间的距离都等于 $\dfrac{\lambda}{2}$,这些平面将把单缝处的波阵面 AB 分为整数个面积相等的部分,每一个部分称为一个半波带,如图 9-14b 所示。由于各个半波带的面积相等,因而各个半波带发出的子波在 P 点所引起的光振幅接近相等,而相邻两半波带上的任何两个对应点发出的子波在 P 点的光程差都是 $\dfrac{\lambda}{2}$,即相位差为 π。因此,相邻两半波带发出的子波在 P 点合成时将互相抵消。这样如果 BC 等于半波长的偶数倍时,单缝处的波阵面 AB 可分为偶数个半波带,则一对对相邻的半波带发出的光都分别在 P 点相互抵消,所以合振幅为零,P 点应是暗条纹的中心。如果 BC 等于半波长的奇数倍,单缝处的波阵面 AB 可分为奇数个半波带,则一对对相邻的半波带发的光分别在 P 点相互抵消后,还剩一个半波带发的光到达 P 点未能抵消,这时 P 点应为明条纹的中心。θ 角越大,半波带面积越小,明纹光强就越小。当 $\theta = 0$ 时,各衍射光沿原方向传播,光程差为零,通过透镜后聚焦在屏幕的中心 P_0,这就是中央明纹的中心位置,该处光强最大。对于任意其他的衍射角 θ,BC 一般不能恰恰等于半波长的整数倍,AB 亦不能分成整数个半波带,此时,衍射光束形成介于最明和最暗之间的中间区域。综上所述可知,当平行光垂直于单缝平面入射时,单缝衍射条纹的明暗条件为

$$a\sin\theta = \pm 2k\frac{\lambda}{2}, k = 1,2,3\cdots\text{暗纹中心} \tag{9-15}$$

$$a\sin\theta = \pm(2k+1)\frac{\lambda}{2}, k = 1,2,3\cdots\text{明纹中心} \tag{9-16}$$

$$\theta = 0 \text{ 中央明纹中心} \tag{9-17}$$

式中 k 为衍射的级数, $k = 1,2,3,\cdots$ 依次为第一级、第二级、第三级……暗纹或明纹。

两个第一级暗条纹中心间的距离即为中央明纹的宽度。考虑到一般 θ 角较小,中央明纹的半角宽度为

$$\theta = \sin\theta = \frac{\lambda}{a} \tag{9-18}$$

以 f 表示透镜 L_2 的焦距,则屏上中央明纹的宽度为

$$\Delta x = 2f\,\mathrm{tg}\,\theta \approx 2f\sin\theta = 2f\frac{\lambda}{a} \tag{9-19}$$

屏上各级暗条纹的中心与中央明纹中心的距离为

$$x = \pm kf\frac{\lambda}{a} \tag{9-20}$$

如果把相邻暗条纹之间的宽度 $\frac{f\lambda}{a}$,定义为一条明条纹的宽度,则中央明纹的宽度即是其他明纹宽度的两倍,也是第一级暗纹的中心与中央明纹的中心的距离的两倍。

式(9-19)表明,中央明纹的宽度正比于波长 λ,反比于缝宽 a。缝越窄,衍射越显著;缝越宽,衍射越不明显。当缝宽 $a \gg \lambda$ 时,各级衍射条纹向中央靠拢,密集得以致无法分辨,只能观察到一条明条纹,它就是透镜所形成的单缝的像,这个像相应于从单缝射出的光是直线传播的平行光束。由此可见,光的直线传播现象是光的波长较障碍物的线度小很多时,衍射现象不显著的情形。

当缝宽 a 一定时,入射光的波长 λ 越大,衍射角也越大。因此,若以白光照射,中央明纹将是白色的,而其两侧则呈现出一系列由紫到红的彩色条纹。

2. 圆孔衍射

在图 9-12 所示的单缝衍射装置中,如果用一直径为 D 的小圆孔代替狭缝,那么在光屏上就可得到如图 9-15 所示的圆孔衍射的图样。图样的中央是一明亮的圆斑,周围是一组明暗相间的同心圆环,由第一暗环所包围的中央亮斑称为艾里斑(Airy disk)。理论计算证明,艾里斑的光强约占整个入射光强的 84%,其半角宽度为

$$\theta \approx \sin\theta = 1.22\frac{\lambda}{D} \tag{9-21}$$

若以 f 表示透镜 L_2 的焦距,艾里斑的半径为

$$r = f\theta = 1.22f\frac{\lambda}{D} \tag{9-22}$$

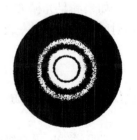

λ 是入射光的波长,显然 D 愈小,或 λ 愈大,衍射现象越明显。

圆孔衍射现象是许多光学仪器中不可避免的现象,它影响到成像的质量。

图 9-15　圆孔衍射图样

3. 光栅衍射

光栅(grating)又称为衍射光栅,是一种利用衍射原理制成的光学元件。透射光栅由大量等宽等间距的狭缝组成。缝的宽度 a 和两缝间不透光部分的宽度 b 之和, 即 $d = a + b$ 称为光栅常量(grating constant)。在一块很平的玻璃片上,用金刚石刀尖或电子束刻出一系列等宽等距的平行刻痕,刻痕处因漫反射而不大透光,相当于不透光的部分,未刻过的地方相当于透光的狭缝,这样就制成了透射光栅。实用的光栅每毫米内有几十条、上千条甚至几万条刻痕,原刻的光栅是非常贵重的,实验室中通常使用的是复制的光栅。

图 9-16 是光栅衍射的原理示意图,当平行光垂直照射到光栅 G 上时,光栅上的每一条狭缝都将在屏幕 E 的同一位置上产生单缝衍射的图样,又由于各条狭缝都处在同一波阵面上,所以各条狭缝的衍射光也将在屏幕 E 上相干叠加,结果在屏幕 E 上形成了光栅的衍射图样。光栅衍射图样是单缝衍射和多缝干涉的总效果。

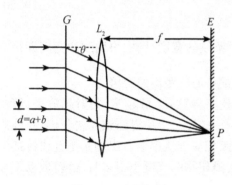

图 9-16　光栅衍射

在衍射角为任意角 θ 的方向上,从任意相邻两狭缝相对应点发出的光到达 P 点的光程差都是 $d\sin\theta$。由波的叠加规律可知,当 θ 满足下式时,所有的缝发出的光到达 P 点时都是同相位的, 它们将彼此加强,形成明条纹。

$$d\sin\theta = \pm k\lambda, k = 0, 1, 2\cdots \qquad (9-23)$$

式(9-23)称为光栅方程(grating equation)。式中 k 表示明条纹的级数,$k = 0$ 的明条纹称为中央零级明条纹, 又称为零级像,$k = 1, 2\cdots$ 时分别称为第一级、第二级……明条纹(或像)。只有在满足光栅方程的那些特殊方向上各缝发出的光才能彼此都加强。因此,光栅各级明条纹细窄而明亮。

由光栅方程可以看出,① 光栅常量愈小,各级明条纹的衍射角就愈大,即各级明条纹分得愈开;② 对给定长度的光栅, 总缝数愈多,明条纹愈亮;③ 对光栅常量一定的光栅,入射光波长愈大,各级明条纹的衍射角也愈大。如果是白光(或复色光)入射,则除中央零级明条纹外,其他各级明条纹都按波长不同各自分开,形成光栅光谱(grating spectrum)。通过光栅光谱可以了解原子、分子的内部结构,还可以了解物质由哪些元素组成及每种元素所占的百分比,因此光栅已成为光谱分析仪器的核心部件。

如果满足光栅方程的 θ 角,同时又满足单缝衍射形成暗纹的条件 $a\sin\theta = \pm k'\lambda$,则在光栅衍射图样上缺少这一级明条纹,这一现象称为光栅的缺级现象。所缺的级数 k 为

$$k = \pm \frac{d}{a}k', k' = 1, 2, 3\cdots \qquad (9-24)$$

例如当 $\dfrac{d}{a} = 4$ 时,则缺级的级数为 $\pm 4, \pm 8\cdots$

光栅谱线的最高级数 $K_m = \dfrac{d}{\lambda}$(与 $\sin\theta = 1$ 对应)。

第三节　光的偏振

1. 自然光和偏振光

　　光波是一种电磁波,电磁波是横波,其电场强度矢量 E 和磁感应强度矢量 B 的振动方向都垂直于波的传播方向,并且它们之间也互相垂直。在光波的 E 矢量和 B 矢量中,能引起感光作用和生理作用的主要是 E 矢量,所以一般把 E 矢量称为光矢量(light vector),把 E 矢量的振动称为光振动,并以它的振动方向代表光的振动方向。由于原子、分子发光的独立性和间歇性,普通光源发出的光中,包含有各个方向的光矢量,没有哪一个方向比其他方向更占优势,也就是说, 在所有可能的方向上,E 矢量的振幅都相等, 这样的光称为自然光 (natural light), 如图9-17a 所示。普通光源发出的光都是自然光。

　　如果在垂直于光波传播方向的平面内,光矢量只沿一个固定的方向振动,这样的光称为线偏振光,亦称为平面偏振光,简称为偏振光(polarized light),如图 9-18a、b 所示。偏振光的振动方向和光的传播方向构成的平面称为偏振光的振动面(plane of vibration),与振动面垂直而且包含有传播方向的平面称为偏振面(plane of polarization)。由于任何一个方向的振动都可以分解为某两个相互垂直的方向的振动,因此自然光可以分解为方向垂直取向任意的两个偏振光,这两个偏振光振幅相等,其强度各等于自然光强度的一半。所以自然光也可以用图 9-17b、c 所示的符号表示。值得注意的是,这两个分量是相互独立的,没有固定的相位关系,不能合成一个偏振光。

　　如果光波中,光矢量在某一确定方向上最强,或者说有更多的光矢量取向于该方向,这样的光称为部分偏振光(partial polarized light),如图 9-18c、d 所示。还有一种偏振光,它的光矢量随时间作有规律的改变,光矢量的末端在垂直于传播方向的平面上的轨迹呈现出椭圆或圆,这样的光称为椭圆偏振光(elliptically polarized light)或圆偏振光(circularly polarized light)。如果迎着光线看时光矢量顺时针旋转,则称为右旋椭圆(或圆)偏振光;光矢量逆时针旋转,则称为左旋椭圆(或圆)偏振光。

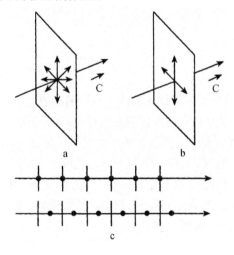

图 9-17　自然光的图示法

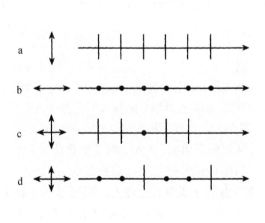

图9-18　偏振光和部分偏振光的图示法

2. 马吕斯定律

自然光通过某些装置后会变成偏振光，能够把自然光变成偏振光的装置称为起偏器（polarizer）。起偏器的作用像一个滤板，它只让光波中沿某一特定方向振动的成分通过，因此通过起偏器后的光波即成为在该特定方向振动的偏振光。人眼不能分辨光波的振动方向，无法辨别自然光和偏振光。用于检测光波是否偏振并确定其振动方向的装置称为检偏器（analyzer）。任何起偏器都可以作为检偏器。

在图 9-19 中，用两块圆片 P 和 A 分别表示起偏器和检偏器。假设光波在通过起偏器和检偏器时，只有那些在片中平行线的方向上振动的成分才能通过，这个方向称为透射轴。在图 9-19a 中，自然光通过 P 后，成为在水平方向振动的偏振光，因为 P 和 A 的透射轴是一致的，所以能够通过 P 的振动成分也同样能通过 A，在 A 的后面透射光强最强。如果把 A 绕光波进行方向转 90°，如图 9-19b 所示，它就只能让垂直振动的光波通过了，然而在通过 P 的偏振光中没有这样的振动分量，因此在 A 的后面光强将为零，称为消光。

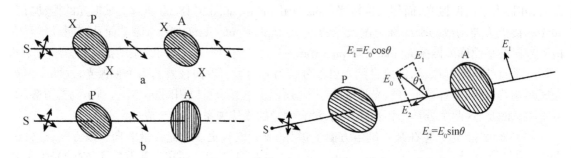

图 9-19　起偏和检偏　　　　　　　图 9-20　马吕斯定律

如果检偏器 A 和起偏器 P 的透射轴既不互相平行，也不互相垂直，而是成一个角度 θ，如图 9-20 所示，那么只有部分光波可以通过 A。假设在 A 和 P 之间的偏振光的振幅为 E_0，在不考虑反射和吸收的情况下，透射光的振幅则为 $E_1 = E_0\cos\theta$，因光的强度与光的振幅的平方成正比，因此，通过 A 的偏振光的强度 I 和通过前的强度 I_0 有如下的关系

$$\frac{I}{I_0} = \frac{E_1^2}{E_0^2} = \frac{E_0^2\cos^2\theta}{E_0^2} = \cos^2\theta$$

由此得
$$I = I_0\cos^2\theta \tag{9-25}$$

这一公式称为马吕斯定律（Maluss' law）。它指出，通过检偏器的偏振光的强度与检偏器的透射轴的方向有关，如果透射轴方向与入射光振动方向之间的角度为 θ，则通过它的光强与 $\cos^2\theta$ 成正比。

由式（9-25）可见，当 $\theta = 0°$ 或 180° 时，$I = I_0$，光强最大；当 $\theta = 90°$ 或 270° 时，$I = 0$，没有光从检偏器射出，这就是两个消光位置；当 θ 为其他值时，光强 I 介于 0 和 I_0 之间。

当用检偏器检验部分偏振光时，透射光的强度随其透射轴的方向而变，设透射光强的极大值和极小值分别为 I_{max} 和 I_{min}，则两者相差越大，就说明该部分偏振光的偏振程度越高，通常用偏振度（degree of polarization）P 来描述部分偏振光的偏振程度，它的定义为

$$P = \frac{I_{max} - I_{min}}{I_{max} + I_{min}} \tag{9-26}$$

显然,对于自然光有 $I_{\max} = I_{\min}, P = 0$;对于线偏振光 $I_{\min} = 0, P = 1$,即线偏振光是偏振度最大的光,故线偏振光亦称为全偏振光。

3. 布儒斯特定律

自然光在两种各向同性介质的分界面发生反射和折射时,反射光和折射光一般都是部分偏振光。在反射光中垂直于入射面的光振动多于平行光振动,而在折射光中,平行入射面的光振动多于垂直光振动,如图 9-21 所示。

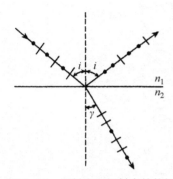

图 9-21 反射光和折射光的偏振

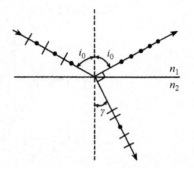

图 9-22 布儒斯特角

1812 年,布儒斯特(D.Brewster)发现,反射光的偏振化程度和入射角有关。当入射角 i_0 和折射角 γ 之和等于 $90°$ 时,即反射光和折射光垂直时,反射光即成为光振动垂直于入射面的偏振光,如图 9-22 所示。这时的入射角称为布儒斯特角(Brewster angle)或起偏角。根据折射定律有

$$n_1 \sin i_0 = n_2 \sin \gamma = n_2 \cos i_0$$

即
$$\mathrm{tg}\, i_0 = \frac{n_2}{n_1} \tag{9-27}$$

式(9-27)称为布儒斯特定律。当自然光以布儒斯特角入射时,反射光中只有垂直于入射面的光振动,入射光中平行于入射面的光振动全部被折射,垂直于入射面的光振动也大部分被折射,而反射的仅是其中的一部分。因此,反射光虽然是完全偏振的,但光强较弱;而折射光虽然是部分偏振的,光强却很强。

例如,当自然光以布儒斯特角从空气射向玻璃时,由玻璃反射获得的偏振光仅占入射自然光总能量的 7%,如果让自然光以布儒斯特角入射到如图 9-23 所示的玻片堆上,则入射光中垂直于入射面的光振动,在玻片堆的每一个分界面上都要被反射掉一部分,而与入射面平行的光振动在各分界面上都不被反射。当玻片数量

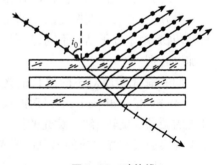

图 9-23 玻片堆

足够多时,从玻片堆透射出的光就非常接近偏振光,其振动方向与入射面平行。因此,玻片堆可以作起偏器或检偏器。

第四节　旋光现象

1. 旋光现象　旋光率

某些物质,如石英晶体与有机物质的溶液(如糖溶液),当偏振光透过时,光的振动面会以光的传播方向为轴旋转一定角度,这种现象称为旋光现象。能产生旋光现象的物质称为旋光物质。

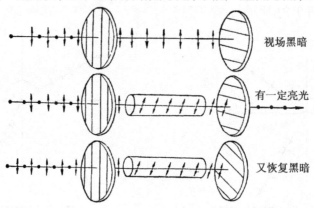

图 9-24　旋光现象

如图 9-24 所示,一束自然光透过起偏器后成为偏振光,当检偏器和起偏器的偏振化方向相互垂直时,无光透过检偏器,用眼观察是暗视场。这时在起偏器和检偏器之间放入旋光物质,如放入晶体,则可发现视场中又有了一定亮光,说明偏振光通过旋光物质后振动面以传播方向为轴旋转了一定角度 ϕ,通过旋光物质后的偏振光,它的振动方向这时和原位置的检偏器的偏振化方向不垂直了,因而有一部分光透过检偏器,在视场中就有了光强。如果我们旋转检偏器使之以相同方向转 ϕ 角,则检偏器偏振化方向又和透过的偏振光振动方向相垂直,在视场中又恢复黑暗。测出检偏器不能让偏振光通过的前、后两个位置间的角度 ϕ,就可以知道偏振光通过旋光物质后振动面旋转的角度。以上所述的原理就是旋光计(又称偏振计)的原理。

利用旋光计可以研究各种物质的旋光性质。现已发现旋光物质有右旋和左旋两种。如果面对入射方向观察,使偏振光的振动面沿顺时针方向旋转的物质,叫右旋物质;反之,叫左旋物质。有些药物,由于分子结构不同,具有左旋和右旋两种类型,这两种类型的同类药物,疗效不同,必须加以区别。

同一旋光物质对不同波长的光, 振动面的旋转角度是不同的, 这种现象称为旋光色散(optical rotation dispersion)。对波长比较短的光,旋转角度要大些。假如,1mm 厚的石英片能使红光的振动面旋转 15°,黄光的振动面旋转 21.7°,紫光的振动面旋转 51°。因此,当旋转检偏器来观察通过旋光物质的白色偏振光时,就会发现视场中看到的光颜色是变化的。

实验还发现,对于一定波长的单色偏振光通过旋光物质后,振动面旋转的角度 ϕ 与物质的厚度 d 成正比,用公式表示:

$$\phi = \alpha d \tag{9-28}$$

式中 α 称为旋光率(specific rotation),表示光通过单位长度的物质时振动面旋转的角度。不同的旋光物质具有不同的旋光率,旋光率还与光波波长有关。

对于溶液，振动面旋转的角度除与通过溶液的厚度 d 成正比外，还与溶液的浓度 c 成正比，用公式表示：

$$\phi = [\alpha]_D^t c d \tag{9-29}$$

式中 α 称为该溶质的旋光率，它表示通过单位浓度、单位厚度的溶液时振动面旋转的角度。由于旋光率与入射光的波长有关，在测定时常用波长为 589.3nm 的钠光，此时旋光率用 $[\alpha]_D^t$ 表示，t 表示温度，D 表示采用钠光，并以"+"表示右旋，以"−"表示左旋。一般 ϕ 的单位用度表示，浓度 c 的单位用 $g \cdot cm^{-3}$ 表示，厚度的单位用 dm 表示。一些药物的旋光率，也称为比旋度，如表 9-1 所示。在药物分析中，用旋光计测出旋转角度，查出所用溶质的旋光率，即可用公式（9-29）求出溶液的浓度。常用旋光计来测定糖溶液的浓度，故旋光计也称量糖计。

表 9-1 一些药物的旋光率

药 名	$[\alpha]_D^{20}$	药 名	$[\alpha]_D^0$
乳 糖	+52.2°~+52.5°	蓖麻油	+50°以上
葡萄糖	+52.5°~+53°	薄荷脑	−49°~−50°
蔗 糖	+65.9°	樟脑(醇溶液)	−14°~+43°
桂皮油	−1°~±1°	山道年(醇溶液)	−170°~−175°

2. 半荫板式旋光计原理

前述的旋光计基本原理，是在相互垂直的起偏器和检偏器之间放入旋光物质后，会使通过检偏器的光强度发生变化，当将检偏器旋转某个角度，使视场中光的强度恢复原状，则检偏器旋转的角度就是偏振光振动面通过旋光物质时所旋转的角度。但用人眼观察来判断视场的光强是否复原是比较困难的。为了克服这一困难，可以使用半荫板式旋光计。它的构造如图 9-25 所示，即在起偏器后放一块半荫板，半荫板是一个半圆形的玻璃片与半圆形的石英片胶合成的透光片。当偏振光通过半荫板时，透过玻璃的光，振动方向保持不变。而透过石英的光，由于旋光作用使的振动方向旋转了某个角度 β，如图 9-26 半荫板原理所示。这时如在玻璃管 5 中没有放入旋光物质，当调节检偏器的位置，使与起偏器的偏振化方向相互垂直时，则左半边由玻璃透出的光完全不能透过检偏器，而右半边由石英透出的光部分能透过检偏器，则视场中出现左半部黑暗，右半部稍亮。当转动检偏器使它的偏振化方向和右半边由石英透出光的振动方向垂直时，则右半边光完全不能透过，而左半边光部分通过，视场中出现右半部黑暗，左半部稍亮。当使检偏器的偏振化方向 NN' 垂直于 β 角的平分线 MM' 时，左、右两边光振动的振幅在 NN' 方向上的分量相同，则通过检偏器的光强度左右相同，视场中左右两半部明亮程度相同，而使左右分界线消失。这一情况人眼比较容易判断。

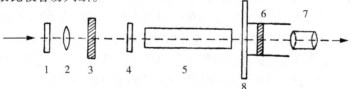

图 9-25 半荫板式偏振计结构示意

1—滤光片；2—透镜；3—起偏器；4—半荫板；5—玻璃管；6—检偏器；7—目镜；8—刻度盘

与上述情况类似,若把检偏器转到使左半边偏振光完全能透过的位置,则视场中出现左半部最亮,右半部稍暗;如把检偏器转到使右半边偏振光完全能透过的位置时,则视场中出现右半部最亮,左半部稍暗。当使检偏器的偏振化方向 NN' 和 β 角的角平分线 MM' 平行时,视场中左右亮度相同,分界线也消失。和前一种分界线消失的情况比较起来,前者视场较暗,后者视场明亮,对人眼来说,前者视场较暗时分界线消失的情况更易判断,故通常以前一种情况作为判断标准。当我们旋转检偏器找到这一位置,并记下分度盘上的读数(如仪器校准好,这一读数应是零度)。然后在玻璃管中放入待测旋光物质,这时视场左右两半圆光强将出现差异,分界线又明显起来,再转动检偏器,使左右两半圆达到同样的暗度,分界线再次消失,读下分度盘上的读数,两次读数之差,即为偏振光通过玻璃管长度的旋光物质后光振动面旋转的角度。

　　有的旋光计中不采用半荫式,而采用所谓三荫式,即把石英片做成条形,位于三荫板中间部分,如图 9-27 所示。其原理与半荫式完全相同,不过所比较的是条状部分与左右两部分之间界线消失的情况。

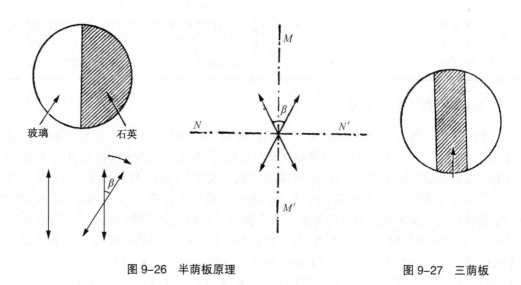

图 9-26　半荫板原理　　　　　　　　　　　　　　　图 9-27　三荫板

第五节　光的吸收

1. 朗伯—比尔定律

　　一定强度的光通过物质时,光的强度要减弱,这是由于物质对光的吸收和散射所引起的。光在非均匀介质中传播过程中,当介质中微小颗粒的尺度小于光波的波长时,会发生光的散射现象,从而使沿原传播方向上光的强度减弱。散射光的强弱可以定性地反映溶胶剂药物的浊度,从而判定药物的质量。这里我们主要讨论物质对光的吸收作用。物质对光吸收的物理实质从电磁波的理论来看,可以认为光通过物质时,由于周围粒子的阻碍作用要消耗一部分能量,转变为粒子的热能,使通过的光能减弱,宏观表现为物质对光的吸收(absorption of light)。

　　令一束强度为 I_0 的单色光通过厚度为 l 的均匀物质。当光通过物质中一薄层 $\mathrm{d}l$ 时,光强度

的改变量为 -dI。负号表示减小,可以认为这一减少量与光到达该薄层时的强度 I 及薄层的厚度 dl 成正比,即 -d$I = \alpha I$dl,当光通过厚度为 l 的物质时,光的强度由 I_0 减弱到 I,理论分析可得

$$\ln \frac{I}{I_0} = -\alpha l$$

$$\frac{I}{I_0} = e^{-\alpha l}$$

则透射光的强度为

$$I = I_0 e^{-\alpha l} \tag{9-30}$$

此式称为朗伯定律(Lambert law)。式中 e 为自然对数的底,比例系数 α 称为物质的吸收系数 (absorptivity),单位是 m^{-1},它表示要使光强减弱到入射光强的 $\frac{1}{e}$ 时,所需物质厚度的倒数。例如 玻璃对可见光的吸收系数 $\alpha = 1m^{-1}$,则光通过 1m 厚的玻璃时,光强减弱到原光强的 $\frac{1}{e}$。对于标 准大气压强下的空气 $\alpha = 10^{-3}m^{-1}$。当光通过 1000m 的空气时,强度减弱到原光强的 1/e。吸收系 数的数值除与物质有关外,还与入射光的波长有关。

当光通过溶液时,溶液的吸收系数 α 与溶液的浓度 c 成正比,即 $\alpha = xc$,x 为一与该溶液特 性有关的系数,称为摩尔吸收系数,则公式(9-30)可表示为

$$I = I_0 e^{-xcl} \tag{9-31}$$

这一公式称为朗伯—比尔定律(Lambert-Beer law)。该定律只有对单色光,且溶液的浓度不大时 才适用,将此式写成

$$T = \frac{I}{I_0} = e^{-xcl} \tag{9-32}$$

式中透射光的强度 I 与入射光的强度 I_0 之比称为透射比。通常用 T(或 τ)表示,它是小于 1 的纯 数。朗伯—比尔定律表示当物质的厚度 l 一定时,透射比 T 与溶液的浓度 c 成指数函数关系,而 不是简单的线性关系。例如当浓度增大为原浓度的二倍时,透射比 T 不是减小到 $T/2$,而是减小 到 T^2(由于 $T<1$,所以 $T^2<T$)。如对式(9-32)两边取常用对数,得到:

$$-\lg T = -\lg \frac{I}{I_0} = xcl\lg e,$$

令

$$A = -\lg \frac{I}{I_0} = -\lg T$$

A 称为吸收度或光密度。再令 $\mu = x\lg e$,μ 称为溶液的消光系数,在光度分析中通常用 ε 表示。这 样朗伯—比尔定律可表达为:

$$A = \varepsilon cl \tag{9-33}$$

吸收度 A 可以定量地表示物质对光的吸收程度,例如当 $T = \frac{1}{3}$ 时,则

$$A = -\lg \frac{1}{3} = \lg 3 = 0.477$$

当 $T = \dfrac{1}{5}$ 时,则 $A = \lg 5 = 0.699$。可见透射比 T 愈小时,吸收度 A 愈大,即表示物质对光的吸收愈大。消光系数 ε 的数值等于吸光物质在单位浓度及单位厚度时的吸收度,其单位为 m^2/mol,它是物质的特性常数。从式(9-33)可见,当溶液的厚度 l 一定时,吸收度 A 与溶液的浓度 c 成简单的正比关系。药学分析中讨论光的吸收作用时,常用公式(9-33)的形式。

2. 光的吸收在药学中的应用

物质对光的吸收其微观本质是光辐射能与物质分子(或原子)之间发生能量转移的结果,与物质的组成成分及内部结构密切相关。如果入射的光辐射能量正好与物质分子(或原子)基态与激发态间的能量差相等,物质分子(或原子)就会选择性地吸收这部分能量从基态跃迁到激发态。通常情况下,激发态的分子(或原子)以热的形式释放出所吸收的能量回到基态。在某些情况下,处于激发态的分子(或原子)以荧光或磷光的形式发射出所吸收的能量回到基态,或发生化学变化(光化学反应)消耗其吸收的能量。

不同波长的光辐射其光子的能量不同,物质对它们的吸收度不同,从而产生的光谱称为吸收光谱,它是以光波波长为横坐标,以吸收度为纵坐标所绘出的曲线。不同物质有不同的吸收光谱。利用物质的吸收光谱可对其进行定性、定量及结构分析,称为吸收光谱法,在药学中有广泛应用。

2.1 光电比色法

光电比色法是对能吸收可见光的有色溶液的吸收光谱进行分析,从而测定有色溶液的浓度的一种方法。比较已知浓度的标准溶液和待测溶液的颜色深浅程度,以确定待测溶液浓度的方法故而称为比色法。比色法就是比较透射光的颜色和强度。让同一强度的单色光,分别通过已知浓度 c_0 的溶液和同类物质的未知浓度 c_x 的溶液,并使两溶液的厚度 l 相同,分别测出两溶液对光的吸收度 A_0 及 A_x,由公式(9-33)可得:$A_0 = \varepsilon c_0 l$,及 $A_x = \varepsilon c_x l$,由此可求出未知浓度:

$$c_x = \frac{A_x}{A_0} c_0 \tag{9-34}$$

如用光电池和电流计来测量透射光的强度,从电表直接读出吸收度或透射度比,这种测量方法就称为光电比色法,所用的仪器叫做光电比色计。光电比色计的形式有多种,基本结构和原理都相同。主要有光源、滤光片或单色光器、比色皿、光电池和电流计五个部分组成,仪器结构的方框图如图9-28所示。

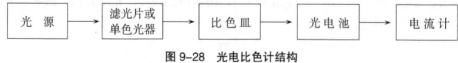

图9-28 光电比色计结构

单色光器中主要元件是棱镜或光栅,通过它们的色散作用将白光分成各色光,然后将所需色光通过狭缝引出。如用滤色片则通过滤色片的色光不是很纯的单色光,但从白光中隔去了大部分与测定关系不大的光,可以提高测量的准确度和灵敏度。仪器中通过溶液的光,可选择能被溶液吸收最强的色光。

物质对不同波长的光吸收程度不同,常对某一波长的光表现出强烈的吸收,称为选择性吸收。例如,当一束白光照射绿色玻璃时,则红光和蓝光被玻璃强烈吸收掉,透射光就呈现绿色。有色玻璃显示的颜色,就是没有被选择性吸收掉的色光。

在光电比色法中,就是根据物质具有选择性的吸收,使照射溶液的色光是溶液所能强烈吸收的,这样就能够明显地比较通过不同浓度溶液的吸收强弱情况。一般进行比色法的溶液都是有色溶液,溶液的颜色是没有被强烈吸收的色光的颜色。根据以上要求,可选用有色溶液的互补色光来照射溶液,这样就能被溶液所强烈吸收。互补色光的意义是当一对色光混合后能成为白光,这对色光就称为互补色(complementary colours)。如图9-29中红和绿、橙和蓝、黄和蓝紫,这三对颜色都是互补色光的关系。光电比色计中滤光片的颜色,就选取溶液颜色的互补色。例如,在盐酸吗啡的比色测定中,选用蓝紫色滤光片,因为盐酸吗啡显色后的溶液是黄色,黄色的互补色光是蓝紫色,测定时溶液能强烈吸收蓝紫色的光,从而提高测量的灵敏度和准确度。

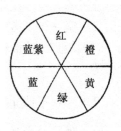

图9-29 互补色光

2.2 紫外—可见分光光度法

紫外—可见分光光度法是利用物质在紫外—可见光辐射区(波长200~800nm)的分子吸收光谱,从而对物质进行分析的方法。在紫外—可见光区,物质对光的吸收主要是其分子中电子的能级跃迁所致,属于电子光谱。由于电子光谱的强度较大,故紫外—可见分光光度法的灵敏度和精密度较高,所需待测物质量少。应用紫外—可见分光光度法在定性分析上不仅可以鉴别具有不同官能团和化学结构的不同化合物,而且可以鉴别相似的不同化合物。在定量分析上不仅可以进行药物单一组分的测定,而且可以对多种混合组分不经分离同时进行测定。它还可以与其他分析方法结合进行分子结构分析。

分光光度计的原理、结构与光电比色计类似,所不同的是分光光度计所要求的入射光接近于单色光,其谱带宽度最多不超过3~5nm,最狭的在1nm以下。所以它不是用滤光片,而是用棱镜或光栅分出不同波长的光作为入射光,将不同波长的光分别通过待测溶液,对每一波长的入射光透过溶液后可以测得吸收度A,得到的数据,以波长为横坐标,与波长相对应的吸收度A为纵坐标作图,就得到溶液的吸收曲线,也即吸收光谱,如图9-30所示为胡椒酮的吸收光谱。在吸收光谱曲线中,除以波长表示横坐标外,也常以波数$\sigma = 1/\lambda$来表示。整个吸收光谱的形状决定于溶质的性质、结构,所以可作为物质定性分析的根据。同时,只要选择一定波长的光测定溶液

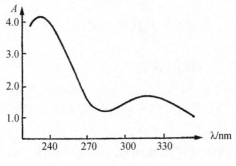

图9-30 胡椒酮的吸收光谱

的吸收度,由朗伯—比尔定律即可求出溶液的浓度和物质的含量,所以分光光度计也可作为比色计使用。

2.3 红外吸收光谱法

红外吸收光谱法是利用物质在红外光辐射区(波长2.5~25μm)的分子吸收光谱从而对物质进行分析的方法。在此区域内物质对光的吸收是由物质分子振动和转动能级跃迁所致,故红外光谱又称振—转光谱。红外光谱的特征性很强,吸收峰很尖锐,即其选择性很强,但其灵敏度较低,所需待测物质量较多。红外光谱主要用于物质分子结构的分析、物质的鉴定、物质成分分析等。

2.4 原子吸收分光光度法

原子吸收分光光度法是根据物质蒸气相中被测元素的基态原子对光源发出的特征辐射的吸收,以测定物质中该元素含量的方法。本方法具有以下特点:①准确度高。火焰原子吸收光谱法的相对误差小于1%。②灵敏度高。火焰原子吸收光谱法的样品用量仅需10^{-9}g/ml。③选择性好,抗干扰能力强。因为分析不同元素要选用对其有特征辐射的光源。④适用范围广。但是,原子吸收分光光度法也有局限性:①每测一种元素要选用相应光源,不能同时进行分析测定,使用不便。②对难熔元素及非金属元素,使用困难。

2.5 荧光分析法

某些物质受到光照射时,除吸收某种波长的光之外还会发射出比原来所吸收光的波长更长的光,这种现象称为光致发光。最常见的光致发光现象是荧光和磷光。荧光是物质分子接受光子能量被激发后,从第一激发态的最低振动能级返回基态时发射出的光。物质分子被激发后无论其最初处于哪一个激发态,均需先返回到第一激发态的最低振动能级,然后再以辐射形式发射光量子而返回到基态的任一振动能级上,这时发射的光量子称为荧光。由于由任何激发态先返回第一激发态的最低振动能级时损失了部分能量,故荧光的波长总比激发光辐射的波长要长。荧光分析法是根据物质的荧光谱线位置及强度进行物质鉴定和含量测定的方法。荧光分析法的主要优点是灵敏度高、选择性好,检测时,检测物质可仅需10^{-10}g/ml。

思考题 习题九

9-1 在杨氏实验中,如果光源 S 到两狭缝 S_1 和 S_2 的距离不等,例如 $SS_1 > SS_2$,则对实验结果有什么影响?

9-2 为什么挡住光线容易,而挡住声音难?

9-3 在观察单缝衍射时,① 如果单缝垂直于它后面的透镜的光轴向上或向下移动,屏上衍射图样是否改变?为什么? ② 若将光源 S 垂直于光轴向上或向下移动,屏上的衍射图样是否改变?为什么?

9-4 在杨氏实验中,两狭缝相距 0.2mm,屏与缝相距 1m,第 3 明条纹距中央明条纹 7.5mm,求光波波长。

9-5 在杨氏实验中，两缝相距 0.3mm，要使波长为 600nm 的光通过后在屏上产生间距为 1mm 的干涉条纹,问屏距缝应有多远?

9-6 波长 500nm 的光波垂直入射一层厚度 $e = 1\mu m$ 的薄膜。膜的折射率为 1.375。问:①光在膜中的波长是多少?②在膜内 2e 距离含多少波长? ③若膜两侧都是空气,在膜面上反射的光波与经膜底面反射后重出膜面的光波的相位差为多少?

9-7 用一层透明物质涂在玻璃上,使波长 520nm 的光反射最少。若玻璃的折射率为 1.50,透明物质折射率为 1.30,求涂层最小厚度。

9-8 一玻璃劈尖,折射率 $n = 1.52$、波长 $\lambda = 589.3nm$ 的钠光垂直入射,测得相邻条纹间距 $L = 5.0mm$,求劈尖夹角。

9-9 用单色光观察牛顿环，测得某一明环的直径为 3.00mm,它外面第 5 个明环直径为 4.60mm,平凸透镜的曲率半径为 1.03m,求此单色光的波长。

9-10 钠光(589nm)通过单缝后在 1m 处的屏上产生衍射条纹,若两个第一级暗纹之间的距离为 2mm,求单缝宽度。

9-11 一单色光垂直入射一单缝,其衍射的第三级明纹的位置恰与波长为 600nm 的单色光入射该缝时衍射的第二级明纹位置重合,试求该单色光的波长。

9-12 用波长为 500nm 的单色光,垂直照射到一宽度为 0.5mm 的单缝上,在缝后置一个焦距为 0.8m 的凸透镜,试求屏上中央明纹和其他明纹的宽度。

9-13 一束单色平行光垂直入射到每毫米 500 条缝的光栅上,所成二级像与原入射方向成 30° 角,求波长。

9-14 一束白光垂直入射光栅,如果其中某一光波的三级象与波长 600nm 的光波的二级象重合,求这光的波长。

9-15 用波长为 589nm 的钠光,垂直入射到每毫米 500 条缝的光栅上,最多能看到第几级明条纹?

9-16 两块偏振片的透射轴互成 90° 角,在它们之间插入另一偏振片,使它的透射轴与第一片的透射轴夹角为 θ 角。射向第一偏振片的自然光强度为 I_0,求通过三块偏振片后的光强。① $\theta = 45°$;② $\theta = 30°$ 。

9-17 两块偏振片的透射轴互相垂直,在它们之间插入两块偏振片,使相邻两片偏振片透射轴都夹 30° 角。如果入射的自然光强度为 I_0,求通过所有偏振片后光的强度。

9-18 平行平面玻璃板放置在空气中,空气折射率近似为 1,玻璃折射率 $n = 1.50$。试问当自然光以布儒斯特角入射到玻璃的上表面时,折射角是多少?当折射光在下表面反射时,其反射光是否是偏振光?

9-19 某蔗糖溶液,在 20℃时对钠光的旋光率是 6.64° cm²·g⁻¹,现将其装满在长 20cm 的玻璃管中,用量糖计测得旋光角为 8.3° 。求此溶液的浓度?

9-20 将 50g 的含杂质的糖溶解于纯水中,制成 100cm³ 的糖溶液,然后将此溶液装入长 10cm 的玻璃管中, 用旋光计测得光的振动面旋转 25.4° 。已知这种纯糖的旋光率为 54.5° cm³·g⁻¹·dm⁻¹。试求这种糖的纯度(即含有纯糖的百分比)。

9-21 玻璃的吸收系数为 $10^{-2}cm^{-1}$,空气的吸收系数为 $10^{-5}cm^{-1}$,问 1cm 厚的玻璃所吸收的光,相当于多厚的空气层所吸收的光?

9-22 光线经过一定厚度的溶液,测得透射光强度 I_1 与入射光强度 I_0 之比是 $\frac{1}{2}$。若溶液的浓度改变,而厚度不变,这时测得透射光与入射光强度之比 $\frac{I_1}{I_0} = \frac{1}{8}$。问溶液的浓度是如何变化的?

9-23 光线经过厚度为 l,浓度为 c 的某种溶液,其透射光强度 I 与入射光强度 I_0 之比是 $\frac{1}{3}$。如使溶液的厚度和浓度各增加一倍,那么这个比值是多少?

9-24 《中华人民共和国药典》规定氢化可的松百分含量测定方法为:取本品适量,按干燥品计算制成 0.001% 的乙醇溶液,置于 1cm 的石英比色杯(对紫外透明)中,用分光光度计在 240~242nm 的波长测定吸收度 $A = 0.429$ 时,求样品的百分含量(纯度)。(已知氢化可的松的消光系数 $\varepsilon_{1cm}^{1\%} = 435$)

第十章 | 几何光学

【学习要求】

1. 掌握单球面折射成像公式和符号规定,掌握焦度、焦距概念。
2. 掌握薄透镜成像公式。
3. 掌握眼的屈光不正及其矫正。
4. 理解眼的视力,光学显微镜的分辨本领和放大率。
5. 了解厚透镜的三对基点,检眼镜、纤镜的构造原理。
6. 了解人的视觉物理过程。

几何光学(geometrical optics)研究的是波动光学的极限问题,不考虑波长、相位、振幅等;其理论基础是几何定律和一些基本的光学实验定律,如:①光在均匀媒质中的直线传播定律;②光通过两种媒质界面时的反射定律和折射定律;③光的独立传播定律和光路可逆定律。本章主要讨论光通过单球面、透镜的折射成像规律及其应用,并粗略介绍人的视觉物理。

第一节　单球面折射、透镜

1. 单球面折射

设有折射率为 n_1 和 n_2 的两种媒质,其分界面是球面的一部分,如图 10-1 所示。球面的曲率中心为 C。通过 C 点的轴线 OPI 称为折射面的主光轴。从主光轴上一物体 O 发出的光线沿主光轴进入第二媒质后,它的方向不会改变。沿 OM 方向的光线投射到分界面上的 M 点,折射后,在第二媒质中沿 MI 方向前进,与主光轴交于 I 点。I 点的位置可按下面方法求得:

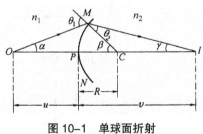

图 10-1　单球面折射

为叙述方便起见，令 $OP = u, IP = v, CP = R, OM = l_1, MI = l_2$。在 ΔOMC 中,按正弦定律可得

$$\frac{\sin\theta_1}{\sin\beta} = \frac{OC}{OM} = \frac{u+R}{l_1} \qquad (10\text{-}1)$$

同理,在 ΔMCI 中:

$$\frac{\sin\theta_2}{\sin\beta} = \frac{CI}{MI} = \frac{v-R}{l_2} \qquad (10\text{-}2)$$

根据折射定律得

$$\frac{\sin\theta_1}{\sin\theta_2} = \frac{n_2}{n_1} \tag{10-3}$$

联立上面三式得

$$\frac{n_2}{n_1} = \frac{u+R}{v-R} \cdot \frac{l_2}{l_1} \tag{10-4}$$

显然 I 点的位置将随 l_1 的长短,即倾斜角 α 的大小而定。自 O 点发出的许多光线,其倾斜角各不相同,故折射后并不会聚于一点。但是,对于倾斜角 α 甚小的近轴光线,则 $l_1 \approx u, l_2 \approx v$,公式(10-4)可化为

$$\frac{n_1}{u} + \frac{n_2}{v} = \frac{n_2 - n_1}{R} \tag{10-5}$$

式中并不包含 l_1 和 l_2。可见,只有在倾斜角 α 很小的范围内,自物体 O 点发出的一束近轴光线,v 的值才与倾斜角无关。就是说,这束光线经球面折射后将会聚于 I 点。因此,I 点就是 O 点的像,v 是像距,而 u 则为物距。

公式(10-5)虽由凸球面导出,可以证明,该式也适用于凹球面的折射,只要遵守下列符号规则:

(1) u、v:实正虚负,即实物、实像取正值,虚物虚像取负值。

(2) R:凸正凹负,即凸球面对着入射光线 R 取正值,反之 R 取负值。

设有一点光源放在主光轴上某一点 F_1 时,如果它所发出的入射光线经过球面的折射后,成为一束与主光轴平行的光线,则 F_1 称为凸球面的第一焦点(first focus);它与球面顶点 A 的距离 $F_1A = f_1$ 称为第一焦距(first focal distance),如图 10-2。在这种情况下,$u = f_1, v = \infty$,应用公式(10-5)得出

$$f_1 = \frac{n_1}{n_2 - n_1} R \tag{10-6}$$

与此相反,从远处发光点发出的平行光线入射到球面经折射后会聚于主光轴上的 F_2 点,F_2 称为第二焦点(second focus),AF_2 称为第二焦距,用 f_2 表示,见图 10-2。在这种情况下:$u = \infty$,$v = f_2$,应用公式(10-5)可得

$$f_2 = \frac{n_2}{n_2 - n_1} R \tag{10-7}$$

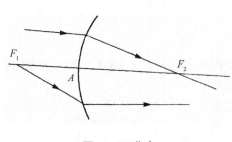

图 10-2 焦点

比较公式(10-6)和(10-7)可得

$$\frac{n_1}{f_1} = \frac{n_2}{f_2} = \frac{n_2 - n_1}{R} = \Phi \tag{10-8}$$

媒质的折射率与相应焦距的比值可以衡量折射面的屈光本领,称为折射面的焦度(focalpower),用 Φ 表示。对于一定的媒质,折射率一定,则折射面的曲率半径 R 愈小,焦距 f 愈短,焦度 Φ 就愈大,这意味着折射面的屈光本领愈强。反之,R 越大,Φ 就越小,屈光本领越弱。如果焦距用 m 为单位,那么焦度 Φ 的单位为屈光度,习惯上用 D 表示。

例 10-1 设空气($n_1 = 1.0$)与玻璃($n_2 = 1.5$)的分界面为一半径为 4.0cm 的凸球面,物体

放在球面顶点前10cm处的主光轴上。求：

（1）凸球面的两个焦距；

（2）像距；

（3）折射面的焦度。

解：（1）根据公式（10-6）得：第一焦距为 $f_1 = \dfrac{1.0 \times 4.0}{1.5 - 1.0} = 8.0(\text{cm})$

根据公式（10-7）得：第二焦距为 $f_2 = \dfrac{1.5 \times 4.0}{1.5 - 1.0} = 12(\text{cm})$

（2）根据公式（10-5）得：像距为

$$v = \frac{n_2 u R}{n_2 u - n_1 u - n_1 R} = \frac{1.5 \times 10 \times 4.0}{1.5 \times 10 - 1.0 \times 10 - 1.0 \times 4.0} = 60(\text{cm})$$

（3）根据公式（10-8）得：折射面的焦度为

$$\Phi = \frac{n_2 - n_1}{R} = \frac{1.5 - 1.0}{4.0 \times 10^{-2}} = 12.5(\text{D})$$

2. 透镜

设有若干个球面的中心位于同一直线上，构成了共轴球面系统，这一直线就是系统的主光轴。显然从物体发出的光线通过第一球面的折射所成的"像"，充当第二球面的"物"……依此类推，可以求出共轴球面系统最后所成的像。透镜是一个最简单的共轴球面系统，它仅有两个共轴的折射球面。依其厚度的不同，透镜可分为厚透镜和薄透镜两类，所谓厚度是指透镜的两个球面在其主光轴上的距离。与透镜的焦距相比，厚度不能忽略者称为厚透镜；可忽略者称为薄透镜。现在分别讨论这两种透镜的成像规律。

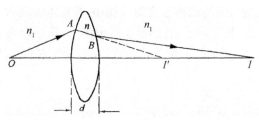

图10-3　透镜成像

2.1　薄透镜

设透镜的厚度为 d，折射率为 n，两侧的媒质相同，其折射率等于 n_1。两球面的曲率半径分别为 R_1 和 R_2，如图10-3所示。物体 O 发出的光线 OA 经第1球面的折射而沿 AB 方向前进。如果没有第2球面的存在，则折射线将与主轴交于 I' 点而成一实像，像距为 v'，应用公式（10-5）可得

$$\frac{n_1}{u} + \frac{n}{v'} = \frac{n - n_1}{R_1} \tag{10-9}$$

由于第2球面的存在，第1球面所成的实像 I'，充当第2球面的"物"。然而，对于第2球面来说，入射的一束会聚光线要向前延长后，才能相交于 I'，实际上并无光线通过 I'，也没有光线从 I' 发出，所以这是一个虚物。其物距应取负值，为 $-(v' - d)$，最后，成像于 I，设像距为 v，应用公式（10-5）可得

$$\frac{n}{-(v'-d)} + \frac{n_1}{v} = \frac{n_1-n}{R_2} \qquad (10\text{--}10)$$

联立上述两式就可解出 v' 和 v 来。

对于薄透镜,厚度 $d \approx 0$,将两式相加,整理得:

$$\frac{1}{u} + \frac{1}{v} = \left(\frac{n}{n_1}-1\right)\left(\frac{1}{R_1}-\frac{1}{R_2}\right) \qquad (10\text{--}11)$$

透镜也有两个焦点,应用上式可以求出两个焦距是相等的,用 f 表示,在式(10–11)中令 $u = \infty$,或 $v = \infty$,则

$$f = \left[\frac{n-n_1}{n_1}\left(\frac{1}{R_1}-\frac{1}{R_2}\right)\right]^{-1} \qquad (10\text{--}12)$$

当薄透镜在空气中时,$n_1 = 1$,则

$$f = \left[(n-1)\left(\frac{1}{R_1}-\frac{1}{R_2}\right)\right]^{-1} \qquad (10\text{--}13)$$

于是,公式(10-5)可改写为

$$\frac{1}{u} + \frac{1}{v} = \frac{1}{f} = (n-1)\left(\frac{1}{R_1}-\frac{1}{R_2}\right) \qquad (10\text{--}14)$$

上式称为薄透镜公式。

薄透镜公式既适用于凸透镜(convex lens),也适用于凹透镜(concave lens)。应用时要按前面所述的符号规则给物距、像距和曲率半径加上适当的正负号。此外,凸透镜的焦点是实焦点,焦距取正值;凹透镜是虚焦点,焦距取负值。

焦距 f 的倒数称为透镜的焦度,它表示透镜的屈光本领,用 Φ 表示,则

$$\Phi = \frac{1}{f}$$

焦度的单位是屈光度(D),焦距 $f = 1\text{m}$ 的透镜,其焦度为 1D。眼镜度数是屈光度数的 100 倍,即 100 度 = 1D。

例 10–2 设有一平凹薄透镜,它的折射率 $n = 1.5$,凹面的曲率半径为 20cm,求它在空气中的焦距和焦度。

解: 已知 $R_1 = \infty$,$R_2 = 20\text{cm}$.

根据公式(10–13)得焦距为

$$f = \left[(1.5-1)\left(\frac{1}{\infty}-\frac{1}{20}\right)\right]^{-1} \approx -40(\text{cm})$$

焦度为

$$\Phi = \frac{1}{f} = \frac{1}{-40 \times 10^{-2}} = -2.5(\text{D})$$

2.2 厚透镜

对于厚透镜也可以应用上述方法来计算成像的位置。由于透镜的厚度不能忽略,计算就比较复杂。如果共轴球面系统的折射球面有两个以上时,计算更为困难。通常可利用系统的三对基

点作图或计算,就能较为简捷地求出系统最后成像的位置,而无需追究每一球面的折射情况。这三对基点代表了整个系统,它们的位置可由各球面的半径、球心的位置以及各媒质的折射率计算出来,或用实验的方法求得。现在简单介绍这三对基点。

2.2.1 两焦点

任何共轴系统都有两个焦点。如果把光源放在主光轴上的某一点,使光线通过共轴系统的球面折射后,出射线与主光轴平行,如图 10-4 三对基点所示,则这一点称为共轴系统的第一焦点,以 F_1 表示。反过来,与主光轴平行的入射光线(2),经系统折射后,最后的出射线与主光轴相交于某一点 F_2,那么,这一点就称为该系统的第二焦点。

2.2.2 两主点

如果把光线(1)的入射线和出射线延长,如图中虚线所示,可得一交点 A_1。通过 A_1 作一平面与主光轴垂直,该平面 $A_1H_1B_1$ 称为系统的第一主平面。主光轴与第一主平面的交点 H_1 称为系统的第一主点(first principal point)。同理,光线(2)的入射线与出射线延长后相交于第二主平面上的 B_2。第二主平面 $A_2H_2B_2$ 与主光轴垂直。它们的交点 H_2 称为第二主点(second principal point)。

从图上可以看出,不管光线在球面内部的实际路径如何,在总的效果上都可以看作光线仅在主平面上发生折射,而且通过一个主平面上任一点的光线,一定通过另一主平面上等高的对应点(如 A_1 和 A_2,B_1 和 B_2 等)。因此,我们把焦距 f、物距 u 和像距 v 都从相应的主点算起。这样,系统的第一焦距 $f_1 = F_1H_1$,第二焦距 $f_2 = F_2H_2$,物体到 H_1 的距离作为物距,用 u 表示,像到 H_2 的距离作为像距 v。

2.2.3 两节点

在系统的主光轴上,还可以找到两个节点 N_1 和 N_2,分别称为系统的第一节点(first nodal point)和第二节点(second nodal point),光线(3)以任何角度射向 N_1,都以同一角度从 N_2 射出。

已知三对基点的位置后,可利用三条光线中的任意两条,作出物体通过折射系统后所成像的位置和大小。如图 10-5 作图法求厚透镜的像所示。这三条光线是:

(1)平行于主光轴的光线,在第二主平面上折射后通过第二焦点,如光线(1);

(2)通过第一焦点的光线,经第一主平面折射后平行于主光轴射出,如光线(2);

(3)射向第一节点的光线,从第二节点沿平行于原来的方向射出。如光线(3)。

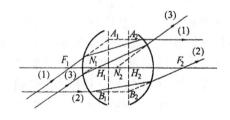

图 10-4 三对基点

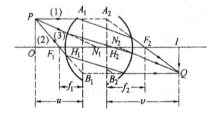

图 10-5 作图法求厚透镜的像

共轴球面系统的物距 u,像距 v,焦距 f_1 和 f_2 之间的关系可推求如下:

因为 $\Delta F_1H_1B_1 \backsim \Delta PA_1B_1$ 和 $\Delta A_2H_2F_2 \backsim \Delta A_2B_2Q$,可得

$$\frac{f_1}{u} = \frac{H_1 B_1}{A_1 B_1} \tag{10-15}$$

$$\frac{f_2}{v} = \frac{A_2 H_2}{A_2 B_2} \tag{10-16}$$

将上述两式相加,并注意到 $A_1 B_1 = A_2 B_2$ 和 $H_1 B_1 = H_2 B_2$,$A_2 H_2 = A_1 H_1$,故 $H_1 B_1 + A_2 H_2 = A_1 B_1$,从而得出

$$\frac{f_1}{u} + \frac{f_2}{v} = 1 \tag{10-17}$$

如果共轴球面系统的最初和最后媒质的折射率相等时,则 $f_1 = f_2 = f$,于是上式可化为:

$$\frac{1}{u} + \frac{1}{v} = \frac{1}{f} \tag{10-18}$$

这与我们熟知的薄透镜公式的形式完全相同。应该指出的是:在共轴球面系统公式中,物距、像距和焦距都是从系统的相应主平面算起的,在薄透镜的公式里,这些距离都是从光心算起。

第二节 眼 睛

1. 眼球的构造

图 10-6 为人眼球的截面。图中眼球的直径为 24mm。眼球前表面为一透明的膜,称为角膜(cornea)。角膜厚约 0.5mm,外界光线由此进入眼内。角膜后面为虹膜(iris)。它的中央有一圆孔,称为瞳孔(pupil),直径 1.4~8mm。虹膜的伸缩可改变瞳孔的直径,以调节射入眼内的光量。瞳孔的后方为晶状体,它是由体核及其周围的皮质组成的,相当于光学上的双凸透镜,但晶状体表面的弯曲程度可以在一定范围内自动改变。眼球后面的最内层为视网膜,在它的中央部位有一小凹,称为中央凹,是对光线最敏感的地方。视网膜的厚度平均约为 0.2mm,它包含多层神经细胞和纤维,其中视锥和视杆两种细胞,它们的功能是接受光刺激后引起电位的变化,形成电脉冲传入大脑产生视觉。用电极将视网膜上变化的电位记录下来称为视网膜电图(ERG)。研究表明,在弱光下看物体是由视杆细胞发挥作用;而在强光下看物体须依赖于视锥细胞的功能。鸡、鸽等动物缺少视杆细胞,晚上不能

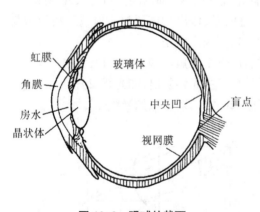

图 10-6 眼球的截面

视物;猫头鹰、蝙蝠则恰相反,它们的视网膜含有视杆细胞而缺少视锥细胞,适于夜里活动。人的视网膜上视杆细胞和视锥细胞分布是不均匀的。在中央凹处仅有视锥细胞,其分布密度最大,故对光线最为敏感。由此向外,视杆细胞逐渐增加而视锥细胞逐渐减少,在视网膜上视神经入口处,既无视杆细胞又无视锥细胞,不能感光,称为盲点。

在角膜与虹膜之间充满着一种透明的液体,称为房水。在晶状体的后方与视网膜之间充满

着另一种透明的液体,叫做玻璃体。眼内各部分的折射率和分界面的曲率半径见表 10-1。

表 10-1　眼睛各部分的折射率和分界面的曲率半径

眼睛各部分		折　射　率	曲率半径 /mm
角　膜	前　面	1.000	7.7
	后　面	1.376	6.8
房水		1.336	
晶状体:皮质	前　面	1.386	10.0
	后　面		−6.0
体　核	前　面	1.406	7.9
	后　面		−5.8
玻璃体		1.336	

2. 眼的光学系统

眼睛是一个复杂的多球面共轴系统。光线进入眼球主要经过四个折射面而成像于视网膜上。这四个折射面是:角膜的前后表面和晶状体的前后表面。其中,由于角膜与空气的折射率相差最大,光线的偏折亦最大。角膜与房水的折射率相差最小,故偏折亦最小。据古尔斯特兰(Allvar Gullstrand)的研究,眼可看成图 10-7 的光学系统,称为平均眼。它的三对基点与角膜表面距离的平均值如表 10-2 所示。

从图 10-7 可见,平均眼的两主点非常接近,两节点的间距也很小,为简单起见,假设它们分别重合于各自的平均位置 H 和 N。这样,可以把眼的光学系统进一步简化为一个单球面折射系统,称为简约眼,如图 10-8。H 和 N 分别是简约眼的主点和节点,相当于单球面的顶点和曲率中心。可以算出球面的曲率半径 $NH = 5.73$mm。如果假定媒质的折射率 $n_2 = 1.336$,与玻璃体的相同,则利用单球面折射的焦距公式(10-6)和(10-7)可以推出简约眼的两个焦距 $f_1 = F_1H = 17.05$mm 和 $f_2 = HF_2 = 22.78$mm,它的焦度 $\varPhi = \dfrac{n_2}{f_2} = \dfrac{n_1}{f_1} = 58.64$D。

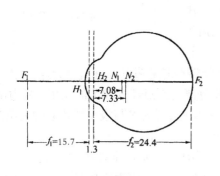

图 10-7　平均眼

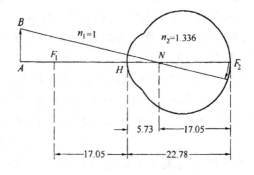

图 10-8　简约眼

这些数据和表 10-2 所列平均眼的数据基本相同。利用这种简约眼计算视网膜上成像的大小较

为方便,由相似三角形关系可得:

$$视网膜上像的长度 = AB \times \frac{NF_2}{AN}$$

其结果与用平均眼数据算得的基本相同。

表 10-2　眼的光学系统(休息状态)

全系统	未调节 /mm	最大调节(至近点) /mm
焦度	58.64D	70.57D
第一主点	1.348	1.772
第二主点	1.602	2.088
第一焦点	−15.707	−12.398
第二焦点	24.387	21.016
第一节点	7.078	6.5
第二节点	7.332	6.9
近点位置		102.3

3. 视角　视力

物体的两端射到眼睛节点的光线所夹的角称为视角(visual angle)。视角愈大,物在视网膜上所成的像也愈大,物体的细节就愈能分辨清楚。像的大小随视角而定;而视角的大小又跟物体的大小和离眼的远近有关。例如要观察的物体较小,必须将物体移近以扩大视角。图 10-9 中物体 A_1B_1 和 A_2B_2 所夹的视角相同,视网膜上的像大小相等,因而感觉它们一样大。可见,仅凭视网膜上像的大小不能决定两物体的大小和远近。在晴朗的夜晚,仰望天空中的星星,实际上它们的大小、远近相差不止千万倍。然而,我们仅凭视网膜上的像是无法判断这些星星哪颗大、哪颗小? 哪颗远、哪颗近? 事实上,我们观察一个物体要依靠经验、对比和双眼视角等才能判断其大小和远近。

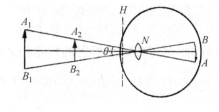

图 10-9　视角

实验指出,眼睛观看两点时,如果视角小于 1′,就分辨不清是两点,而把它们看为一点。就是说正常眼的最小视角为 1′。视力较弱的人要辨别互相分离的两点需要较大的视角。视力敏锐的程度称为视敏度,又称视力(visual power),在感觉生理学中,视力 S 与最小视角 θ 的关系为:

$$S = 5 - \lg\theta$$

通常用视力表来测试眼的视敏度。我国目前使用的是《标准对数视力表》(GB 89—2011),这种视力表是根据视力与最小视角的对数成线性关系的原理制成的。它由 14 行从上至下逐行按一定比例缩小,且倒顺不一的 E(三划等长)字组成的。第一行的 E 最大,每一笔画也最粗,对离表 5m 处的受检眼所夹的视角恰为 10′。若受检者立于离表 5m 处,只能看清第

一行的 E 字,则他的最小视角为 $10'$,按 $S = 5 - \lg\theta$ 计算得,其视力为 4。受检者所能看清的行数、最小视角和相应视力的关系列于表 10-3 中。

表 10-3　标准对数远视力表的行数、最小视角与视力关系

行　数	1	2	3	4	5	6	7	8	9	10	11	12	13	14
最小视角	$10^{1.0}$	$10^{0.9}$	$10^{0.8}$	$10^{0.7}$	$10^{0.6}$	$10^{0.5}$	$10^{0.4}$	$10^{0.3}$	$10^{0.2}$	$10^{0.1}$	1	$10^{-0.1}$	$10^{-0.2}$	$10^{-0.3}$
视　力	4	4.1	4.2	4.3	4.4	4.5	4.6	4.7	4.8	4.9	5	5.1	5.2	5.3

4. 眼的调节、非正视眼的矫正

4.1　眼的调节

我们观察物体时,不论物体远近如何,像的位置必须保持在视网膜上,才能看得清楚。人眼的晶状体具有弹性,能够自动地改变其弯曲程度,以适应物体的远近。例如物体离眼越近,晶状体表面越凸起,以增加它的屈光能力,使所成的像最终落在视网膜上,这种机能称为眼的调节,当物体逐渐移近到某一点时,晶状体表面凸起的程度已达极限,距离更近的物体将成像于视网膜的后方,不能产生清晰的视觉。眼球在最大调节后所能看得清楚的最近之点,称为近点(near point)。近点的距离随年龄变化(见表 10-4)。年龄渐大,晶状体渐硬化,弯曲的能力渐衰退,调节的能力随之减弱。这种现象称为老视。

表 10-4　近 点 距 离

年　龄	近点距离/cm	年　龄	近点距离/cm	年　龄	近点距离/cm
10	7	30	14	50	40
20	10	40	22	60	200

正常的眼球在不加调节的状态下,恰能把从远物射来的平行光线聚交于视网膜上。眼球在不加调节时所能看清的最远之点称为远点。远点在无穷远处之眼称为正视眼,实际上从 5m 以外的物体射来的光线已经非常接近于平行光线,因此,可当作无穷远的物体看待。

注视近物须依赖调节,易于疲劳。物体过远,则所夹视角太小,不能分辨物体的细节。如将物体放在适当的距离,则所生的像足够清晰而又久视不疲。这一距离称为明视距离,在计算光学问题时,通常规定为 0.25m。

4.2　非正视眼的矫正

4.2.1　近视眼及其矫正

如果眼球过长或者晶状体表面弯曲过甚,屈光能力过强,则从远处点光源射来的平行光线会聚在视网膜前方,以致在视网膜上所成的像模糊不清,这种眼称为近视眼,如图 10-10。

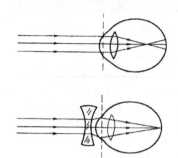

图 10-10　近视眼的矫正

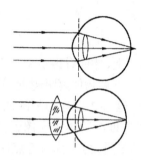

图10-11　远视眼的矫正

如将远物移近到某一点 T 时，才能在不加调节的情况下看清楚，这一点 T 就是近视眼的远点。近视眼的远点较正视眼为近，所以称为近视。矫正的方法可戴一适当焦度的凹透镜眼镜，使从远物射来的平行光线先经过凹透镜的发散，成虚像于 T，则入射于眼球的光线好像从 T 发出，就能成像于视网膜而被看清。所需凹透镜的焦距可用公式(10-18)计算：这时，$u = \infty$，$v' = -t$（虚像）。所以

$$\frac{1}{f} = \frac{1}{\infty} + \frac{1}{-t} = \frac{1}{-t}$$

即 $f = -t$。例如测定了某近视眼的远点距离 $t = 40\text{cm}$，那么他应配眼睛的焦距 $f = -t = -40\text{cm} = -0.40\text{m}$，眼镜的焦度 $\Phi = \frac{1}{f} = \frac{1}{-0.40} = -2.5(\text{D})$，俗称 250 度的近视眼镜。

4.2.2　远视眼及其矫正

远视眼是由于眼球过短或屈光能力较弱而造成的，在不加调节的情况下，从远处射来的平行光线聚焦于视网膜的后方，在视网膜上造成一个模糊的像(图 10-11)。因此，远视眼观看远物时，必须加以适当程度的调节，以加强眼球的屈光能力，才能在视网膜上产生一个清晰的像。但是眼球的调节是有一定的限度，所以当物体稍稍移近到某点 Q 时，晶状体的弯曲就达到了最大限度，再近就看不清了。Q 点就是远视眼的近点。可见，远视眼的近点较远，故称远视。矫正的方法是配戴凸透镜眼镜，使在其近点 $S = 0.20\text{m}$ 处的近物发出的光线经凸透镜折射后成一虚像于 Q 点。则入射于眼球的光线好像是从 Q 点发出而看得清楚。远视眼的焦距和焦度可用薄透镜公式计算：

$$\Phi = \frac{1}{f} = \frac{1}{u} + \frac{1}{v} \tag{10-19}$$

这里 $u = 0.20\text{m}$，$v = -q$（近点距离），故

$$\Phi = \frac{1}{f} = \frac{1}{0.20} + \frac{1}{-q} \tag{10-20}$$

如果测得某远视眼的近点距离 $q = 100\text{cm} = 1.0\text{m}$，则所需透镜的焦度

$$\Phi = \frac{1}{f} = \frac{1}{0.20} + \frac{1}{-1.00} = +4.0\text{D} \tag{10-21}$$

即 400 度凸透镜眼镜，它的焦距

$$f = \frac{1}{4.0}\text{m} = 25\text{cm} \tag{10-22}$$

应当指出，远视和老视有相同的缺陷即近点较远。因此看近物时，都可以用凸透镜来补救。但是两者的起因不同，而且老视眼的远点正常，仍在无穷远处。

4.2.3 散光眼及其矫正

散光眼的起因是角膜的球面不匀称,在不同的方向具有不同的曲率。使眼球成为非对称折射系统,因此点光源发出的光线经眼折射后,不能会聚于一点,如图 10-12 所示。图中 *OAG* 与 *OBG* 会聚于 *G*,而 *OCH* 与 *ODH* 会聚于 *H*,因此物点 *O* 不能在视网膜上形成清晰的像。散光眼的矫正不能一概而论,正规散光眼可借助圆柱透镜加以矫正,但一般散光眼常伴有近视或远视,因此要用凹透镜或凸透镜和圆柱透镜结合起来矫正。

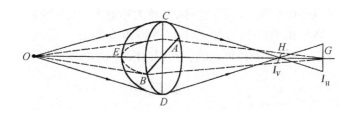

图 10-12   散光眼

第三节   放大镜与显微镜

1. 放大镜与角放大率

在视角一节中已经知道,要看清一个细小的物体,必须把它移近以扩大视角。视角愈大,视网膜上所成的像亦愈大,就愈能分辨物体的细节。但是物体的位置不能移至眼球的近点之内。否则,超过了眼球的调节能力,所成的像反将模糊不清。借助于光学仪器如放大镜(magnifying glass)、显微镜等来观看细小的物体,可以扩大视角而看清物体的细节。现以放大镜为例说明这类仪器的基本原理。

放大镜就是一个焦距较短的凸透镜。把细小的物体放在凸透镜的焦点以内,形成一个放大的虚像。通过透镜观看这个物体时,眼睛所看到的就是该物体通过透镜所成的虚像。这个虚像的大小和位置是随物体和放大镜的相对位置而定,只要这个虚像落在观察者眼球的近点之外直至无穷远的范围内(一般用明视距离 0.25m 来计算),对于正视眼的观察者来说,都能分辨清楚。如果用眼睛直接观察物体时视角为 θ,而通过放大镜观看时所成的视角为 φ(见图 10-13),则放大镜的放大效果可用视角扩大的倍数 φ / θ 来表示,称为角放大率。很明显,角放大率就是用放大镜与用眼睛直接观察物体时,在视网膜上所成之像的放大倍数。为计算方便起见,假定把长度为 h 的物体放在放大镜的焦点处,则所成的虚像在无穷远,如图 10-13 所示。这样,用放大镜后的视角 $\varphi \approx \mathrm{tg}\varphi = h / f$;而用眼睛直接观察时的视角 $\theta \approx \tan\theta = h / 0.25$。故放大镜的角放大率为

$$m = \frac{\varphi}{\theta} = \frac{\tan\varphi}{\tan\theta} = \frac{0.25}{f}$$

式中放大镜的焦距 f 以米为单位。

应该指出,在这种情况下,从物体发出的一束光线被放大镜折射后,成为一束平行光线,在

无穷远处成一虚像。显然,这个虚像的长度为无穷大,所以放大镜的长度放大率也是无穷大。然而,这束平行光线射入眼球,经折射后,将成像于视网膜上。这表明,当眼睛观看这个无穷大的虚像时,视角并不是 ∞,而是有限值 φ。放大镜的放大效果取决于视网膜上成像的大小即视角的大小,而不是虚像的大小。故放大镜的放大效果必须用角放大率(angle magnification)来表示,长度放大率已不能用来衡量放大镜实际的放大效果。通常所说放大镜的放大倍数是 m 倍,也是指角放大率而言的。它并不意味着所成的虚像的长度等于实物长度的 m 倍。虚像的长度并没有确定值,它随放大镜与物体的相对位置而异,甚至为无穷大,如上所述。

从角放大率公式可见,放大镜的焦距 f 愈小,角放大率愈大。实际上制造焦距太短的透镜在技术上有困难。因此高倍的放大镜采用若干块透镜组合而成,而且每块透镜的焦距限于 $5\sim10\text{cm}$,以消除球面像差、色像差等种种缺陷。使用时眼睛必须紧靠透镜。

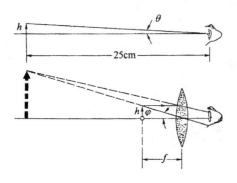

图 10-13 放大镜的原理

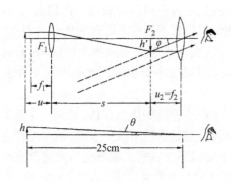

图 10-14 显微镜的成像原理

2. 显微镜

显微镜(microscope)是医学上常用的一种光学仪器,是由两组会聚透镜组合而成。一组对着观察物体的称为物镜(objective lens)。它的作用是把微小的物体变成一个放大的实像。另一组对着观察者的眼睛,称为目镜(eyepiece)。它的作用和放大镜相同,通过目镜观看物镜所成的实像,扩大了视角,就能看清物体微小的细节。为简单起见,我们把物镜和目镜都用一块凸透镜代替,它们的焦距分别为 f_1 和 f_2,如图 10-14 所示。使用时,调节物镜的位置,使长度为 h 的物体位于物镜的焦点 F_1 稍外之处,由物镜造成一个长度为 h' 的实像;再调节目镜的位置,使这个实像 h' 落在目镜焦点 F_2 之内到 F_2 的一小段范围内,造成一个虚像以供观察。只要这个虚像落在近点以外直至无穷远,正视眼的观察者都能看得清楚。现在假定这个虚像落在无穷远处,这时,视角被扩大了。由图 10-14 可见,使用显微镜后的视角 $\varphi \approx \tan\varphi = h'/f_2$。如果用眼睛直接观察长度为 h 的物体时,我们把物体放在明视距离处,则视角 $\theta \approx \tan\theta = h/0.25$。故显微镜的总放大率即视角的扩大倍数为

$$M = \frac{\phi}{\theta} = \frac{\tan\phi}{\text{tg}\theta} = \frac{h'}{h} \cdot \frac{0.25}{f_2} \qquad (10\text{-}23)$$

式中 $\frac{0.25}{f_2}$ 就是目镜的角放大率 m,而 h'/h 则为物镜的长度放大率,用 m' 表示。于是,显微镜的总放大率可写为

$$M = m \cdot m' \qquad (10\text{-}24)$$

就是说,显微镜的总放大率等于物镜的长度放大率与目镜的角放大率的乘积。显微镜的每一个

目镜和物镜上都标有相应的放大倍数。使用时,只要按照要求,将目镜和物镜适当地配合起来,就可以获得所要求的放大率。

物镜的长度放大率和它的焦距以及物体的位置有关。因为物体的位置靠近焦点 F_1,所以 $m' \approx s/f_1$,这里 $s = L - f_2$,(图 10-14)。一般说来,目镜的焦距 f_2 与显微镜筒之长 L 相比要小得多,作为近似计算 $s \approx L$。故显微镜的总放大率可写成:

$$M = \frac{L}{f_1} \cdot \frac{0.25}{f_2} \tag{10-25}$$

式中 L、f_1 和 f_2 等各量都以米为单位。从上式可知,显微镜的镜筒愈长,目镜与物镜的焦距愈短,总放大率就愈大。

3. 显微镜的分辨限度

从式 10-25 可看出:只要缩短物镜与目镜的焦距,就可以任意提高显微镜的放大率。这样,似乎任何微小的物体都可以用显微镜放大到足以看得清楚的程度。实际上并非如此。除了制造焦距很小的目镜和物镜在技术上有困难外,主要还是受光的波动性的限制。

在几何光学里,点光源经过透镜后成一点像。但是,由于光的波动性,光波通过透镜后要发生衍射,点光源所成之像却是一个以明亮圆斑为中心,并有明暗相间的圆环组成的衍射图样。中心圆斑最亮,占全部光量的 84%;其外围圆环的总光量仅占 16%。这是光的本性显示,并不是透镜的缺陷。

如果物体上两点的间隔距离较大,经过透镜所成的两个圆斑像互相分离,很容易辨别它们是两点。如果两点的像靠得很近,一个圆斑的边缘恰好落在另一圆斑的中心(图 10-15),这时我们恰好可把它们分辨出来。如果两点的位置再靠近一些,则两个圆斑的像将大部分重叠,既使放得很大,也无法分辨他们是两点的像。要使物体上相隔为某一距离的两点,用显微镜能够分辨出是两点,那么这两点的最小距离称为显微镜的分辨限度。显微镜的分辨限度 d 决定于物镜,可用下式表示:

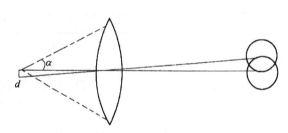

图 10-15 物镜的分辨限度

$$d = \frac{0.61\lambda}{n\sin\alpha} = \frac{0.61\lambda}{N.A.} \tag{10-26}$$

式中 λ 是光在真空中的波长,n 是物体和物镜之间媒质的折射率,α 是从物点所发光线到达物镜边缘所成光锥的半角,$n\sin\alpha$ 称为物镜的数值孔径(numerical aperture),简写为 $N.A.$。数值孔径愈大,分辨限度就愈小,分辨本领愈大。从上式还可以看出,显微镜的分辨限度还和波长 λ 成正比,波长愈短,分辨限度亦愈小。紫外线显微镜与可见光显微镜相比,可以分辨更为微小的结构,就是因为紫外线的波长较短的缘故。由微观粒子二象性知道,电子具有波动性,它的波长特别短,因此电子显微镜的分辨限度与光学显微镜相比要小得多,分辨本领特别大。

提高显微镜的分辨本领的另一种方法是增加物镜的数值孔径。如果物镜与物体盖玻片之间的媒质是空气，这个装置称为干燥镜头（图 10-16a），从物体发出的光线射至盖玻片的表面时，将发生全反射现象。只有入射角小于 41° 的光束能够透出盖玻片而射入物镜。这种物镜的数值孔径 $n\sin\alpha$ 的值较小，最大不超过 1，一般 0.5 左右。如果在物镜和盖玻片之间填以折射率较高的油类，如香柏木油（$n = 1.52$），这种装置称为油浸物镜，如图 10-16b。由于油与玻璃的折射率大致相等，从物体发出的光线像在均匀一致的媒质中进行，避免了全反射现象。这样，角 α 的值增大了，所以有更多的光量进入物镜，增加了像的亮度。与此同时，由于 n 和 α 的值增大，油浸物镜的数值孔径可提高到 1.5。按照公式（10-26），这种物镜的分辨限度约为波长的 $\frac{1}{3}$。如果用日光照射标本，它含有各种波长的光，假定平均以绿光的波长 555nm 计算，那么油浸物镜所能分辨的最小距离为

$$d = \frac{\lambda}{3} = \frac{555}{3} = 185(\text{nm})$$

这是设计最好的光学显微镜所能分辨的最微细的结构了，光的波长限制了显微镜的分辨本领，单纯提高它的放大率将是徒劳无功的。

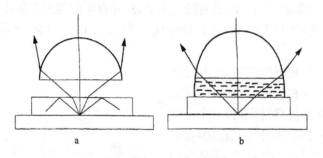

图 10-16　干燥物镜与油浸物镜

a.干燥镜头；b.油浸物镜

具有一定数值孔径的显微镜必须与适当的放大率相配合。数值孔径愈大的显微镜所需的放大率亦愈高。例如上述油浸物镜的数值孔径为 1.5，它的分辨限度为 185nm，这个距离对于眼睛来说是不能予以分辨的。因为在明视距离（25cm）处，眼睛对它所张的视角仅为 $(185/25)\times 10^{-7} = 7.4\times 10^{-7}\text{rad} = 0.0025'$，远小于眼睛的最小视角 1'。因此，我们必须要求显微镜具有相应的放大率来扩大视角。显然，这种显微镜的放大率至少为 1'／0.0025' = 400 倍，才能减少眼睛的疲劳，实际上这种显微镜的放大率要比这更高，一般说来有 1000~2000 倍也就足够了。

第四节　检眼镜与纤镜

1. 检眼镜

检眼镜是临床医生用来检查病人的眼底病变的仪器，同时，也可对受检者眼球的屈光状态

作出判断。临床上检眼镜的外形如图 10-17 所示。它由两部分组成：一部分是提供照明用的电光源，由干电池、小灯泡构成；另一部分是光路系统，由光源射来的光通过一个光阑后投射到一个带有平凸透镜的三棱镜上，经凸透镜会聚和三棱镜反射后，投射到受检者眼前 0.02~0.025m 处，再射入受检者的眼底，形成一个均匀照亮的区域。

在眼的调节中曾经讲过：一束射入正视眼眼球的平行光线，在眼球不加调节，即处于松弛状态的情况下，必将会聚在视网膜上。根据光路可逆原理，如果受检眼是正视眼，并处于松弛状态，则从他的视网膜上任意点 P 反射出的光线透出眼球后，应当成为一束平行光线（图 10-18），这束平行光线射入医生的眼中。如果医生的眼睛也是正视眼，那么这束平行光线将成像于医生的视网膜上 P' 处，医生就能看清 P 点的情况，用以判断是否有眼底病变等。

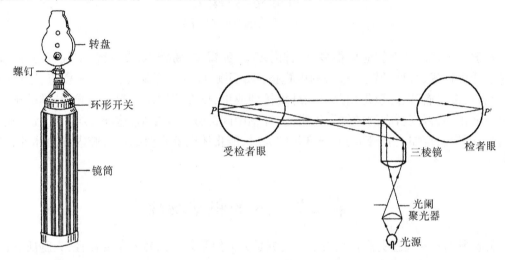

图 10-17　检眼镜　　　　　　　图10-18　检眼镜的光路示意

检眼镜上方有一装有不同焦度的凹凸透镜的转盘，从中选用不同焦度的透镜来矫正医生或受检者的屈光不正。如果病人的眼睛是非正视眼，则可转动转盘，将具有适当焦度的透镜加到光路中以矫正病人的屈光不正。透镜焦度的数值可从转盘下方的小孔中读出。根据这个读数，医生可以判断受检眼的屈光情况。

2. 纤镜

光学纤维是由透明度很高的玻璃拉成细丝，再在它的外面涂上一薄层媒质而成。如图 10-19 示，设纤维涂层的折射率 n_1 小于纤维的折射率 n_2。我们知道，当光线由光密媒质 n_2 射到光疏媒质 n_1 界面时，如果入射角大于临界角，则入射光线将全部在光密媒质中反射回来，这个现象称为全反射。临界角 i_c 由下式决定：

$$\sin i_c = \frac{n_1}{n_2} \tag{10-27}$$

当入射光线在玻璃纤维内以大于 i_c 的角度射到交界面时，将连续不断地发生全反射从纤维的一端传导到另一端。这就是光学纤维的导光原理。

玻璃纤维一般拉得很细，直径 20μm 左右。而且这样细的玻璃纤维可以任意弯曲。弯曲了的纤维只要曲率半径不太小,导光的效果和直纤维相似。因此,利用光学纤维可以使光沿着纤维转弯抹角地前进,这是它导光的特点。

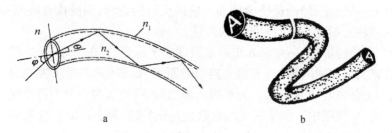

图 10-19　光学纤维

a.光学纤维导光原理;b.光学纤维束

光学纤维在医学上的应用很多。各种内窥镜,如胃镜、膀胱镜、食道镜、支气管镜等,现在都用光学纤维做成,统称纤镜。过去的内窥镜都是用硬直金属管制成,在插入食道、尿道或气管时,给病人带来痛苦。纤镜是用几万条纤维排列成束,仅在两端黏结起来。两端纤维的排列次序必须完全相同,否则所成的像将发生错乱。纤维中间部分不加黏结,这样纤维束比较柔软,插入腔内时,可弯曲自如。当外部的光强度足够大时,能将体内器官壁的像从腔内导出体外,以供医生观察。

第五节　人的视觉物理

引起视觉的外周感受器官是眼睛。视觉是人们感受外界信号的主要途径,人脑所获信息约有 90% 来自视觉系统,其过程一般分为四个阶段。

(1) 通过眼球的光学系统在视网膜上成像。

(2) 视网膜上有视锥和视杆感光细胞,当它们吸收了光能后转变为神经脉冲,传入视神经。

(3) 在视神经交叉处,双眼的视神经纤维汇合在一起,右眼的一部分视神经进入左眼视束,左眼的一部分视神经进入右眼视束,两部分视神经纤维之间没有任何电学联系,仅有排列的变换,由视神经传导至大脑。

(4) 这些脉冲传至脑中的枕部视皮质。

眼睛中的光学介质,包括角膜、房水、晶状体等,执行着第一项功能,而视网膜执行着第二项功能。同时也包括与神经通道之间的联系。视神经传导脉冲到侧膝状体,再到大脑皮质。

光能量被眼睛中的光敏物质吸收后,实际的过程是光化学过程,即光脉冲转变为电信号脉冲。在视杆细胞中光敏物质是视紫红质(rhodopsin)。视杆细胞对于颜色没有鉴别能力,但对光的敏感度却很高,在昏暗的环境中能引起视觉。

锥细胞同样包括光敏物质,类似视紫红,但是有不同的吸收光谱特性。它对光的敏感度较差,只有在较强光时才能起作用。但它能区别颜色,具有对红、蓝、绿色敏感的锥细胞。

眼的最大分辨能力决定于视网膜受照部位和光的强度。分辨能力受四个因素的限制:①瞳孔。它相当于小圆孔有衍射现象。②视细胞间的距离。③色像差和球面像差。④眼球的不断颤动。

1. 瞳孔反应

瞳孔直径受许多因素影响而变化,调节可以引起瞳孔收缩和扩张,由于强刺激和疲劳,瞳孔可以放大,药物亦可引起收缩和放大,但最重要的是视网膜的照度对瞳孔的控制。当照度改变 6 个数量级时,瞳孔面积仅改变 15 倍。

瞳孔反应使视力趋于最佳状态。在光照水平低时,瞳孔反应增大。在光照水平高时,眼底像成为控制因素,瞳孔收缩成使象点处于最佳状态。瞳孔直径为 2mm 时,衍射效应和像差平衡。

瞳孔反应的另一个重要功能是间接的暗适应。在高光照时瞳孔收缩以降低到达视网膜的光量,结果迅速适应暗适应,已观察到有效灵敏度有 10 倍的改进。锥细胞和杆细胞都能有效控制瞳孔大小,达到有效水平。在给定的亮度条件下,瞳孔直径变化范围很大。

当一个人从明亮处进入暗的环境时,瞳孔的扩大分三步,首先是迅速收缩,大约在 10s 内完成;接着是等速的部分收缩和缓慢的扩张,完成这一阶段大约需要半小时;最后和视紫红质的复生相适应。

2. 人眼的立体视觉和颜色视觉

人眼的视网膜是一个二维空间的表面,但在这个二维空间的视网膜上却能够看出一个三维的视觉空间,即是说,人眼能够在只有高和宽的平面基础上,看出深度,这是一个很有趣的问题。

在眼睛的调节作用中主要靠视网膜上视像的清晰度来感知距离。芬彻姆(Fincham)l95l 年提出,在调节作用中视像的模糊是许多原因造成的,如水晶体的色像差,使视像周围带有色环,球面像差使视像模糊。坎佩尔(Campell)和韦特海默(Wertheimer)(1955 年) 实验证实芬彻姆的看法。他们的实验是通过一个透镜观察一个目标物,使成像最清晰,然后在光线中途加入一个单色滤色片,就排除了色像差,实验证实,当用光学方法排除了色像差和球面像差后,被试者对远近的判断,都产生了错误。下面我们从双眼视觉来讲立体视觉。

人对空间对象的深度视觉主要是靠双眼视觉实现的。当双眼观察物体时,每只眼睛的视网膜上分别形成一个独立的视像,并以神经冲动的形式传递到大脑的视觉皮层,从两眼来的神经冲动以一种目前尚不清楚的方式结合起来, 产生一个单一的具有深度感觉的视觉映像,双眼视觉不仅是用两个眼睛来看物体,而且是在视觉机能方面出现深度知觉的质的变化。

为了实现双眼深度视觉,两只眼睛必须在视力上和机能上基本是健全的,同时两只眼睛必须能够正常地协同活动。只有当一个人的两眼视力差超过两个屈光度,或在不同轴上超过一个屈光度时,双眼的视觉才发生困难,双眼视觉是一种精细的、完整的、高级的视功能,我们用单眼虽然也能进行深度视觉,但是不精确。

不同频率的电磁波,作用于人眼,感知为各种颜色。

从光源开始,通过选择性吸收,或以反射或透射的方式传到视觉器官,这完全是物理现象,视觉过程到此为止还没有产生颜色,只有这种光被视网膜的视锥细胞所接受,吸收一部分,同时引起神经信号并由脑加以解释,才产生色觉。

颜色分为彩色和无彩色,后者指白色、黑色和各种深浅程度不同的灰色,由此可组成一个黑白系列。一般说来,雪接近纯白,黑绒接近纯黑,白色和黑色按不同比例加以混合,就产生各种不同的灰色。在黑白系列上无彩色的变化代表着物体反射率的变化，在视觉上称为明度的变化，显然越接近白色，明度越大。彩色指黑白系列以外的各种颜色，通常所说颜色即指彩色。

颜色具有三种基本特性：色调、明度和饱和度，主要是指彩色而言。

色调是指光谱上各种不同波长的可见光在视觉上的表现，如红、橙、黄、绿、蓝、靛、紫都是不同的色调。物体颜色的明度与物体的反射率有关，当照度一定时，反射率与明度成正比，对彩色来说，颜色中掺入白色越多就越明亮，掺入黑色越多明度就越小。

颜色的饱和度是指一个颜色的纯洁性。光谱上的各种颜色是最饱和的颜色，颜色中渗入白色越多时，颜色就越淡，饱和度越小。

思考题 习题十

10-1 某人的眼镜是折射率为 1.52 的凹薄透镜、凸薄透镜，曲率半径分别为 0.08m、0.13m，求其在空气中的焦距和焦度，以及在水中的焦度。

10-2 两个焦距分别为 $f_1 = 4\text{cm}$，$f_2 = 6\text{cm}$ 的薄透镜在水平方向先后放置，某物体放在焦距为 4cm 的透镜外侧 8cm 处，求其像最后成在何处。

（1）两透镜相距 10cm。

（2）两透镜相距 1cm。

10-3 某近视眼患者的远点距离为 0.1m，他看无穷远处物体时应配戴多少度何种眼镜？

10-4 远视眼患者戴焦度 2D 的眼镜看书时须把书拿到眼前 40cm 处，此人应配戴多少度的眼镜才能和正常人一样看书？

10-5 从几何光学的角度将人眼的成像归结为一个曲率半径为 $5.70 \times 10^{-3}\text{m}$，媒质折射率为 1.33 的单球面折射，试求这种简约眼的焦点位置。若已知某物在角膜后 $2.402 \times 10^{-2}\text{m}$ 处视网膜上成像，该物应在何处？

10-6 眼科医生对甲某配 +2.0D 的眼镜，对乙某配 -4.0D 的眼镜。问谁是近视，谁是远视？近视眼的远点和远视眼的近点距离各是多少？

10-7 一远视眼的近点为 1.20m，今欲看清 0.12m 处的物体，应配多少度的眼镜？

10-8 显微镜目镜的焦距为 2.5m，物镜的焦距为 1.6cm，物镜和目镜相距 22.1cm，最后成像于无穷远处。问：① 标本应放在物镜前什么地方？② 物镜的线放大率是多少？③ 显微镜的总放大倍数是多少？

10-9 用孔径数为 0.75 的显微镜去观察 0.31μm 的细节能否看清？若改用孔径数为 1.3 的物镜去观察又如何？设所用光波波长为 600nm。

10-10 明视距离处人眼可分辨的最短距离为 0.1mm，欲观察 0.25μm 的细胞细节，显微镜的总放大倍数及 N·A 应为多少（所用的光波波长为 600nm）？

第十一章

X 射 线

X 射线自 19 世纪末问世以来，在科学理论和应用技术上起着越来越重要的作用。X 射线发现后不久就被应用于医学，现已成为近代医学不可缺少的工具。本章将介绍 X 射线的一般性质、发生装置、X 射线谱、X 射线的吸收及医学应用、X–CT 的基本原理。

第一节　X 射线的产生及其性质

1. X 射线的产生

通常用高速电子流轰击某些物质来产生 X 射线。实际的 X 射线发生装置（X 光机）是很复杂的，图 11–1 给出了其结构示意图。该装置的主要部分是 X 射线管。管内有两个电极，阴极由钨丝做成，通电炽热后能发射电子。灯丝的电流愈大温度愈高，单位时间内发射的电子愈多。对着阴极的另一端装有阳极，常由中央镶有一块钨或钼的铜块做成。小钨块是高速电子轰击的对象，叫做阳靶（positive target）。管内高度真空。灯丝所需的低电压由降压变压器 T_2 供给，变阻器 R 可用来改变灯丝电流。加在阴、阳极之间的高电压（几万伏或几十万伏）称为管电压（tube voltage）。由升压变压器 T_1 升压整流而得到，用千伏作单位。加上管电压后，在阴、阳极间形成强大的电场，由灯丝发射出来的热电子在强大电场力作用下高速冲向阳靶，并激发出 X 射线来。由阴极奔向阳极的电子形成的电流称为管电流（tube electric current），用毫安作单位。管电流越大，表示单位时间内轰击阳靶的电子越多。

高速电子轰击阳极时，所有电子的总动能转变为 X 射线的能量不到 1%，99% 以上都转变为热，从而使阳极温度升高。因此，阳极上直接受到

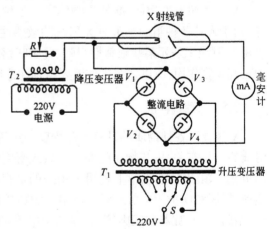

图 11–1　X 射线发生装置示意

电子轰击的区域——靶,应当选用熔点高的物质。此外,理论和实验都表明,在同样速度和数目的电子轰击下,原子序数 Z 不同的各种物质做成的靶,所发射 X 射线的光子总数和光子总能量近似与 Z^2 成正比,所以 Z 愈大则产生 X 射线的效率愈高。因此,在兼顾熔点高、原子序数大和其他一些技术要求时,钨($Z = 74$)和它的合金是最适当的材料。在需要波长较长的 X 射线的情况下,如乳房透视,采用的管电压较低,这时用钼($Z = 42$)作为靶更好一些。由于靶的发热量很大,所以阳极整体用导热系数较大的铜做成,受电子轰击的钨或钼靶则镶嵌在阳极上,以便更好地导出和散发热量。按照 X 射线管的功率大小,采用不同的散热方法以降低阳极的温度。

2. X 射线的一般性质

X 射线的本质和普通光线一样,都是电磁波,只是它的波长比紫外线还短,波长范围在 10^{-3}nm~10nm,具有光的一切特性。但由于它的波长短,能量大,因此 X 射线还具有一些普通光线所没有的性质。

2.1 荧光作用

X 射线能使某些物质(如硫化锌、铂氰化钡、钨酸钡等)产生荧光。荧光的强弱与 X 射线的强弱成正比。利用荧光作用,可以将能产生荧光的物质涂在纸片等物品上制成荧光屏用以观察 X 射线的存在和强弱,医疗上的 X 射线透视、荧光摄影就是利用这一性质。

2.2 光化学作用

X 射线能引起某些化学反应,如能使照相底片感光。X 射线摄影就是利用其光化学作用。

2.3 电离作用

X 射线能使物质的分子或原子电离,因此在 X 射线照射下气体能够导电,在有机体上可以诱发各种生物效应。利用这一性质,可以测量其强度,也可以治疗某些疾病。

2.4 生物效应

X 射线照射生物体,能使生物体产生各种生物效应,如使细胞损伤、生长受到抑制甚至坏死等。由于人体各种组织细胞对 X 射线的敏感性不同,受到的损伤程度也就有差异。利用这种性质可用 X 射线来杀死某些敏感性很强、分裂旺盛的癌细胞等,以达到治疗的目的。X 射线对正常组织也有损害作用,所以射线工作者要特别注意防护。

2.5 贯穿本领

X 射线对各种物质都具有一定程度的穿透作用。研究表明,物质对 X 射线的吸收程度与 X 射线的波长有关,也与物质的原子序数或密度有关。X 射线波长越短,物质对它的吸收越小,它的贯穿本领就越大。医学上利用 X 射线的贯穿本领和不同物质对它吸收程度的不同进行 X 射线透视、摄影和防护。X 射线对人体组织的穿透作用可分为三类:一是属于可透性组织,如体内气体、脂肪、一些脏器和肌肉等;二是属于中等可透性组织,如结缔组织、软骨等;三是不易透过性组织,如骨骼、盐类等。

3. X射线的强度和硬度

3.1 X射线的强度

X射线的强度(strength)是指单位时间内通过与射线方向垂直的单位面积的X射线能量，单位是$W \cdot m^{-2}$。若用I表示X射线的强度，则有

$$I = \sum N_i h\nu_i = N_1 h\nu_1 + N_2 h\nu_2 + \cdots + N_n h\nu_n$$

式中N_1、$N_2 \cdots N_n$分别表示能量为$h\nu_1$、$h\nu_2 \cdots h\nu_n$的X光子数。显然，在单位时间内通过这一面积的X光子数目越多，每个光子的能量越大，X射线的强度也就越大。增加管电流将使轰击阳靶的高速电子增多，从阳靶产生的X光子数目也相应增多；增加管电压可使电子以较大的动能撞击靶子，产生的X光子的能量普遍都增加。所以用这两种办法都可使强度增加。通常是在管电压不变的情况下，用管电流来调节X射线的强度。因此，在一定的管电压下，医疗上常用管电流的毫安数来表示X射线的强度，称为毫安率。

X射线的强度与时间的乘积等于在此时间内通过与射线方向垂直的单位面积的能量，称为X射线的辐射能量。X射线的辐射能量可用毫安秒(mA·s)来表示。

3.2 X射线的硬度

X射线的硬度是指X射线的贯穿本领，它只决定于X射线的波长（即单个光子的能量），而与光子数目无关。对于一定的吸收物质，X射线被吸收愈少则贯穿的量愈多，X射线就愈硬，或者说硬度愈大。X射线管的管电压愈高，则轰击靶面的电子动能愈大，发射光子的能量也愈大，而光子能量愈大愈不易被物质吸收，即管电压愈高产生的X射线愈硬。同样，由于单个X光子的能量不易测出，所以，在医学上通常用管电压的千伏数(kV)来表示X射线的硬度，称为千伏率，并通过调节管电压来控制X射线的硬度。在医学上，根据用途把X射线按硬度分为极软、软、硬和极硬四类，它们的管电压、波长及用途见表11-1。

表11-1 X射线按硬度的分类

名　称	管电压/kV	最短波长/nm	主要用途
极软X射线	5~20	0.25~0.062	软组织摄影，表皮治疗
软X射线	20~100	0.062~0.012	透视和摄影
硬X射线	100~250	0.012~0.005	较深组织治疗
极硬X射线	250以上	0.005以下	深部组织治疗

第二节　X射线谱

从X射线管产生的X射线并不是单色的，而是在含有各种不同波长的连续谱线上叠加了若干条具有特定波长的谱线。如图11-2所示是钨靶X射线管所发射的X射线谱（X-ray spectrum），其中曲线下划斜线的部分对应于照片上的背景，它包含各种不同波长的射线，称为连续X射线(continuous X-ray)。另一部分是曲线上凸出的尖端，具有较大的强度，对应于照片上的

明显谱线,称为标识 X 射线谱(characteristic spectrum of X-ray)。下面讨论这两种谱线的情况。

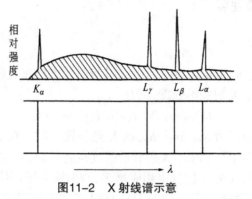

图11-2   X 射线谱示意

1. 连续 X 射线谱

实验指出:当 X 射线管在管电压较低时,只出现连续 X 射线谱。图 11-3 是钨靶 X 射线管在

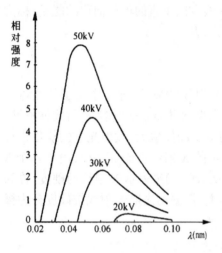

图11-3   钨的连续 X 射线谱

四种较低管电压下的 X 射线谱,纵轴表示谱线的相对强度,横轴表示波长。由图可知,这是一连续 X 射线谱,谱线的强度从长波方面随波长减小而逐渐上升到一最大值,然后较快地下降到零。强度为零时相应的波长是连续 X 射线的短波极限。当管电压增高时,各波长的强度都增加,而且强度的最大值和短波极限都向短波方向移动。短波极限与构成阳靶的物质无关,仅由管电压决定。

连续 X 射线是这样发生的:高速电子轰击阳靶时,受阳靶物质的阻滞而迅速减速,失去动能;电子失去动能的一部分或全部可转化为 X 光子的能量 $h\nu$ 而辐射出去,通常把这种辐射叫轫致辐射(bremsstrahlung)。设管电压为 U,电子电量为 e,则电子到达靶子时具有的动能等于电场力所做的功,即

$$\frac{1}{2}mv^2 = eU$$

一个电子与靶物质相互作用时,往往要经过多次碰撞才能静止下来。在每一次碰撞过程中电子损失的动能有多有少,可以在 $0 \sim eU$ 之间取任意值。这样,对大量的高速电子碰撞靶子来说,就可发射出各种不同能量的 X 光子,即各种不同波长的 X 射线,形成了连续 X 射线谱。电子在阳极受阻时,它的动能可部分或全部转化为 X 光子的能量。当这一能量全部转化为 X 光子的能量时,相应的 X 光子波长最短,这就是连续 X 射线谱中的短波极限。设此波长为 λ_0,则有

$$h\frac{c}{\lambda_0} = eU,$$

$$\lambda_0 = \frac{hc}{eU} \tag{11-1}$$

式中 h 为普朗克常数;c 为真空中的光速。

由上述可知短波极限 λ_0 与管电压成反比,这与连续 X 射线谱中观察到的结果相符。上式还表明,λ_0 与构成阳靶的材料无关。

例 11-1 在 X 射线管中,如果电子以速度 $v = 1.51 \times 10^8$ m/s 到达阳极,试求管电压及连续谱的短波极限(设电子质量 $m = 9.1 \times 10^{-31}$ kg)。

解: 设管电压为 U,电子到达阳极时电场力所作的功 eU,应等于电子获得的动能 $\frac{1}{2}mv^2$。

即

$$eU = \frac{1}{2}mv^2$$

故

$$U = \frac{mv^2}{2e} = \frac{9.1 \times 10^{-31} \times (1.51 \times 10^8)^2}{2 \times 1.6 \times 10^{-19}} = 6.5 \times 10^4 (\text{V}) = 65 \text{kV}$$

短波极限为

$$\lambda_0 = \frac{hc}{eU} = \frac{6.626 \times 10^{-34} \times 3 \times 10^8}{1.6 \times 10^{-19} \times 6.5 \times 10^4} = 1.91 \times 10^{-11} (\text{m}) = 0.0191 \text{nm}$$

2. 标识 X 射线谱

由图 11-4 可知,当钨靶 X 射线管的管电压升高到 65kV 时,仍得到连续 X 射线谱,如管电压再升高,则在平滑的曲线上呈现几个尖锐的高峰(与高峰相应波长的光强度突然增大),这表明在连续谱上叠加了几条谱线。当管电压变化时,这几条谱线的位置不变。实验证明,这些谱线的位置仅由构成阳靶的材料决定,与管电压无关。故称这些谱线为标识 X 射线。

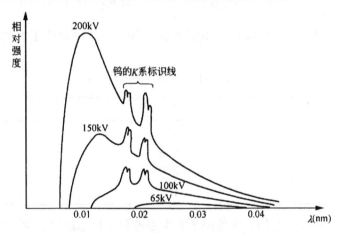

图 11-4 钨在较高管电压下的 X 射线

标识 X 射线是这样产生的:高速电子轰击阳靶时,可能穿入靶原子内部与某一个内层电子相碰,把这一内层电子击出,被击出的内层电子可能跃迁到外层未被占据的能态,或者被电离。于是高层电子就可以跃迁到这一内层填补空位并辐射出光子。如图 11-5 标识辐射示意所示,当 K 层出现一个空位时,L 层、M 层……的电子就会向 K 层跃迁,并将多余的能量以光子形式辐射出去,这样发出的几条谱线组成标识 X 射线的 K 系(图 11-4 中四条谱线就是钨的标识 X 射线的 K 系)。如果 L 层的某一电子被击出,高层电子向 L 层跃迁,则发出标识 X 射线的 L 系,等等。由于是高层电子向内电子层跃迁,原子能量变化较大,发射的光子频率较高(波长较短),属于 X 射线的波

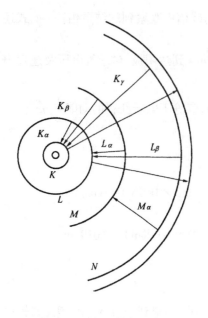

图 11-5 标识辐射示意

长范围。这些 X 光子的频率(或波长)由阳靶原子的能级差决定。各种原子的能级是不同的,它发出的标识 X 光子频率(或波长)也就各不相同。

标识 X 射线也是原子光谱,它与价电子跃迁时产生的光学光谱的区别在于,标识 X 射线谱是高层电子向内电子层跃迁时产生,而光学光谱是价电子在外部壳层各轨道间跃迁时产生的。由于内层电子离原子核近,束缚紧密,需要用足够高能量的电子束照射,才能穿入原子内部,使之激发,因此当管电压较高时才能产生标识 X 射线。像研究光学光谱可以了解原子外壳层的结构一样,研究各种元素的标识 X 射线谱对于了解原子内壳层的结构及化学元素的分析都是非常有意义的。例如近年来发展的微区分析技术就是用很细的电子束打在样品上,根据样品发出的标识 X 射线来鉴定各个微区中的元素成分,该技术已经在医药学研究中得到应用。

第三节　X 射线与物质的相互作用

X 射线射入物质时,具有贯穿物质一定厚度的本领。表 11-2 说明了 X 射线在人体某些组织的贯穿性。

表 11-2　人体组织对 X 射线的贯穿性

可贯穿组织	中等贯穿组织	不易贯穿组织
气体 脂肪组织	结缔组织 肌肉 血液 软骨	骨 钙

X 射线贯穿物质时,将与物质中的原子发生多种相互作用过程,并将其能量传递给所通过的物质,以致使 X 射线束在物质中逐渐衰减。X 射线与物质相互作用的方式有下列几种。

(1) 光电效应:X 光子与物质中的原子相互作用时,将其全部能量传递给原子中内层电子,使之脱出原子,而 X 光子整个被吸收,这种作用过程称为光电效应。脱出原子的电子称为光电子。当 X 光子的能量等于该电子的结合能时,发生这过程的几率最大。实验表明:发生光电效应的概率与被作用物质的原子序数的三次方成正比,而与光子能量的三次方成反比。所以 X 光子的能量小时或 X 射线与高原子序数的物质作用时,光电效应是占有主导作用的。

产生光电效应后,放出光电子的原子所处的状态是不稳定的,内壳层的空位很快会被较外层电子所补充,放射出标识 X 射线。所以伴随光电效应的同时,有光电子和 X 射线发射。

(2) 康普顿效应和不变散射:能量较大的 X 光子和物质相互作用时,若与自由电子碰撞或原子中束缚得不太紧密的电子碰撞,并将其一部分能量传递给电子,使之脱出原子成为反冲电子,光子则损失部分能量且改变运动方向。这种作用过程称为康普顿效应。

康普顿效应也称为散射吸收。由于散射而波长增加的光子,仍可以通过多次康普顿效应逐步损失能量,直到最后以光电效应的形式把全部余留能量转移到光电子上去。

在散射过程中,有的 X 光子只是改变了进行方向,而能量不变,称为不变散射,或经典散射。因康普顿散射而导致 X 射线被吸收。

(3)电子对效应:当入射 X 光子的能量大于 1.022MeV 时,光子在原子的核场作用下,光子自身消失而转化为一个正电子和一个电子,称为电子对。这种作用过程称为电子对效应。

正电子在物质中能量损失后,与物质中的电子结合而"湮灭",产生两个能量各为 0.511MeV 的光子,这些光子将通过康普顿散射或光电效应而损失其能量。

X 射线透过物质时,通过上述三种过程与物质发生作用而损失能量,宏观上即为 X 射线的衰减。下列资料说明不同能量的光子在软组织中的作用情况。

光子能量	
50keV 以下	光电效应为主
60~90keV	光电效应和康普顿散射同样重要
200keV~2MeV	康普顿散射为主
5~10MeV	电子对的生成开始变得重要
50~100MeV	电子对的生成是最主要的作用方式

总之,X 光子能量小时起主要作用的是光电效应,中等能量时是康普顿散射,大能量时是电子对的生成。对原子序数来说,光电效应正比于 Z^3,电子对生成正比于 Z,而康普顿散射与 Z 几乎无关。此外三种线性吸收系数都正比于密度,这一特点在 X-CT 中得到应用。

以上是 X 射线与物质的几种相互作用,但在这些作用过程中伴随着次级射线和次级带电粒子的产生。这些带电粒子与物质作用时会产生电离作用。

X 射线的生物效应主要不是由原发过程引起,而是由次级粒子的电离辐射导致的。这些次级粒子能量往往很快就被物质所吸收。

第四节　物质对 X 射线的衰减规律

当 X 射线通过物质时,X 光子能与物质中的原子发生多种相互作用。在作用过程中,一部分 X 光子被吸收并转化为其他形式的能量,一部分 X 光子被物质散射而改变方向,因此在 X 射线原来方向上的强度衰减了。这种现象称为物质对 X 射线的吸收,本节讨论它的宏观总效果,即物质对 X 射线的宏观衰减规律。

1. 单色 X 射线的衰减规律

实验指出,单色平行 X 射线束通过物质时,沿入射方向 X 射线强度的变化服从指数衰减规律,即

$$I = I_0 e^{-\mu x} \tag{11-2}$$

式中 I_0 是入射 X 射线的强度,I 是通过厚度为 x 的物质层后的射线强度,μ 称为线性衰减系数

(linear attenuation coefficient)。如果厚度 x 的单位为 cm,则 μ 的单位为 cm^{-1}。显然,μ 愈大则射线强度在物质中衰减愈快,μ 愈小则衰减愈慢。对于同一种物质来说,线性衰减系数 μ 与它的密度 ρ 成正比,因为吸收体的密度愈大,则单位体积中可能与光子发生作用的原子就愈多,光子在单位路程中被吸收或散射的概率也就愈大。线性衰减系数 μ 与密度 ρ 的比值称为质量衰减系数(mass-attenuation coefficient),记作 μ_m,即

$$\mu_m = \frac{\mu}{\rho} \tag{11-3}$$

质量衰减系数用来比较各种物质对 X 射线的吸收本领。一种物质由液态或固态转变为气态时,密度变化很大,但 μ_m 值都是相同的。引入质量衰减系数后,式(11-2)改写成

$$I = I_0 e^{-\mu_m x_m} \tag{11-4}$$

式中 $x_m = x\rho$ 即质量厚度(mass thickness),等于单位面积中厚度为 x 的吸收层的质量。x_m 的常用单位为 $g \cdot cm^{-2}$,μ_m 的相应单位为 $cm^2 \cdot g^{-1}$。

X 射线在物质中强度被衰减为一半时的厚度(或质量厚度),称为该种物质的半价层(half value layer)。由式(11-2)和式(11-4)可以得到半价层与衰减系数之间的关系式

$$x_{\frac{1}{2}} = \frac{\ln 2}{\mu} = \frac{0.693}{\mu} \tag{11-5}$$

$$x_{m\frac{1}{2}} = \frac{\ln 2}{\mu_m} = \frac{0.693}{\mu_m} \tag{11-6}$$

式(11-2)和式(11-4)可写为 $I = I_0 \left(\frac{1}{2}\right)^{\frac{x}{x_{1/2}}}$ 或 $I = I_0 \left(\frac{1}{2}\right)^{\frac{x_m}{x_{m1/2}}}$。

各种物质的衰减系数都与射线波长有关,因此以上各式只适用于单色射线束。X 射线主要是连续谱,所以射线的总强度并不是严格地按照指数规律衰减的。在实际问题中,我们经常近似地运用指数规律,这时式中的衰减系数应当用各种波长的衰减系数的一个适当平均值来代替。

X 射线通过物质时强度按指数规律衰减,其微观机制是 X 射线与物质发生多种相互作用。X 射线与物质作用的方式如上节所述。

2. 衰减系数与波长、原子序数的关系

对于医学上常用的低能 X 射线,光子能量在数十 keV 到数百 keV,各种元素的质量衰减系数近似地适合下式

$$\mu_m = K Z^\alpha \lambda^3 \tag{11-7}$$

式中的 K 大致是一个常数,Z 是吸收物质的原子序数,λ 是射线的波长。指数 α 通常在 3 与 4 之间,与吸收物质和射线波长有关。吸收物质为水、空气和人体组织时,对于医学上常用的 X 射线,α 可取 3.5。吸收物质中含有多种元素时,它的质量衰减系数大约等于其中各种元素的质量衰减系数按照物体中所含质量比例计算的平均值。从式(11-7),我们得出两个有实际意义的结论。

（1）原子序数愈大的物质,吸收本领愈大。人体肌肉组织的主要成分是 H、O、C 等,而骨骼的主要成分是 $Ca_3(PO_4)_2$,其中 Ca 和 P 的原子序数比肌肉组织中任何主要成分的原子序数都高,因此骨骼的质量衰减系数比肌肉组织的大,在 X 射线照片或透视荧光屏上显示出明显的阴

影。在胃肠透视时服食钡盐也是因为钡的原子序数较高($Z=56$)，吸收本领较大，可以显示出胃肠的阴影。铅的原子序数很高($Z=82$)，因此铅板和铅制品是应用最广泛的 X 射线防护用品。

（2）波长愈长的 X 射线，愈容易被吸收。这就是说，X 射线的波长愈短，贯穿本领愈大，即硬度愈大。因此，在浅部治疗时应使用较低的管电压，在深部治疗时则使用较高的管电压。

根据上述结论可知，当 X 射线管发出的含有各种波长的射线进入吸收体后，长波成分比短波成分衰减得快，短波成分所占的比例愈来愈大，平均衰减系数则愈来愈小。这也就是说，X 射线进入物体后愈来愈硬了，这称为它的硬化。利用这一原理，我们常常让 X 射线通过铜板或铝板，使软线成分被强烈吸收，这样得到的 X 射线不仅硬度较高，而且射线谱的范围也较窄，这种装置称为滤线板。具体的滤线板往往由铜板和铝板合并组成。在使用时，铝板应当放在 X 射线最后出射的一侧。这是因为各种物质在吸收 X 射线时都发出它自己的标识 X 射线，铝板可以吸收铜板发出的标识 X 射线，而铝板发出的标识 X 射线波长在 0.8nm 以上，很容易在空气中被吸收。

第五节　X 射线在医学上的应用

X 射线在医学上的应用可分为治疗和诊断两个方面。

1. 用于治疗方面

机体吸收 X 射线后能产生生物效应，对组织细胞有破坏作用，尤其对分裂活动旺盛的或正在分裂的细胞破坏力更强。组织细胞分裂旺盛是癌细胞的特征，因此，一般来说，X 射线对癌细胞的破坏能力特别强。当然不同的癌细胞对 X 射线的敏感程度不同，对于不敏感的肿瘤，一般不宜采用 X 射线治疗。在治疗过程中，X 射线的硬度和强度要根据患病部位的深浅程度以及其他因素决定。特别是照射的量要恰当，过少则达不到杀死癌细胞的作用；过多，会使正常组织受到不可恢复的损害而引起严重的并发症。由于长期照射而引起的疾病及损害有肿瘤、伤害生殖器官、伤害消化道、角化病、白血球减少、毛发脱落，等等。这种影响因照射的部位、所用的波长和照射的时间长短而不同。因此放射治疗方案的设计尤为重要。

为此，要对 X 射线进行防护。常用的防护物有铅板、含铅的橡皮衣、含铅的围裙和手套、含铅的玻璃，等等。选择金属铅做防护物的原因是：①铅的原子序数高，吸收本领强；②铅的价格低廉；③铅的性质柔软，易于造型；④铅是极普通的常见金属，便于购置。除了尽量用这些防护物以外，有关工作人员必须定期做体格检查，防止受到不应有的损害。

2. 用于诊断

2.1　常规透视和摄影

其基本原理是，由于体内不同组织或脏器对 X 射线的吸收本领不同，因此强度均匀的 X 射线透过人体不同部位后的强度是不相同的，将透过人体后的 X 射线投射到荧光屏上，就可以显示出明暗不同的荧光像。这种方法称为 X 射线透视术（X-ray fluoroscopy）。如果让透过人体的 X 射线投射到照相胶片上，显像后就可在照片上观察到组织或脏器的影像，该技术称为 X 射线摄影（Röntgenography）。X 射线透视或摄影可以清楚地观察到骨折的程度、肺结核病灶、体内肿瘤的位置和大小、脏器形状以及断定体内异物的位置等。若延长 X 射线透视时间，还可以观察脏器的运动情况。X 射线摄影的位置分辨能力和对比度分辨能力都较好，照片可以永久保存。X 射线透视时，荧光屏上的影像也可以用胶片记录下来，以供保存和长时间观察，但分辨能力不及直接摄影，这种方法主要用于普查。在 X 射线摄影时，由于 X 射线的贯穿本领大，致使胶片上乳胶吸收的射线量不足。如果在底片前后各放置一个紧贴着的荧光屏，就可以使摄影胶片上的感光量增加很多倍，这个屏称为增感屏。使用增感屏摄影时可以降低 X 射线的强度或缩短摄影时间，从而减少患者所接受的照射量。此外还可使用影像增强管提高影像亮度以及实现数字 X 射线摄影。

在对软组织摄影时，不能使用硬 X 射线。因为软组织对硬 X 射线的能量吸收较少，X 射线几乎可以全部透过，无法达到分辨不同组织的目的，因此采用较软的 X 射线以增大软组织之间的影像反差。目前，低电压(约 25kV)的钼靶 X 射线管专供软组织特别是乳腺摄影之用，取得了较好的结果，为乳腺的良性病变和乳腺癌的早期诊断及普查提供了有力的工具。

人体某些脏器或病灶对 X 射线的吸收本领与周围组织相差很少，在荧光屏或照片上不能显示出来。一种解决的办法就是给这些脏器或组织注入衰减系数较大或较小的物质来增加它和周围组织的对比，这些物质称为造影剂(contrast medium)。例如在检查消化道时，让受检者吞服衰减系数很高的"钡盐"(即硫酸钡)，使它陆续通过食管和胃肠，并同时进行 X 射线透视或摄影，就可以把这些脏器显示出来。在作关节检查时，可以在关节腔内注入密度很小的空气，然后用 X 射线透视或摄影，从而显示出关节周围的结构。类似的方法也可以用来观察大脑和心脏。

2.2　X 射线断层摄影

X 射线透视或摄影所得到的影像，实际上是人体内部各个脏器和组织的立体形象在底片上的重叠投影。这就使得对比不高或范围不大的病变组织难以分辨。断层摄影(fault photograph)又叫体层摄影，是使机体内某一层结构或病变突出地在胶片上显现出来，而将其他平面上的结构都变得模糊不清。图 11-6 是 X 射线断层摄影的示意图。图中 P 和 Q 代表两个不同平面上的点。在一般的摄影中 P、Q 在底片上的像重合在一起。但在断层摄影术中可获得较为清晰的 P 点影像，其原理如下。

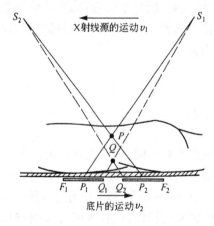

图 11-6　X 射线断层摄影示意

在断层摄影时，X 射线源 S 和底片 F 在两个平行平面上沿相反方向运动，如箭头所指。它们的速度保持着一定的比例，$v_1:v_2 = S_1P:PP_1$。从图可知，当 X 射线源在 S_1 和 S_2 的位置时，P 的投影点 P_1 和 P_2 实际上是在底片上的同一点，所以能够造成清晰的影像，但是对于不同平面上的点 Q，在 X 射线源和底片相对移动的过程中，底片上的投影点从 Q_1 移到 Q_2，即其影像在胶片上的投影位置连续移动，成为一片模糊不清的背景。这就使得在与 P 点处在同一平面上的附近各点，在底片上得出一个清晰的影像，而不在这一平面上的点在底片上扩散成为模糊阴影显像不清。因此，利用 X 射线断层摄影术可以获得不同断层的清晰影像。但是由于不在该平面上的各点扩散而形成了模糊背景，降低了影像的分辨能力。这一缺点可以用 20 世纪 70 年代发展起来的电子计算机断层摄影术加以克服。

2.3 X–CT

X 射线计算机辅助断层扫描成像装置（X-ray computer aid transverse tomography），简称 X–CT。它通过 X 射线管环绕人体某一层面的扫描，利用探测器测得从各个方向透过该层面后的射线强度值，采用一定的数学方法经计算机求出该层面的衰减系数分布，再应用电子技术获得该层面的图像。下面仅简单介绍 X–CT 的基本原理、图像重建方法和扫描方式等。

2.3.1 X–CT 的物理基础

设用单色 X 射线通过密度均匀的介质，根据式（11–2）可得到介质的衰减系数 μ 与射线强度 I_0、I 以及介质层厚度 x 的关系为

$$\mu = \frac{1}{x}\ln\frac{I_0}{I} \tag{11–8}$$

如果介质沿 X 射线路径的密度不均匀，则可将整个介质分成若干个很小的体积元，其线度为 l，每一个体积元可视为均匀介质，体积元中的 μ 值相同。该体积元称为体素（voxel），如图 11–7 所示。根据衰减规律，X 射线穿过第一个体素后的强度为：

$$I_1 = I_0 e^{-\mu_1 l}$$

穿过第二个体素后的强度为：

$$\begin{aligned}
I_2 &= I_1 e^{-\mu_2 l} \\
&= (I_0 e^{-\mu_1 l})e^{-\mu_2 l} \\
&= I_0 e^{-l(\mu_1+\mu_2)}
\end{aligned}$$

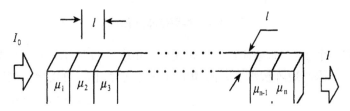

图 11–7　X 射线穿过 n 个厚度为 l 的体素的衰减

穿过第 n 个体素后的强度，也就是穿过整个介质后的强度为 I，即

$$I = I_0 e^{-l(\mu_1+\mu_2+\mu_3+\cdots+\mu_n)}$$

I 值可以测量，I_0 和 l 值为已知，则根据式（11–8），可求出衰减系数之和为

$$\mu_1+\mu_2+\mu_3+\cdots+\mu_n = \frac{1}{l}\ln\frac{I_0}{I}$$

或

$$\frac{1}{l}\ln\frac{I_0}{I} = \mu_1+\mu_2+\mu_3+\cdots+\mu_n = \sum_{i=1}^{n}\mu_i \tag{11–9}$$

上式是 X–CT 建立层面图像的主要依据。

当穿透人体的 X 射线经组织吸收后，透射部分的强度可用探测器接收，其信号强弱决定于人体的组织密度。不同的信号强度反映不同组织的特性，也就是 μ 值不同，于是 μ 值可作为一种成像参数，即根据吸收系数来建立断层图像。一幅 X–CT 图像，实际上是反映层面 X 射线衰减系

数 μ 的空间分布。如何求得层面中每一个体素的 μ 值,是 X–CT 基本原理的关键所在。

2.3.2 图像重建的数学方法

图像重建的数学方法有许多种,大致可分为直接法和间接法两大类。

直接法是直接对包含吸收系数的线性方程式求解,有联立方程法,逐次近似法等。

间接法是先对积分方程进行付里叶变换,然后求解吸收系数的值,有反射法,滤波反投影法和二维付里叶重建法等。现简单阐述联立方程法。

图 11–8 是把欲观测的断层面分割成 $n \times n$ 个体素,构成一个矩阵,每个体素的长度和宽度均为 l,它的衰减系数用 μ_{ij} 表示。于是一共有 $n \times n$ 个 μ_{ij} 值未知待测定。当 X 射线束水平穿透层面的第一排体素时,测得的透射强度与第一排各体素的衰减系数 μ_{ij} 的总和有关,从而可以得到一个方程式。当 X 射线管与探测器作同步平移和旋转扫描时,必须获得 $n \times n$ 个独立方程,才能测得 $n \times n$ 个衰减系数 μ_{ij} 的值。

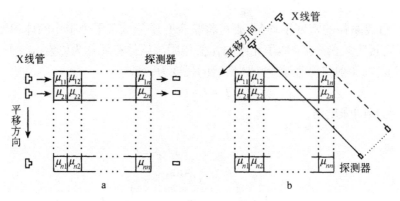

图 11–8　层面矩阵扫描示意

现以断层面的一个 2×2 简单体素矩阵来说明,如图 11–9 所示。设体素的衰减系数分别为 μ_{11}、μ_{12}、μ_{21} 和 μ_{22}。如果对矩阵按水平方向和垂直方向进行扫描,可得出下列四个方程式:

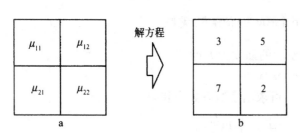

图 11–9　一个 2×2 矩阵的简单层面

$$\mu_{11} + \mu_{12} = 8 \qquad (1)$$
$$\mu_{21} + \mu_{22} = 9 \qquad (2)$$
$$\mu_{11} + \mu_{21} = 10 \qquad (3)$$
$$\mu_{12} + \mu_{22} = 7 \qquad (4)$$

可以看出,上述四个方程式有关系(1)+(2)−(3)=(4),故只有三个方程式是独立的。因此必须再取另一扫描方向以建立第四个独立方程式,如取左上右下对角线方向扫描,得

$$\mu_{11} + \mu_{22} = 5 \qquad (5)$$

解(1)、(2)、(3)、(5)联立方程组,可得出 $\mu_{11} = 3$,$\mu_{12} = 5$,$\mu_{21} = 7$ 以及 $\mu_{22} = 2$。实际上一个层面的体素对应于荧光屏上图像的像素矩阵远不止 2×2,常采用的有 256×256、512×512 等矩阵。对于 256×256 矩阵来说,用此法就得求解多于 65536 个方程联立的 65536 个未知数,运算量甚大,因而需要使用高速计算机才能完成。

2.3.3 图像重建

当 X 射线管与探测器作同步平移和旋转或只作旋转进行扫描时,可得到被观测层面的一系列 X 射线透射强度投影值信号,经模—数转换成数字信号后,输入计算机中央处理系统(central process unit,CPU),它按照一定的图像重建方法,经快速运算得到层面各体素 μ 的相对值,这些原始数据再由计算机按层面体素矩阵与显示器图像的像素矩阵一一对应进行排列组合及数学处理,得出可在荧光屏上显示图像的数据,可存入磁盘,然后经数–模转换成模拟信号,加在电视显像管的控制栅极(或阴极)上,依 CPU 的指令,由电视扫描系统把观测层面的图像显示在荧光屏上。若利用各个层面的图像数据及三维成像软件还可显示脏器的立体影像。

X-CT 从根本上解决了常规摄影、透视及体层摄影中存在的影像重叠问题,医生可看到人体各种器官和骨骼的断层影像及形态,并能分辨出密度相差很小的组织,从而判断病变的部位、形态和性质。为了使病变和正常组织的密度吸收区别更明显,可使用造影剂(碘类化合物)进行增强扫描。目前使用的 X-CT 机几乎能诊断人体各个部位的疾病,尤其对识别良性或恶性肿瘤,具有较高的确诊价值。X-CT 是临床诊断的重要设备之一。

2.3.4 X-CT 扫描机

近十几年来 CT 技术发展很迅速,出现了多种 CT 机,扫描方式可分为五种。

(1) 单束扫描:称为第一代 CT。单束扫描由一个 X 射线管和单一检测器组成。X 线管和检测器对所检查的断层面作同步直线平移扫描运动,获得一组投影数据(如 160 个数据),然后整个扫描系统旋转一个小角度(如旋转 1°),再作第二次直线平移扫描,获得另一组投影数据,重复上述过程如图 11-10 所示,直到扫描系统旋转了 180°为止。在整个扫描过程中可获得 160×180 = 28800 个投影数据。如果图像矩阵取 160×160,则通过所采集到的原始数据列出所要方程,并运用计算机,就可求出每一个体素的吸收系数。

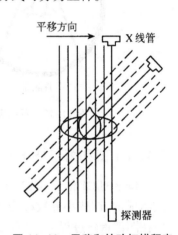

图 11-10 平移和转动扫描程序

单束扫描的运动是旋转加平移,它的缺点是扫描速度慢,一个断面要 5~6min,效率低,只能用于头颅,目前已淘汰。

(2) 窄角扇束扫描方式:又称第二代 CT。它由单个 X 射线管(射线束张角为 10°~20°)和 20~30 个的检测器所组成,扫描过程同单束扫描,如图 11-11 所示。用这种方法作全身扫描可缩短到 18s 左右。但扇束的中心射线和边缘射线束测得数据不同,容易得出伪像,必须进行校正,目前用得很少。

(3) 广角扇束扫描:称为第三代 CT。用一个 X 射线管,射线束张角为 30°~45°,被检查断面完全包含在广角扇形射束内,检测器增加到 250~350 个,如图 11-12 所示。扫描系统不需作直线平移扫描,只要作旋转扫描。因此在很短时间内就能获取全部的投影数据。全身扫描时间可缩短到 2.5s,

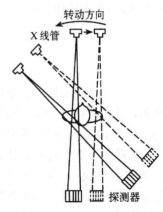

图 11-11 窄束扇形扫描

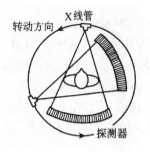

图 11-12　广角扇形扫描

是目前流行的一种。缺点和窄角扇束扫描相同,不进行校正,会产生伪像。

（4）反扇束扫描:又称第四代 CT。它把检测器的数量增加到 1500 个左右,布满 360°并固定不动,X 线管在检测器阵列圈内旋转扫描,见图 11-13。全身扫描时间可缩短到 2s,不易产生伪像。这是目前比较新的一种 CT。

（5）动态空间重建技术（DSR）:这是最新的一种扫描方式,又称第五代 CT,见图 11-14。它由排成半圆形的 28 个 X 射线管和相对应的 28 个影像增强器所组成。采用轮流曝光、分别采样的方式,扫描一周仅需 1~2s 或更短时间。它完全排除了机械运动,是一种全电子空间扫描系统,能对静止组织或慢动作组织作高密度分辨率的检查,也可用于心脏和肺等动态功能的研究。

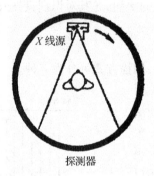

图 11-13　反扇束扫描

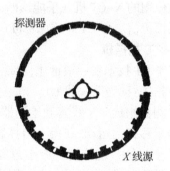

图 11-14　动态空间扫描

2.4　CT 值和窗口技术

（1）像素的 CT 值:一幅 X-CT 图像是由一定数量的由黑到白不同灰度的小方块,按矩阵排列方式组成的,这些小方块称为像素（pixel）,其灰度与观测层面相对应体素的衰减系数大小有关。但在图像重建过程中,并不直接运用衰减系数来进行处理,而是用与此有关、且能表达组织密度的合适数值来反映,这一数值叫像素的 CT 值。实际上,它是将待检体的衰减系数 $\mu_{待}$ 与水的衰减系数 $\mu_水$ 作为比值计算,并以骨和空气的衰减系数分别作为上下限进行分度。CT 值的计算公式为

$$\text{CT 值} = K\left(\frac{\mu_待 - \mu_水}{\mu_水}\right) \qquad\qquad (11-10)$$

式中 K 在多数 CT 机中规定为 1000,单位是 Hu（hounsfield）。我们知道,水的衰减系数 $\mu_水 = 1$,空气的衰减系数 $\mu_气 \approx 0.0013$,骨的衰减系数 $\mu_骨 = 2.0$,从式（11-10）可计算出水的 CT 值 = 0Hu。空气的 CT 值 ≈ -1000Hu,而骨的 CT 值 = 1000Hu,其他人体组织的 CT 值介于 -1000Hu~1000Hu 之间。衰减系数大于水的物质其 CT 值为正,小于水的物质其 CT 值为负。

（2）窗口技术:人体组织的 CT 值范围大致可分成 2000 个等级,但人眼无论如何也分辨不出如此微小的灰度差别。一般黑白显像管（cathode-ray tube,CRT）,由黑到白分为 10~30 个灰度等级或灰阶,已能满足人眼对灰阶的分辨能力。设荧光屏上的图像是由 10 个灰度来反映 2000 个分

度,则图像能被分辨的 CT 值是 200Hu,即两组织的 CT 值相差 200Hu 以下时,就不可能加以分辨。为了提高图像的分辨率,在 CT 成像中,常把感兴趣部位的对比度增强,无关紧要部位的对比度压缩,使 CT 值差别小的组织能得到分辨,这一工作称为窗口技术。即把某一段 CT 值扩大到整个 CRT 的灰度等级。常用窗宽(window width)表示 CRT 所显示的 CT 值范围;用窗位(window level)表示 CRT 所显示的中心 CT 值位置。窗口的上限和下限所包含的范围叫窗宽。依窗口的设置,组织的 CT 值比设置的窗口上限高的在图像显示中为白色,比窗口下限低的为黑色,介于窗口上下之间的组织就形成灰度不同的图像。例如图 11-15a 中,图面的像素每相差 200 个 CT 值为一个灰度等级,图像中病变细节难以分辨。但如所检查部位组织的 CT 值在 −200~300Hu,窗口的上限为 300Hu,下限为 −200Hu,则 −200Hu~300Hu 叫窗口,此时窗宽为 500Hu,窗位选定在 50Hu。这样被检查部位每 50 个 CT 值表示一个灰度等级,见图 11-15b。若图面仍不能判断病变细节,可改变窗位和进一步压缩窗宽。如图 11-15c,其窗位为 100Hu,窗宽为 200Hu,窗口上限为 200Hu,下限为零,即每一个灰度等级相当于 20 个 CT 值。从上面的例子说明图像可分辨的细节与窗口上、下限差值有关,大窗口图

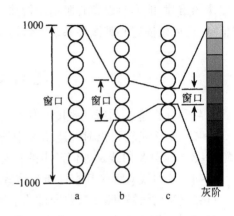

图 11-15　窗口技术示意

像可分辨的细节少,但图面的可见度具有较宽的 CT 值范围。而小窗口可提高图像的分辨率,突出难以分辨的病变细节,提高病变的确诊率。可见正确运用窗口技术在观察 CT 图像和拍摄 CT 照片时是非常重要的。

2.5　X-CT 的临床应用

由于 CT 技术能鉴别软组织的密度差异,显示人体断层图像,可用来对颅脑及全身各部位进行检查。尤其对恶性肿瘤的诊断具有重大的实际意义。

(1)颅脑:CT 扫描首先用于颅脑,几乎可全部代替脑血流图、气脑摄影术、血管摄影等有损检查方法,可诊断颅内血肿、脑梗死、脑脓肿、血管瘤、脑积液等病变。扫描层面可采用横断层扫描,用八个层面,平行于眶耳线,层厚 10mm,各层依次在线上方的 1~8cm。利用病变部位比脑组织吸收系数高或低来进行判断。如脑出血或肿瘤部位的吸收系数大于正常脑组织,到达底片的 X 射线减少得多,因而表现为密度高的白色图像;又如脑梗死、脓肿等对 X 线吸收低于脑组织,表现为密度低的黑色图像。

如采用增加对比的方法,可以提高图像的对比度。例如在静脉中注射碘酞葡胺造影剂,或在脑室中注入气体,来提高病变部位与附近正常组织的对比。

(2)胸部:CT 能准确诊断肺及纵隔肿瘤的大小、形态及其与周围器官的关系。它能鉴别外围型肺癌和结核性病变,能诊断心脏瓣膜钙化、主动脉瘤等疾病。

(3)腹部:普通 X 线对肝、胰等腹部组织是盲区,而 X-CT 能对肝、胆囊、胰、肾等腹腔组织的肿块作定位诊断,显示肿块大小,也能鉴别实体性与囊性病变等疾病。

(4)骨盆:能对膀胱癌、前列腺肥大、前列腺癌、直肠癌等作出诊断。

总之,CT 能对全身每个部位成像,并能显示微小对比度差值,所以适合作软组织诊断,特别在解决某些部位特异性疾病的诊断方面是一种有价值的方法。它促进临床诊断和研究工作。目前 CT 对疾病诊断大多还处于定位阶段,对肿瘤的定性诊断在探索中。另外,对心血管和胃肠系统疾病的检查方面还有待发展。

X-CT 目前正处于日新月异的发展阶段。其发展趋向是降低成本和快速处理、改善图像质量、提高清晰度、消除伪像。目前一些国家已经制造出各种专用硬件,以提高速度,使 CT 借助三维图像的重建,能实时观察心脏运动规律。利用流体力学的理论,根据计算机中所获取的大量数据信息,还可以描述心脏循环系统的输运功能,并能观察和预报人体健康状况。

思考题　习题十一

11-1　什么是 X 射线的强度? 什么是 X 射线的硬度? 如何调节?

11-2　什么是轫致辐射? 连续 X 射线谱中的最短波长是如何产生的?

11-3　标识 X 射线是如何产生的? 它与光学光谱的产生有何不同?

11-4　X 射线有哪些基本性质? 这些基本性质在 X 射线的应用上各有何意义?

11-5　X 射线被衰减时,要经过几个半价层,强度才减少到原来的 1%?

11-6　对波长为 0.154nm 的 X 射线,铝的衰减系数为 $132cm^{-1}$,铅的衰减系数为 $2610cm^{-1}$。要和 1mm 厚的铅层得到相同的防护效果,铝板的厚度应为多大?

11-7　一厚为 2×10^{-3}m 的铜片能使单色 X 射线的强度减弱至原来的 1/5,试求铜的线性衰减系数和半价层。

11-8　X-CT 与常规 X 射线摄影的成像方法有何不同?

11-9　X-CT 图像说明被观测层面的什么物理量的二维分布?

11-10　某波长的 X 射线通过水时的衰减系数为 $0.77cm^{-1}$,通过某人体组织时的衰减系数为 $1.02cm^{-1}$,K 值为 1000,水的 CT 值等于零。求此人体组织的 CT 值。

11-11　什么叫窗宽?若窗宽分别为 400Hu 和 800Hu,则图像矩阵中像素可识别的灰度差所对应的 CT 值分别是多少? 设黑白显示器荧光屏的灰度可分为 16 个等级。

11-12　什么叫窗位?若窗宽为 500Hu,窗口上限为 400Hu,则窗位为多少?可观测的 CT 值范围是多少?

第十二章
原子核与放射性

【学习要求】
1. 掌握放射性核素的衰变规律,掌握衰变常量、半衰期、平均寿命、放射性活度等概念。
2. 理解原子核的基本性质,理解原子核的质量亏损和结合能的物理意义,理解放射性核素的衰变类型。
3. 了解辐射剂量和辐射防护,了解放射性核素的医药学应用。

卢瑟福(Rutherford)在 1911 年提出了原子的核式模型,即原子由处于原子中心的原子核(atomic nucleus)和绕核运动的电子组成。在此之前,法国科学家贝可勒尔(Becquerel)在 1901 年发现了从铀原子中发射出的高速电子流(β 射线),其能量的要求表明这些电子来自原子核深处。原子核的放射性是不能把原子核作为不可分割的基本粒子的决定性证据。

第一节　原子核的基本性质

1. 原子核的组成

一切原子都是由原子核和电子组成的,原子核又由质子(proton)和中子(neutron)组成。中子不带电,质子带正电,其电量与电子电量的绝对值相等。由于一切原子都是电中性的,因此,原子核中包含的质子数等于核外电子数,即原子序数 Z。质子和中子统称核子(nucleon)。原子核的质量数 A 就是核子的总数,若以 N 表示中子数,则 $A=Z+N$。原子核的质量常用统一原子质量单位(unified atomic mass unit)u 来表示,规定自然界中碳最丰富的同位素 ${}^{12}_{6}C$ 原子质量的 1/12 为原子质量单位:

$$1u = \frac{1}{12}m({}^{12}_{6}C) = 1.660\,540 \times 10^{-27}\,kg = 931.5\,MeV/c^2$$

质子和中子的质量相差很小,它们分别为:$m_n = 1.008665u$,$m_p = 1.007276u$。用原子质量单位来量度原子核时,其质量的数值都接近于某一整数。即对质量数为 A 的原子核,在一些近似计算中可以用 Au 代替原子核的质量。

一种元素的原子核含有一定数目的质子和中子,用符号 ${}^{A}_{Z}X$ 表示。X 是该元素的化学符号,Z 表示原子核内的质子数,即原子序数。A 为原子核内的核子数,也就是相应原子的质量数。$A-Z$ 为原子核内的中子数。由于 Z 和 X 的一致性,Z 可以略去,写成 ${}^{A}X$。自然界中最轻的原子核是 ${}^{1}_{1}H$(氢 1),只有一个质子,没有中子。

质子数和中子数相同且能量状态也相同的一类原子核或原子的集合称为某种核素(nuclide)。核素可分为两大类。一类是稳定性核素，它能稳定存在，不会自发地变化，如 $_1^2H$、$_1^1H$、$_2^4He$、$_6^{12}C$ 等。另一类是不稳定核素亦称为放射性核素（radionuclide），它能自发地放射出射线而转变为另一种核素，如 $_1^3H$、$_2^3He$、$_6^{10}C$ 等。放射性核素又分为天然放射性核素和人工放射性核素（由核反应堆、加速器和放射性核素发生器等生产制成）。至今为止，人们发现了 109 种元素，可以得到的核素已有 2600 多种，其中稳定核素约 280 多种，其余均为放射性核素。天然放射性核素只有 50 种左右，如 ^{238}U、^{226}Ra 等。医学上常用的放射性核素如 ^{32}P、^{99}Tc、^{131}I、^{60}Co 等几乎都是人工放射性核素。

质子数相同，而中子数不同的放射性核素在元素周期表中处于同一位置，属于同一种元素。如 ^{16}O、^{17}O、^{18}O 是氧的三种放射性核素。质子数和中子数相同，但处于不同能量状态的核素称为同质异能素(isomer)。^AX 核的同质异能素记为 ^{Am}X，如 $^{99m}_{43}Tc$ 就是 ^{99}Tc 的同质异能素，前者处于较高的亚稳态，后者处于基态。质量数相同而质子数不同的核素称为同量异位素(isobar)，如 $_1^3H$ 和 $_2^3He$，$_6^{14}C$、$_7^{14}N$ 和 $_8^{14}O$ 互为同量异位素。

2. 原子核的自旋和磁矩

实验表明原子核具有角动量，它是原子核的一个重要特征。原子核的角动量习惯上称为核自旋(nuclear spin)。原子核之所以具有核自旋，一是由于组成原子核的质子和中子都具有自旋运动；二是核子在原子核内又有复杂的相对运动，产生相应的轨道角动量。因此核自旋是所有核子的自旋角动量与轨道角动量的矢量和。根据量子力学理论，原子核的核自旋的大小和方向都是量子化的。

原子核是一个带电体系，同时具有角动量，因此原子核也具有核磁矩(nuclear magnetic moment)。核磁矩来自两个方面：与核内各核子的自旋运动相联系的本征磁矩（固有磁矩）和与核内各核子的轨道运动相联系的轨道磁矩。但是，核磁矩并不等于各核子磁矩的简单相加。由于核自旋是量子化的，因此核磁矩也是量子化的。

3. 原子核的结合能与质量亏损

原子核是由质子和中子组成的，质子之间存在着库仑斥力。因而必然存在一种引力将所有核子结合在一起，这种引力称为核力(nuclear force)。核子之间由于核力的作用而紧密结合在一起，核力作用距离在 $10^{-15}m$ 范围内，核力是短程力，它是一种强相互作用力，是比万有引力和电磁力大得多的一种力。

原子核既然是由质子和中子组成，它的质量应等于全部核子质量之和，但实际测量结果表明，原子核的质量小于组成它的核子质量之和。这个差值称为原子核的质量亏损 (mass defect)，用 Δm 表示。根据相对论的质能关系定律：当物体的质量发生 Δm 的变化时，相应的能量也发生了 ΔE 的变化，其变化规律为

$$\Delta E = \Delta m \cdot c^2 \tag{12-1}$$

与质量亏损相联系的能量，表示核子在组成原子核的过程中所释放出的能量，称为原子核的结合能(binding energy)。如氘的结合能为 2.23MeV。

原子核的结合能非常大，因此一般原子核是非常稳定的，但不同的核素稳定程度不一样。原子核的结合能大致与核子数 A 成正比，通常用每个核子的平均结合能 ε 来表示原子核的稳定程

度,其值等于原子核的结合能 ΔE 与核子数 A 的比值,即

$$\varepsilon = \frac{\Delta E}{A} \qquad (12-2)$$

核子的平均结合能愈大,原子核分解为核子所需的能量愈大,原子核就愈稳定。表12-1列出了一些原子核的结合能及核子的平均结合能。

表 12-1 一些原子核的结合能及核子的平均结合能

原子核	$\Delta E/\mathrm{MeV}$	ε/MeV	原子核	$\Delta E/\mathrm{MeV}$	ε/MeV
^{2}H	2.23	1.11	^{56}F	492.20	8.79
^{3}H	8.47	2.83	^{107}Ag	915.20	8.55
^{4}He	28.28	7.07	^{120}Sn	1020.00	8.50
^{6}Li	31.98	5.33	^{129}Xe	1078.60	8.43
^{9}Be	58.00	6.46	^{208}Pb	1636.40	7.87
^{12}C	92.20	7.68	^{235}U	1783.80	7.59
^{17}F	128.22	7.54	^{238}U	1801.60	7.57

原子核是否稳定取决于核内中子数与质子数的比例。在原子序数较小的核素中,中子数接近于质子数或略多一点,比较稳定。任何含有过多中子数或质子数的核素都是不稳定的。

第二节 原子核的衰变类型

放射性核素自身发出某种射线而转变为另一种核素的现象,称为原子核的衰变(nuclear decay)。原子核的衰变过程严格遵守质量和能量守恒、动量守恒、电荷守恒和核子数守恒定律。放射性衰变一方面为我们提供了原子核内部运动的许多重要信息,另一方面放射性又在工业、农业、医学、科学研究等各方面有着广泛的应用。

1. α 衰变

原子核在衰变过程中,放出一个 α 粒子而变为另一种原子核的过程称为 α 衰变(α-decay)。α 粒子就是高速运动的氦原子核,它由两个质子和两个中子组成,用符号 $^4_2$He 表示。通常把衰变前的原子核称为母核,用 X 表示,衰变后的原子核称为子核,用 Y 表示。发生 α 衰变后形成的子核较母核的原子序数减少 2,质量数较母核数减少 4。则衰变方程式为

$$^A_Z\mathrm{X} \longrightarrow \, ^{A-4}_{Z-2}\mathrm{Y} + \, ^4_2\mathrm{He} + Q \qquad (12-3)$$

式中 Q 是母核衰变成子核时所放出的能量,称为衰变能(decay energy)。衰变能 Q 表现为子核和 α 粒子的动能。计算表明,衰变能 Q 主要被 α 粒子带走,因此,α 粒子的能量较高,约为数百万 eV。处于基态的母核发生 α 衰变时,可以直接衰变到子核的基态;也可以先衰变到子核的激发态,放出能量较低的 α 粒子,然后再放出 γ 射线跃迁到基态。因而 α 粒子的能量不是单一值,是多个分立值。图 12-1 分别为 $^{226}_{88}$Ra、$^{210}_{84}$Po 的 α 衰变图。

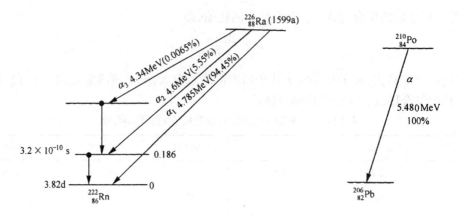

图 12-1 α 衰变

2. β 衰变

放射性核素自身放射出 β 射线(高速电子)或俘获轨道电子而变成另一个核素的现象称为 β 衰变。它主要包括 β⁻ 衰变、β⁺ 衰变和电子俘获(electron capture, EC)三种类型。

(1) β⁻衰变:母核自发地放射出一个 β⁻ 粒子(普通电子 e⁻)和一个反中微子 $\bar{\nu}_e$,而变成电荷数增加 1,核子数不变的子核。β⁻ 衰变可表示为

$$_Z^A X \rightarrow _{Z+1}^A Y + e^- + \bar{\nu}_e + Q \tag{12-4}$$

如吴健雄等人做的一个很有名的 β⁻ 衰变实验——钴 ⁶⁰ 的衰变

$$^{60}Co \rightarrow ^{60}Ni + e^- + \bar{\nu}_e + Q$$

这一实验证实了李政道和杨振宁弱相互作用中的宇称可能不守恒的论点。

(2) β⁺衰变:母核自发地放射出一个 β⁺ 粒子(正电子 e⁺)和一个中微子 ν_e,而变成电荷数减少 1,核子数不变的子核。β⁺ 衰变可表示为

$$_Z^A X \rightarrow _{Z-1}^A Y + e^+ + \nu_e + Q \tag{12-5}$$

(3) 电子俘获:母核俘获一个核外轨道电子而变成电荷数减少 1,核子数不变的子核,同时放出一个中微子 ν_e。这个过程可表示为

$$_Z^A X + e^- \rightarrow _{Z-1}^A Y + \nu_e + Q \tag{12-6}$$

一个内层电子被原子核俘获后,外层电子会立即填补这一空位,同时放出能量。这个能量可以以发射标识 X 射线(光子)的形式放出,也可以使另一外层电子电离成为自由电子。这种被电离出的电子称为俄歇电子(Auger electron)。

上述三种过程的共同特点是子核的核子数与母核相同,而电荷数则增加或减少 1,因而将它们统称为 β 衰变。由于在 β 衰变过程中有中微子参与,衰变所放出的能量将在电子、中微子和子核之间任意分配。因此 β 射线的能谱是连续的,即发出的电子的能量可以取从 0 到某一最大值 $E_{\max}$ 之间的任何数值,如图 12-2 所示。同时,正像光子是在原子或原子核从一个激发态跃迁到另一个激发态或基态时产生的那样,电子和中微子也是在 β 衰变中产生的。例如,β⁻ 衰变是母核中的一个中子转变为一个质子、一个电子和一个反中微子的过程;β⁺ 衰变是母核内一个质子转变为一个中子、一个正电子和一个中微子的过程;而电子俘获则是母核的一个质

子俘获一个轨道电子后转变为一个中子和一个中微子的过程。

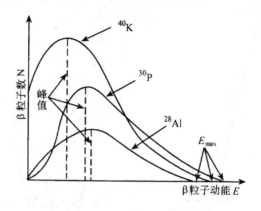

图 12-2　^{40}K、^{30}P 和 ^{28}Al 的 β 能谱

3. γ 衰变和内转换

3.1　γ 衰变

原子核由高能级跃迁到低能级时,发出 γ 光子的过程称为 γ 衰变(γ-decay)。在大多数情况下,原子核处于激发态的时间极短,为 $10^{-13}\sim10^{-11}$s。因此,γ 衰变通常是伴随 α 衰变和 β 衰变而产生的。但也有些核衰变中,原子核在激发态的时间较长,可以单独放出 γ 光子。在 γ 衰变过程中,原子核的质量数和原子序数都不改变,只是原子核的能量状态发生了变化,这种过程称为同质异能跃迁。衰变方程为

$$\begin{matrix}{}^{Am}_{\ Z}\text{X}\longrightarrow{}^{A}_{Z}\text{X}+\gamma+Q\end{matrix}\qquad\qquad\qquad(12\text{-}7)$$

衰变能几乎全部被 γ 光子携带,它的大小差不多等于母核与子核两个能级之差。

3.2　内转换

在某些情况下,原子核从激发态向较低能级跃迁时不一定放出 γ 光子,而是把这部分能量直接交给核外电子,使其脱离原子的束缚而成为自由电子,这称为内转换(internal conversion, IC),释放的电子称为内转换电子(internal conversion electron)。内转换电子的能谱是分立的,它与 β 衰变时电子的连续谱截然不同。一般重核低激发态发生跃迁时,发生内转换的概率比较大。内转换过程由于释放电子而在原子的内壳层出现空位,外层电子将会填充这个空位而发射标识 X 射线或俄歇电子。

原子核衰变常用衰变纲图(decay scheme)表示,如图 12-1 及 12-3 所示。按照惯例把 Z 小的核素画在左边,Z 大的画在右边。横线表示原子核的能级,对应每种核素的最低一条横线表示基态,在它上面的横线表示激发态。用箭头向右的斜线表示 β⁻ 衰变;用箭头向左的斜线表示 α 衰变、β⁺ 衰变或轨道电子俘获。斜线旁边标出衰变类型,所发射粒子的最大能量(一般以 MeV 为单位)和分支比(该衰变发生的概率,以百分数表示)等。两能级之间的垂线表示 γ 衰变,线旁的数字为放出的 γ 光子能量。每条能级右边标出的是该能级的能量(相对于基态而言,以 MeV 为单位),左边标出的是半衰期。利用衰变纲图可以计算一定量放射性核素的放射性大小。

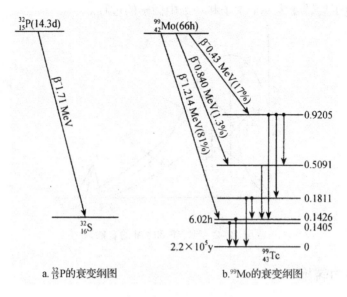

图 12-3　原子核衰变

第三节　放射性核素的衰变规律

放射性核素中的所有原子核都可能发生衰变,但衰变有先有后。对某个原子核来说,发生衰变是随机的,但对大量原子核组成的放射性物质而言,则遵循具有统计意义的衰变规律。本节主要讨论这种衰变的统计规律。

1. 衰变规律

设 $t=0$ 时刻原子核的数目为 N_0,t 时刻数目为 N,经过 dt 时间后,其中有 dN 个核衰变了。理论和实验表明,放射性核素的衰变与现有的原子核的个数 N 成正比,即

$$-\frac{dN}{dt}=\lambda N \tag{12-8}$$

上式中负号表示原子核数随时间的增加而减少。比例系数 λ 称为衰变常量(decay constant),其物理意义是放射性原子核在单位时间内发生衰变的概率,它与原子核的种类及发生衰变的类型有关,而与原子核的数量无关。将式(12-8)积分得

$$N=N_0 e^{-\lambda t} \tag{12-9}$$

上式即为放射性核素的衰变规律,它表明放射性核素是按时间的指数函数衰减的。

2. 半衰期

2.1　物理半衰期

放射性核素的原子核数目衰变掉一半所需要的时间称为核素的半衰期(half life period)。原子核按自身衰变规律所具有的半衰期称为物理半衰期,简称半衰期,用符号 T 表示。根据定义,

当 $t=T$ 时, $N=N_0/2$,代入式(12-9)得

$$T = \frac{\ln 2}{\lambda} = \frac{0.693}{\lambda} \qquad (12\text{-}10)$$

上式表明,T 与 λ 成反比,核素的衰变常量越大,其半衰期越短。半衰期 T 与衰变常量一样是放射性核素的特征常量。各种放射性核素的半衰期长短不一,最短的仅有 10^{-10}s,最长的可达 10^{10} 年,衰变规律也可用 T 表示,将式(12-10)代入式(12-9),得

$$N = N_0 \left(\frac{1}{2} \right)^{\frac{t}{T}} \qquad (12\text{-}11)$$

表 12-2 列出了一些常见的放射性核素的半衰期。

表 12-2 一些常见的放射性核素的半衰期

核 素	衰变类型	半衰期	核 素	衰变类型	半衰期
$_{6}^{11}\text{C}$	β^+(99.76%) EC(0.24%)	20.4min	$_{53}^{131}\text{I}$	β^-,γ	8.04d
$_{6}^{14}\text{C}$	β^-	5730a	$_{80}^{203}\text{Hg}$	EC,γ	46.8d
$_{9}^{18}\text{F}$	β^+(96.9%) EC(3.1%)	15h	$_{83}^{210}\text{Bi}$	β^-,γ	5d
$_{11}^{24}\text{Na}$	β^-,γ	15h	$_{84}^{222}\text{Po}$	α,γ	3×10^{-7}s
$_{15}^{32}\text{P}$	β^-	14.3d	$_{86}^{212}\text{Rn}$	α,γ	3.8d
$_{27}^{60}\text{Co}$	β^-,γ	5.27a	$_{88}^{226}\text{Ra}$	α,γ	1600a
$_{53}^{125}\text{I}$	EC,γ	60d	$_{92}^{238}\text{U}$	α,γ	4.5×10^{9}a

2.2 生物半衰期

当放射性核素引入生物体内时,除因自身衰变而减少外,还会由于生物体的代谢和排泄而使核数量减少。由这一因素使得生物体内的放射性核素的原子核减少为引入机体时的一半所经历的时间称为生物半衰期,用符号 T_b 表示,相应的衰变常量称为生物衰变常量,用符号 λ_b 表示。与物理半衰期类似可得出

$$T_b = \frac{\ln 2}{\lambda_b} = \frac{0.693}{\lambda_b} \qquad (12\text{-}12)$$

2.3 有效半衰期

生物体内放射性核素由于同时存在物理和生物的衰变,因此放射性核素的实际衰变率为

$$\frac{\mathrm{d}N}{\mathrm{d}t} = -\lambda N - \lambda_b N = -(\lambda + \lambda_b)N$$

令 $\lambda_e = \lambda + \lambda_b$ 称为有效衰变常量,相应的半衰期称为有效半衰期,以符号 T_e 表示。T_e 与 λ_e 关系为 $T_e = 0.693/\lambda_e$,有效半衰期与物理半衰期、生物半衰期的关系为

$$\frac{1}{T_e} = \frac{1}{T} + \frac{1}{T_b} \tag{12-13}$$

采用放射性物质做生物机体示踪剂时,有效半衰期是一个很重要的参数。

3. 平均寿命

放射性核素的原子核在衰变前平均生存的时间,称为放射性核素的平均寿命(mean life time),用符号 τ 表示。

可以证明,平均寿命和衰变常量互为倒数。因此,衰变常量、半衰期和平均寿命三者关系为

$$\lambda = \frac{\ln 2}{T} = \frac{1}{\tau} \tag{12-14}$$

λ, T 和 τ 都是表示原子核衰变快慢的物理量,它们是原子核的重要特征参数。

4. 放射性活度

放射源在单位时间内衰变的原子核数称为放射源的放射性活度(radioactivity),简称活度。用符号 A 表示

$$A = -\frac{\mathrm{d}N}{\mathrm{d}t} = \lambda N = \lambda N_0 e^{-\lambda t} = A_0 e^{-\lambda t} \tag{12-15}$$

上式中,$A_0 = \lambda N_0$ 是放射性物质 $t=0$ 时的活度。如果用半衰期表示,则

$$A = A_0 \left(\frac{1}{2}\right)^{\frac{t}{T}} \tag{12-16}$$

由式(12-15)可知,放射性活度服从指数衰减规律,决定放射性强弱的既不是 λ,也不是 N,而是它们的乘积 A。在国际单位制中,A 的单位是贝可(Becquerel,Bq),1Bq = 1 次核衰变/秒。在此之前, 放射性活度的单位是居里(Curie,Ci)。1Ci = 3.7×10^{10} Bq = 3.7×10^4 MBq = 3.7×10GBq = 3.7×10^{-2}TBq。

由 $A = \lambda N = N/\tau$ 可知:当 N 一定时,寿命短的放射性核素活度大;当 A 一定时,寿命短的放射性核素所对应的原子核数少。这在核医学中非常重要,临床上一方面要保证有一定的活度以达到诊断和治疗目的;另一方面在此活度下,为减少辐射对人体的伤害要求尽可能减少放射性核素的原子核在人体内的数目(残留量)。因此,临床上一般都使用寿命短的核素。

例 12-1 给患者服用 ^{59}Fe 标记的化合物(放射性药物),以检查血液的病理状况。已知 ^{59}Fe 的物理半衰期为 46.3d,生物半衰期为 65d。求服用 18d 后残留在体内的放射性活度的相对量是多少?

解: 由式(12-13)

$$\frac{1}{T_e}=\frac{1}{T}+\frac{1}{T_b}=\frac{1}{46.3}+\frac{1}{65}=0.037$$

解得有效半衰期为 $T_e \approx 27\text{d}$

又由 $A = A_0\left(\frac{1}{2}\right)^{\frac{t}{T_e}}$ 得

$$\frac{A}{A_0}=\left(\frac{1}{2}\right)^{\frac{18}{27}}=63\%$$

即经过 18d 后体内 ^{59}Fe 的放射性活度为原来的 63%。

5. 衰减规律在药学中的应用

现在已知,不仅放射性物质在人体内因衰变而减少,符合指数衰减规律,许多药物给药后由于它在体内的分布、吸收、代谢与排泄,其血药浓度随时间的变化也符合指数衰减规律。血药浓度的衰减同样有衰减常量与半衰期等指标。设某药物在人体内的血药浓度的变化有如下规律:

$$C=C_0e^{-Kt}, \tag{12-17}$$

$$T=\frac{0.693}{K}, \tag{12-18}$$

$$C=C_0\left(\frac{1}{2}\right)^{\frac{t}{T}} \tag{12-19}$$

式中 C_0 为开始用药时人体内的血药浓度,C 为经过一段时间 t 后的血药浓度,K、T 分别为血药浓度的衰减常量和半衰期。

血药浓度的衰减规律对于临床用药有重要意义。根据上述公式我们可以制定出合理的给药剂量、给药间隔时间、给药疗程等给药方案。

另外,一般药物制剂存放时常因外界因素,如温度、湿度、光照以及氧化反应等,致使其有效成分也将随时间不断减少,其变化规律也基本符合指数衰减规律。当其有效成分损失至合格限以下时,药物即告失效。据此还可以判定该药物的有效期。

设某一给药方案为每经过相等一段时间 t 给一次药,每次给药量相等均为 a。于是第一次给药后与第二次给药前的血药浓度分别为

$$C_{10}=a \qquad\qquad C_1=ae^{-Kt}=a\cdot\gamma$$

第二次给药后与第三次给药前的血药浓度分别为

$$C_{20}=a+C_1=a(1+\gamma),$$
$$C_2=C_{20}e^{-Kt}=a(\gamma+\gamma^2)$$

依次得出第 n 次给药后与第 $n+1$ 次给药前的血药浓度,也就是第 n 次给药后血药浓度的最高值与

最低值分别为

$$C_{n0}=a(1+\gamma+\cdots+\gamma^{n-1})$$

$$C_n=a(\gamma+\gamma^2+\cdots+\gamma^n)$$

由于当t一定时，$\gamma=e^{-Kt}$为常量，且$\gamma<1$，故而当n足够大时，血药浓度的最高值与最低值之差

$$C_{n0}-C_n=a-a\gamma^n\approx a$$

基本恒定。一般情况下$n=6$（三天的用药量）即可使血药浓度维持在合理的始终具有疗效的范围之内。由上述讨论可知，给药时间间隔t与药物的半衰期有关，每次的给药量应使血药浓度的最低值也具有医疗效果。

第四节　辐射量与辐射防护

1. 辐射量

α、β、γ、X 和中子射线等可以直接或间接地引起物质的电离，统称为电离辐射（ionizing radiation），以区别于不能引起电离的可见光、热辐射和无线电波等。专门用于量度放射性物质的各种电离辐射的物理量称为辐射量。最常用的辐射量除活度外，有下列三种。

（1）照射量（X）：照射量（exposure）只适用于 X 或 γ 射线，不能用于其他类型的辐射。它是根据 X 或 γ 射线在空气中由电离产生的电荷量的多少来确定的。它是辐射场的一种量度，而与受照的人体无关。

假定某处有质量为 Δm 的空气，在 X 或 γ 射线的照射下所释放出来的全部电子，完全在空气中受到阻止时，总共产生电量各为 ΔQ 的正和负离子，则该处的照射量为

$$X=\frac{\Delta Q}{\Delta m}$$

照射量的单位是库仑·千克$^{-1}$（C/kg）。它的专用单位称为伦琴（Röntgen），符号为 R，它们间的换算关系为：1R = 2.58×10^{-4}C/kg。

（2）吸收剂量（D）：吸收剂量（absorbed dose）可以应用于任何类型的电离辐射。它是指每单位质量的受照物质所吸收的电离辐射的能量。它不仅决定于辐射场，而且还取决于受照物质本身的性质。如果质量为 Δm 的物质，吸收电离辐射的平均能量为 $\Delta \bar{E}$，则吸收剂量为

$$D=\frac{\Delta E}{\Delta m}$$

吸收剂量的单位是焦耳·千克$^{-1}$（J/kg），称为戈瑞（Gray），符号用 Gy 表示。1Gy = 1J/kg，过去吸收剂量的专用单位是拉德，符号为 rad，两者的换算关系为：1rad = 10^{-2}Gy。

（3）当量剂量（H）：对于不同类型的电离辐射，即使它们具有相同的吸收剂量，对人体产生的危害程度也是不同的。例如 1mGy 的快中子射线对人体造成的危害要比 1mGy 的 γ 射线大 10

倍。假如某甲受到快中子射线和 γ 射线的照射,吸收剂量分别为 0.1 和 0.2mGy。我们不能把两者的吸收剂量简单地相加,说他受到 0.3mGy 的吸收剂量。这是没有意义的,因为这两种辐射的危害程度不同。

为了便于比较,在辐射防护工作中引进了当量剂量(equivalent dose),用 H 表示,它和吸收剂量 D 的关系是

$$H = QD$$

Q 是一个没有量纲的修正因子,称为品质因数,用以粗略地表示在吸收剂量相同的情况下,各种辐射的相对危害程度。Q 愈大危害亦愈大。各种辐射的品质因数列于表 12-3。

表 12-3 各种辐射的品质因数

辐射种类	品质因数
X、β、γ、电子	1
快中子、质子射线	10
α 粒子、反冲核	20

当量剂量的单位是焦耳·千克$^{-1}$,称为希沃特(sievert),符号为 Sv。$1Sv = 1J/kg$,过去当量剂量的专用单位是雷姆,符号为 rem,$1rem = 10^{-2}Sv$。

使用当量剂量就可以把人体所受不同类型辐射的照射进行比较。在上面所举的例子中,某甲所受的当量剂量为

$$H = 0.1 \times 10 + 0.2 \times 1 = 1.2 (mSv)$$

假如某乙受到快中子照射的吸收剂量为 0.2mGy,γ 射线的照射为 0.1mGy,则他受到的当量剂量为

$$H = 0.2 \times 10 + 0.1 \times 1 = 2.1 (mSv)$$

显然他所受的危害比某甲为大。

2. 辐射防护

放射性核素在医学等领域的广泛应用,使接触放射性核素的人日益增多,因此在使用、保存和清除放射性废料时,都应采取相应的措施,以达到安全使用的目的。

2.1 最大容许剂量

人在自然条件下会受到各种射线的照射,这些射线来自宇宙和地球上的放射性物质,可见受到一定剂量射线照射并不影响人体的健康。国际上规定经过长期积累或一次性照射后,对机体既无损害又不发生遗传危害的最大照射剂量,称为最大容许剂量(maximum permissible dose, MPD)。对这一剂量各国规定并不完全相同,我国现行规定的 MPD 为每年不超过 50mSv。放射性工作地区附近居民不得超过 $50\mu Sv \cdot d^{-1}$,一般居民还应低,但医疗照射不受这个限制。

2.2 外照射防护

放射源在体外对人体进行的照射称为外照射。人体接受外照射的剂量与离放射源的距离及照射时间有关。因此,与放射性核素接触的工作人员,应尽可能利用远距离的操作工具,并减少

在放射源附近停留的时间。此外,在放射源与工作人员之间应设置屏蔽,以减弱放射性强度。对 α 射线,因其贯穿本领低,射程短,工作时只要戴上手套就能有效进行防护。对 β 射线,除利用距离防护和时间防护外,注意使用的屏蔽物质不宜用高原子序数的材料,以避免由于轫致辐射产生大量光子,一般可采用有机玻璃、铝等中等原子序数的物质作屏蔽材料。对于 X、γ 射线,因其穿透能力强,应采用高原子序数的物质,如铅衣、铅和混凝土等作为屏蔽材料。

2.3 内照射防护

将放射性核素注入体内进行照射称为内照射。由于 α 射线在体内的比电离较高,其造成的损害比 β、γ 射线都要严重。因此,除出于介入疗法或诊断的需要必须向体内引入放射性核素外,任何内照射都应尽量避免。这就要求使用放射性核素的单位要有严格的规章制度,对接触人员的一切行为进行规范,以防止放射性物质进入体内。

3. 辐射灭菌

放射性核素还可以用来对生产灭菌制剂时进行灭菌处理,其机理是放射性核素辐射出的射线能够杀灭微生物和芽孢。辐射灭菌法适合于热敏药物制剂的灭菌。常用放射性核素 ^{60}Co 和 ^{137}Cs 放射出的 γ 射线,使用剂量一般为 2.5×10^4Gy。辐射灭菌法的特点是不升高药品的温度,灭菌效率高。

4. 放射线的探测

探测放射线的仪器很多,其基本原理都是利用射线通过物质时所产生的电离作用和荧光现象等,如电离室、计数管和闪烁计数器等。下面以核医学仪器中最常用的闪烁探测器为例介绍射线探测器的工作原理。

闪烁计数器主要由闪烁计数管和脉冲测量装置组成(图 12-4)。它是利用射线的荧光效应来探测放射线的一种仪器。当荧光晶体吸收了放射源发出的粒子后,发射出波长较长的可见光,这就是荧光效应。当荧光入射到光电倍增管的光电阴极 K 时,由于光电效应而击出电子,经过中间阴极 K_1、K_2…的逐级放大,而在阳极 A 输出较大的电流,通过 R 形成脉冲,利用脉冲测量装置可分别将脉冲个数与幅度记录下来。入射粒子的能量愈大,从光电阴极 K 击出的电子愈多,脉冲的幅度将愈大。因此利用这一装置,不但可以记录粒子的个数,而且还可测出入射粒子的能量。

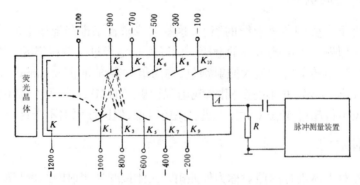

图 12-4 闪烁计数器示意

最常用的荧光晶体有硫化锌(测 α 射线用),碘化钠加铊(测 β、γ 和 X 射线用)。闪烁计数器的优点除了上述能测定入射粒子的能量外,还在于用它来探测 γ 射线的效率较高,有 20%~30%。此外,它的分辨时间较短,约为 10^{-8}s,就是说,它记录了一个粒子后,只要隔开 10^{-8}s,就能接着记录第二个粒子。盖革计数管的分辨时间较长,约为 10^{-4}s。所以对于活度较大的放射源来讲,盖革计数器的漏计现象较严重。

近年来,为了测量低能量的 β 射线而发展起来的液体闪烁计数器,除了采用荧光液体代替晶体外,其余和闪烁计数器相同。测量时,将放射性样品悬浮或混合在荧光液体中。这样,不论从哪一方向发出的射线都能激发荧光,对低能 β 射线的探测特别有利。

第五节 放射性核素在医药学方面的应用

1. 放射性核素在药学方面的应用

放射性核素由于不断地放出射线,就仿佛带上了标记,可以随时被追寻出来,所以通常被称为"示踪原子"或"标记原子"。因为放射性核素与其稳定的同位素具有完全相同的化学性质,所以它们在机体内的作用、吸收、分布、运输、排泄等过程也完全相同。这为药物的研究和开发新药物提供了极大的方便。在需要探测和研究的人体组织或者脏器上,根据带有放射性标记的药物放射性强度的分布及其随时间的变化规律就可以知道该组织或脏器对这种药物的特异性吸收及代谢的规律,可以更好地理解病理,同时满足对这些药物的药理和毒性进行评估和研究。例如我们可以用放射性核素标记的药物来观察和研究它们在体内的吸收、分布以及疗效机理等。很多药物在临床应用之前,就是用放射性核素加以标记而进行各种试验的。我们也可以用放射性核素对中草药进行研究。例如南瓜子的有效成份是南瓜子氨酸,可以用 ^{14}C 标记的南瓜子氨酸来研究它的作用原理。再如用 ^{14}C、^{3}H、^{32}P 等放射性核素通过生物合成,来研究有效成分在药用植物各部位的分布情况等等。总之,示踪原子在药学上的应用是很多的,不胜列举。

2. 放射性核素用于诊断疾病

用示踪原子法可以诊断某些疾病。例如应用标记的马尿酸作为示踪剂,静脉注射后通过肾图仪描计出肾区的放射性活度随时间的变化情况,可以反映肾动脉血流、肾小管分泌功能和尿路的排泄情况;将胶体 ^{198}Au 注射到体内后,通过血流在肝内聚集,但不能进入肝肿瘤中,通过从体外测量 ^{198}Au 发出的 γ 射线可以了解胶体 ^{198}Au 在肝脏内的分布情况,为肝肿瘤的诊断提供有效的手段。人的甲状腺功能是在中枢神经系统和体液调节下摄取食物中的碘来制造甲状腺素,因此碘的吸收代谢与甲状腺的功能有密切的联系。正常人的甲状腺吸收 ^{131}I 的数量是一定的(约20%,其余随尿排出),如果甲状腺有疾病,吸收 ^{131}I 的数量会有很大改变。甲状腺功能衰退,吸收 ^{131}I 显著减少;甲状腺功能亢进,吸收 ^{131}I 明显增加(高达 60%)。让患者服少量 ^{131}I 制剂,在不同时间测量甲状腺部位 ^{131}I 的放射性活度,可以算出甲状腺对碘的吸收率,诊断出甲状腺的病变。比如用 ^{131}I 标记的二碘荧光素,可用于脑肿瘤的定位。因为脑肿瘤组织对碘的吸收要比正常组织高许多倍,用探测仪可以测定脑肿瘤的部位。又如将放射性药物放入体内,然后取其血、尿、粪或活体组织等样品,测量其放射性活度。例如口服维生素 B_{12} 示踪剂后,通过测量尿液排出的放射性活度,可以间接测得胃肠道吸收维生素 B_{12} 的情况。

示踪原子法的优点很多,主要有:

(1) 利用这种方法可以把新引入体内的元素和原来存在于体内的同位素分辨出来。

(2) 放射性测量的灵敏度高,例如只要 10^{-17}g 的 ^{32}P 就能被探测出来,而最好的天平只能测量到 10^{-6}g 左右。

(3) 使用量极微,合乎机体正常的生理条件。用其他方法试验时,往往需要摄入大量的物质,才能观察。这样就有可能扰乱正常的生理过程。

(4) 利用示踪原子法还可以进行机体外的观察,在不妨碍机体正常活动的条件下进行研究。

3. 放射性核素用于疾病的治疗

在治疗方面主要是利用放射线的生物效应,即它对组织细胞的电离作用,从而抑制细胞的生长,使细胞变质、坏死达到治疗目的。治疗方法一般可分为以下三类。

(1) ^{60}钴治疗:利用 ^{60}Co 产生的 γ 射线进行体外照射,主要用于治疗深部肿瘤,如颅脑内及鼻咽部的肿瘤,这种治疗机俗称钴炮。^{60}Co 放出的能量分别为 1.17MeV 和 1.33MeV 二种 γ 射线。

(2) ^{131}碘治疗:将 ^{131}I 放射源放入体内,通过血液循环 ^{131}I 很快聚集在甲状腺中,它放出的 β 射线将杀伤部分甲状腺组织,放出的 γ 射线基本逸出体外。因此,^{131}I 可以用来治疗甲状腺功能亢进和部分甲状腺肿瘤等。

(3) γ 刀:用高能量的 γ 射线"代替"传统意义上的手术刀,简称 γ 刀。主要是利用高精度的立体定向装置对病灶进行三维定位,用高能量的 γ 射线一次多方向地聚焦于病灶,使组织发生坏死,病灶外的组织因放射线剂量迅速减少而不受损伤,其效果类似于外科手术。

必须注意,由于射线对人体的破坏作用,在使用放射性物质时,对放射源的保管、运输、操作以及放射性废物的处理等,应当根据源的性质、强度、射线的类型等具体情况,遵照国家有关规程,采取必要的防护措施,防止工作人员受到不必要的照射,并严格控制对工作场所和周围环境的放射性污染。

思考题 习题十二

12-1 计算经过多少个半衰期某种放射性核素可以减少到原来的 1% 和 0.1%。

12-2 某放射性核素在 5min 内衰变了原有的 90%,求它的衰变常数、半衰期和平均寿命。

12-3 某医院有一台 ^{60}Co 治疗机,装有活度为 1200Ci 的 ^{60}Co 源。预定在活度衰减到 300Ci 时更换 ^{60}Co 源,问这个 ^{60}Co 源可使用多少年? ^{60}Co 的半衰期为 5.27a。

12-4 一种用于器官扫描的放射性核素的物理半衰期为 8d,生物半衰期为 3d。求:① 有效半衰期。② 设测试的放射性活度为 0.1Ci,计算 24h 后残留在体内的放射性活度。

12-5 ^{32}P 的半衰期是 14.3d,试计算它的衰变常数 λ 和平均寿命,1μg 纯 ^{32}P 的放射性活度是多少贝可(Bq)?

12-6 ^{131}I 的半衰期是 8.04d,问在 12 日上午 9 时测量时为 5.6×10^8Bq 的 ^{131}I,到同月 30 日下午 3 时,放射性活度还有多少?

12-7 利用 ^{131}I 的溶液作甲状腺扫描,在溶液出厂时只需注射 0.5mL 就够了(^{131}I 的半衰期为 8.04d)。如果溶液出厂后贮存了 11d,作同样扫描需注射多少溶液?

12-8　一个含 ^3H 的样品的放射性活度为 $3.7 \times 10^2 Bq$,问样品中 ^3H 的含量有多少克? 已知 ^3H 的半衰期为 12.33a。

12-9　两种放射性核素的半衰期分别为 8d 和 6h, 设含这两种放射性药物的放射性活度相同,问其中放射性物质的 mol 数相差多少倍?

12-10　已知 U_3O_8 中的铀为放射性核素,今有 $5.0gU_3O_8$,试求其放射性活度。

第十三章

激光及其医学应用

【学习要求】

1. 掌握激光的基本原理与特性。
2. 了解激光的生物作用和临床应用。

激光(laser)是受激辐射光放大(light amplification by stimulated emission of radiation)的简称,它是二十世纪最重大的科技成就之一。激光以其特殊的发光机制与激光器结构而具有普通光源发出的光所无可比拟的优点,受到广泛重视,在理论与技术两方面得到迅速发展。

就激光输出的波长而言,范围从远红外直到紫外甚至 X 光波段;波长可以是单一的,也可是多种可调的;输出方式可以是连续的,也可是多种形式的脉冲。就其功率水平而言,从 10^{-3}mW~10^5W,脉冲峰值可达 10^{13}W。目前激光器的品种已达数百种之多。激光的应用引起现代光学技术的重大变革,对整个科学技术的发展起了推动作用,在国民经济各方面有着广泛的应用前景。本章着重介绍激光的原理、特性及在医学中的应用。

第一节 激光的基本原理与特性

1.粒子的能级与辐射跃迁

(1)粒子的能级与平均寿命:粒子(分子、原子、离子等)总是处于一定的能态或能级,其中最低者称为基态(ground state),其余称为激发态(excited state)。粒子处于基态最稳定,而处于激发态则不稳定,且停留时间既很短暂又互不一致。为此我们定义大量粒子在某激发态停留时间的平均值称为该激发态的平均寿命(mean lifetime),一般在 10^{-9}~10^{-7}s。某些平均寿命相对较长,在 10^{-3}~10^{-2}s 的激发态称为亚稳态(metastable state)。

粒子在能级之间实现跃迁必然伴随与外界交换能量。跃迁只在满足所谓"选择定则"的能级之间才能实现,且各能级之间跃迁的概率也并不一致,有的大,有的却小。

(2)粒子能级之间的跃迁:粒子实现能级间跃迁的方式有两种:一种是以光能形式吸收或释放称为光辐射或辐射跃迁(radiation transition);另一种是以非光能(例如热能)的形式吸收或释放称为非光辐射或无辐射跃迁(radiationless transition)。与激光发射有关的辐射跃迁包括吸收(absorption)、自发辐射(spontaneous radiation)与受激辐射三种基本过程。

当光通过物质时,一个粒子吸收一个能量 $h\nu = E_2-E_1$ 的光子而实现由低能级 E_1 向高能级 E_2 跃迁的过程称为吸收(图 13-1a)。能引起吸收的光子称激发光子,它对粒子起激发作用,其结果是入射光子被吸收。处于高能级的粒子总是力图向低能级跃迁而趋于稳定,这种完全自发地从激发态向较低能态跃迁同时释放出光子的过程称为自发辐射(图 13-1b),其辐射光子的能量 $h\nu_{21} = E_2 - E_1 (E_2 > E_1)$。对于不同粒子或同一粒子在不同时刻所发出光子的特性,即频率、相位、进行方向、偏振状态等都各不相同。显然这是一种随机过程,发出的是非相干的、向四面八方传播的自然光。

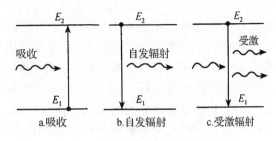

图 13-1　辐射跃迁的三种基本过程

这正是普通光源的发光机制。一个处于高能级 E_2 的粒子受到一个能量 $h\nu = E_2 - E_1$ 的光子"诱发"而跃迁到低能级 E_1,同时释放一个与之特性完全相同的光子的过程称为受激辐射,如图 13-1c。其结果是出射光比入射光增加一倍,而且受激辐射发出的光子与外来光子具有相同的频率、相位、偏振方向和传播方向,从而是相干光。

在光与粒子系统相互作用所实际发生的辐射跃迁中,以上三种基本过程总是不可分割地同时存在。然而在不同的条件下它们各自发生的概率不同,因此总的宏观效果也不同。究竟哪一种跃迁占优势?这要依系统中的粒子数在各能级的分布情况而定。

2. 粒子数反转分布

当系统处于热平衡态时,系统中粒子数按能级分布服从玻耳兹曼分布律,即处在能级越高的粒子数越少。表明当系统处于正常状态时,若有入射光,则光的吸收过程占优势,宏观效果是光被减弱。同时,处于高能级的粒子向较低能级跃迁时,自发辐射较受激辐射又占有极大优势。总之,在正常状态下,受激辐射总被湮没,宏观上得不到光放大的效果。

为了实现光放大,必须破坏粒子数在热平衡态下的玻耳兹曼分布。为此定义粒子数在能级上能实现高能级中的粒子数多于低能级中的粒子数且有一定稳定性的分布称为粒子数反转分布(population inversion distribution)。这种分布在辐射跃迁中将使受激辐射占优势,系统对入射光将得到光放大的效果。

如何实现由正常分布向反转分布的转变呢?这需要两个条件:第一,要求介质有适当的能级结构,即有两个以上与反转分布有关且有亚稳态的能级结构,这种能实现粒子数反转分布的介质称为激活介质(active medium)。第二,要求有外界能源供给能量,使在正常分布下处于低能态的大量粒子尽快被激发或抽运到较高能态去。这样,在外界能源不断的激励下,激活介质中的大量粒子被抽运到高能态,从而可在亚稳态或平均寿命相对较长的激发态出现粒子积累,使其与较低能态之间形成粒子数反转分布。在满足频率条件的光子(来自外界或自发辐射)"诱发"下,导致形成反转分布的两能级间出现受激辐射,且占优势,继而实现对光的放大。

3. 光学谐振腔

引起受激辐射的最初光子来自自发辐射,自发辐射产生的光子无论是发射方向还是相位都是无规则的。这些传播方向和相位杂乱无章的光子引起受激辐射后,所产生的放大了的光波仍然是向各个方向传播的,而且各有各的相位。为了能产生激光,必须选择传播方向和频率一定的光信号作最优先的放大,而把其他方向和频率的光信号加以抑制,为达到此目的,可在工作介质的两头放置两块互相平行并与工作介质的轴线垂直的反射镜,这两块反射镜与工作介质一起构成了所谓的光学谐振腔。凡是不沿谐振腔轴线方向运动的光子均很快逸出腔外,与工作介质中的原子不再有什么接触。但沿轴线方向运动的光子可在腔内继续前进并经两反射镜的反射不断地往返运行。光在谐振腔中来回反射形成相干叠加,因此谐振腔中只能允许某些特定频率且有恒定相位差的光在其中持续振荡。它们在腔内往返运行时不断碰到受激原子而产生受激辐射。于是,沿着轴线方向运动的光子不断增殖,在谐振腔内形成了传播方向均沿轴线、相位、频率和振动方向完全一致的强光束,这就是激光。为把激光引出腔外,一般将一个反射镜作成部分反射镜,即一部分反射,一部分透射。透射部分成为可利用的激光,反射部分留在腔内继续增殖光子。

工作介质单位体积内处于高能级的原子数与处于低能级的原子数之差称为反转密度(inverted density)。反转密度越大,光放大的增益也越高。在光子增殖的同时,还存在使光子减少的相反过程,称为损耗。损耗出自多方面的原因,如反射镜的透射和吸收,介质不均匀所引起的散射,等等。显然,只有当光在谐振腔来回一次所得到的增益大于同一过程中的损耗时,才能维持振荡。外界提供的能量越大,反转密度也越大。因而外界所提供的能量大小存在一个维持振荡的阈值,称为能量阈值。只有外界提供的能量超过阈值时,才能维持振荡从而输出激光。谐振腔的作用是维持光振荡,实现光放大。谐振腔是产生激光的必要条件。

综上所述,光学谐振腔的主要作用是:第一,使受激辐射光放大过程能在有限体积的激活介质中持续进行,且在满足阈值条件下形成光振荡,输出激光。第二,对输出激光束的方向给予限定。第三,有选频作用。从而使激光既是相干光,又是偏振光。

4. 激光器

自 1960 年第一台红宝石激光器诞生以来,到目前为止已发现了数万种材料可以用来制造激光器。按工作介质的材料不同,激光器可分为气体激光器、固体激光器、半导体激光器和染料激光器四大类。这些不同种类的激光器所发射的波长已达数千种,最短的波长为 21nm,属远紫外光区;最长的波长为 0.7mm,在微波波段边缘。在医学上常用的是红宝石激光器和氦氖激光器,前者属于固体激光器,后者属于气体激光器。下面主要介绍红宝石激光器。

红宝石激光器是以红宝石棒为工作介质的,红宝石是掺有 0.05% 铬离子的三氧化二铝。棒的两个端面精密磨光,平行度极高,一端镀银成为全反射面,另一端镀薄银层,透射率为 1%~10%,构成光学谐振腔。Cr^{3+} 在红宝石中的能级如图 13-2 所示,E_1 是基态能级,E_2 是亚稳态能级。红宝石激光器是用氙放电管发出的闪光进行抽运的。每次闪光持续时间为数毫秒。在脉冲型的强光照射下,红宝石中处于基态 E_1 的大量铬离子激发到激发态 E_3。E_3 的平均寿命仅为 5×10^{-8}s。因此,这些铬离子很快就落入亚稳态 E_2,E_2 的平均寿命为 3ms,是激发态 E_3 的 6 万倍,所以处于亚稳态 E_2 的铬离子数目大大超过处于基态的粒子数,形成了粒子数反转。在谐振腔的作用下,轴向传播的光束来回振荡,不断得到放

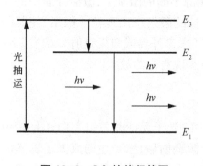

图 13-2　Cr^{3+} 的能级简图

大,形成了激光输出,它是波长为 694.3nm 的红色可见光。

5. 激光的特性

激光与普通光源发出的光就其本质而言都是电磁辐射,但它除具有普通光的一切性质外,还具有一些普通光没有的特性,使得在光的发射与传播过程中形成的激光束中大量光子的整体行为有别于普通光束,因而使它具有特殊应用。

(1)方向性好:因为在光学谐振腔的作用下,只有沿轴向传播的光才能不断地得到放大,形成一束平行传播的激光输出。

(2)强度高:由于方向性好,可以获得能量集中、强度很高的激光束。经聚焦后,在焦点附近可产生几万摄氏度的高温,能熔化各种金属和非金属材料。

(3)单色性好:所有单色光源发射的光,其波长并不是单一的,而是有一个范围,用谱线宽度表示。谱线宽度越窄,光的单色性越纯。在激光出现之前,氪灯的单色性最纯,谱线宽度约为 10^{-4}nm。氦氖激光器发射激光的谱线宽度为 10^{-8}nm,为氪灯的 1/10000。

(4)相干性好:由于激光是一束同频率、同相位和同振动方向的光,因而是相干光,一般光源发出的光都是非相干光。

第二节　激光的生物作用和医药学应用

1. 激光的生物作用

激光与生物机体的相互作用及其机制很复杂,在医学领域,激光对被其照射之生物组织,若能直接造成不可逆性损伤者称其为强激光(High-Reaction-Level Laser,HRLL)。若不能直接造成不可逆性损伤者称其为弱激光(Low-Reaction-Level Laser,LRLL)。当然强与弱也是相对的。

关于激光的生物作用一般认为有以下五种。

1.1　热作用

生物组织在激光照射下吸收光能转化为热能,温度升高,这即是热作用。低能量光子(红外激光)可使组织直接生热,高能量光子(可见与紫外激光)则多需经过一些中间过程而使组织生热。

随着温度的升高,在皮肤与软组织上将由热致温热(38~42℃)开始,相继出现红斑、水疱、凝固、沸腾、炭化,燃烧直至 5730℃以上的热致气化等反应。在临床上,热致温热与红斑被用于理疗;沸腾、炭化、燃烧统称为"汽化"被用于手术治疗;热致气化用于直接破坏肿瘤细胞与检测微量元素,等等。

温升将引起生物组织内的热化反应及生物分子变性,对代谢率、血液循环以及神经细胞带来影响,造成热损伤。对于不同的照射时间,生物组织损伤的阈值温度不同。照射时间越短,生物组织能耐受的温度越高。

1.2 机械作用

激光照射生物组织,可直接或间接产生对组织的压强称为激光的机械作用,也称为激光的压强作用。

光压是激光本身辐射压力所形成的压强,是光子将其动量传递给被照射组织的结果。光压形成一次压强,当组织吸收激光能量从而在组织内部引起热变化而形成二次压强。前者一般可忽略,只有超短脉冲激光的光压才予考虑;后者显著,尤其体膨胀超声压是形成机械波最重要的因素,它大约比光压大 6~7 个数量级。

激光的机械作用对临床治疗有利也有弊。例如在眼科利用二次压强打孔,可降低眼压,治疗青光眼、白内障;在外科手术中用于切开组织等。而在眼球与颅内由于二次压强剧升形成"爆炸"性损伤,甚至死亡。二次压强也可使被照射的肿瘤组织被压向深部或反向飞溅而造成转移等。

1.3 光化作用

生物大分子吸收激光光子的能量受激活而引起生物组织内一系列的化学反应称之为光化反应。激光照射直接引起机体发生光化反应的作用称为光化作用。光化反应与热化反应不同(在产生原因、产物、对光频的选择、受温度影响等方面)。光化反应分为两个过程,初级过程有光参与,产物不稳定,可进一步触发化学反应即次级过程,生成最终的稳定产物。次级过程一般不需光参与。

光化反应有光致分解、光致氧化、光致聚合、光致异构以及光致敏化等类型。其中,光致敏化是指生物系统所特有的由光引起的,在敏化剂参与下发生的化学反应。这类反应因有无氧分子参加而分为两种,前者称为光动力学作用,常用的敏化剂有血卟啉衍生物(HpD)等;后者即无需氧分子参加的光致敏化反应,常用的敏化剂有呋喃香豆素等。敏化剂能有选择地长时间集中于体内病变组织,在适当波长激光照射下能使该病变组织发生光致敏化反应。因而,光致敏化对肿瘤的治疗具有重要意义,并已做出贡献。光化作用还可引起红斑效应、色素沉着、维生素 D 合成等生物效应。

由于激光有高度的单色性和足够的光强,使得它的光化作用被应用于杀菌、同位素分离、物质提纯、分子剪裁等方面。

1.4 电磁场作用

激光是电磁波,激光对生物组织的作用就是电磁场对生物组织的作用。一般认为这一作用主要是电场所致。强激光可在组织内形成 $10^6 \sim 10^9 V \cdot cm^{-1}$ 的高强电场,从而能导致生物组织电系统的重新分布,即可使无序的生物分子发生电离、极化,趋于有序。这又将进一步在组织内引起高温、高压,从而使组织受到破坏或损伤。

关于激光的电磁场作用,目前详细的研究报道还较少。

1.5 生物刺激作用

生物刺激作用主要是弱激光的作用。弱激光对生物过程(例如血红蛋白的合成,糜蛋白酶的活性,细菌的生长,白细胞的噬菌作用,肠绒毛的运动,毛发的生长,皮肤、黏膜的再生,创伤、溃痂的愈合、烧伤皮片的长合，骨折再生，消炎等）、对神经、通过体液或神经—体液反射而对全身、对机体免疫功能等都有刺激作用。

对于以上激光的五种生物作用，在临床应用上，强激光主要表现为机械作用、电磁场作用与光化作用；弱激光主要表现为生物刺激作用与光化作用；而热作用则在各类激光中普遍被利用，以连续波激光为主。脉冲激光则以机械作用为主。

影响激光与生物组织相互作用的因素有两方面。

一方面是激光的性能参量。其中有：波长（由于不同波长光子的能量不同，将直接影响与生物组织的相互作用及其过程）；作用于靶组织的激光能量（E）与能量密度（D，也称物理剂量，即垂直作用于靶组织单位面积的能量）；激光功率（P）与功率密度（I，即强度）；作用时间（t）及其间隔。$D = I \cdot t$，但对于生物组织若 I 小于某种临界值，则 t 无论多长都无效果。故在临床上必须考虑构成能量密度 D 的四个要素：P、t、S（组织受照面积）与 θ（激光入射角）。还有激光输出方式（例如连续、脉冲等不同方式对生物组织作用过程、效果不同）、光强分布、光束发散角、相干、偏振等因素。

另一方面是生物组织的性质。其中有：①生物组织的物理性质。例如光学性质（反射率、吸收率、透射率、散射系数等）、热学性质（热导率、热扩散率、热传递方式等）、机械性质（密度、弹性等）、电学性质（电阻抗、电极化率等）、声学性质（声阻抗、声的反射率、吸收率等），等等。②组织的生物特性，例如色素、含水量、血流量、供氧、代谢等状态以及组织的性质、结构与不均匀性等。生物剂量，即直接将生物组织对激光辐照的反应强弱程度按照一定标准进行分级。

把握以上诸因素及其影响，对于激光医学基础研究与临床都是十分重要的。

2. 激光的临床应用

激光在医学上的应用很多，主要是利用它的方向性和高强度两大特点。首先被应用于眼科，由于激光的方向性好、光束细、便于定位，在可见光范围内的激光可投射到眼底，聚焦于视网膜上，利用它的热效应使组织凝固可用来封闭视网膜裂孔或焊接剥离的视网膜。此外，虹膜切除和打孔等手术都已获得成功。这些手术仅需几毫秒的时间就能生效，可不受患者眼球移动的影响。

在外科方面，用大功率激光作为手术刀称为激光刀。激光能量集中，照射到人体组织可使局部温度升高，细胞中的水分迅速汽化，产生很大的压强，引起细胞和组织的破裂。与普通的手术刀相比，激光刀有它独特的优点：①由于激光的热凝固作用，在手术中能封闭中、小血管，减少病人的出血，对于血管丰富的肝、肾等器官的手术特别有利。在切割肿瘤时，由于血管和淋巴管的封闭，堵塞了肿瘤细胞的外转移通道，减少了转移的可能性。②激光束可聚焦成点状，定位准确，对正常组织的损害极少。由于手术时仅用激光照射，与组织没有机械接触，减少了术后感染。手术时间短，减轻了病人的痛苦。③利用光学纤维，将激光导入体内，可进行各种腔内手术。目前已有专用于咽、喉、气管、食道、胃肠等腔道的内激光治疗仪。特别在内窥镜下进行凝固止血、气化、切割肿物等手术中，发挥了激光特点收到了突出效果。

小功率的激光有抗炎和促进上皮生长的作用，可应用于照射治疗，对某些炎症和皮肤病有一定的疗效。高度聚焦的激光对穴位照射的效果类似针灸，故有激光针之称。它的优点是无菌、无痛、无损伤，易为病人所接受。激光还有镇痛作用，用激光照射某些穴位能起麻醉效果。

随着激光技术的不断完善，激光的医学应用也在急剧发展中。在使用激光的地方，工作人员和患者都必须戴防护眼镜。由于激光的强度很大，而且方向性好，反射光也是有害的，因此，在使用激光器时必须严格执行各种安全规则。

3. 激光的危害与防护

激光对人体可能造成的危害有两类。一类是直接危害，即超阈值的激光照射将对眼睛、皮肤、神经系统以及内脏造成损伤。另一类是与激光器有关的危害，即电损伤、污染物、噪声、软 X 射线以及泵或管的爆裂等。

为此应采取的安全措施也有两方面。一方面是对激光系统及工作环境的监控管理。激光器因其辐射危害而分为四类，对其应有明显的专用标志，应有自动显示、报警、停车装置。室内充分通风，光线充足，有吸、排烟装置消除有害物质等。另一方面是个人防护。对人员要培训，严格按规章操作。避免直接或间接(反射或漫反射)的激光照射，佩戴与激光输出波长相匹配的防护眼镜以及尽量减少身体暴露部位，以使人体接触的激光剂量在国家安全标准之内。严格实行医学监督，定期对工作人员进行体检也十分必要。

4. 激光的药学应用

药物的液体制剂如溶胶剂、混悬剂、乳剂等，其药效、稳定性、甚至毒性均与药物粒子的大小和分散度有密切关系。用激光照射药物的液体制剂以测定药物粒子大小的方法称为激光散射法。

当一束单色、相干的激光照射到无吸收的溶液时，分子的电子云在电磁波作用下被极化，形成诱导偶极子，并向各个方向辐射出电磁波。除原入射方向外向其他方向辐射出的电磁波即为散射光。散射光方向与入射光方向的夹角称为散射角。

对于溶液，散射光强度、散射角大小与溶液的性质、溶质相对分子质量、分子大小及形态，以及入射光波长等有关。用已知光强度的入射光照射分散系溶液时，检测散射光强度及散射角，就可以得出分散微粒粒径大小的分布图谱及分散度。

思考题　习题十三

13-1 何谓自发辐射与受激辐射？各有何特点？

13-2 何谓粒子数反转分布？实现粒子数反转分布的条件是什么？

13-3 激光有何特性？它们是如何形成的？

13-4 激光有何生物作用与效应？影响因素有哪些？

13-5 激光在医学领域有哪些主要应用？如何采取对激光的防护措施？

第十四章

核磁共振及其医学应用

【学习要求】

1. 理解核磁矩在外磁场中的能量状态、弛豫时间等概念,理解核磁共振条件。

2. 了解人体磁共振成像的物理学基础。

3. 了解磁共振技术的特点及其临床应用。

核磁共振(nuclear magnetic resonance,NMR)是物质原子核磁矩在外磁场的作用下能级发生分裂,并在外加射频电磁波作用下其能级之间产生共振跃迁的现象。自从 1946 年美国科学家布洛赫(F·Bloch)和珀塞尔(E.M.Purcell)各自独立发现了 NMR 现象以后,在研究物质结构方面得到了广泛的应用。近年来,在分子生物学、医学、药学、遗传学等领域内也得到了迅速的发展。NMR 技术能在不破坏生物样品的情况下,快速而直观地给出生物分子组成的信息,并能作为测定生物活性物质能量转换特征的重要指标。同样,可研究生物高分子组成的空间结构和生物学功能,并对合成物进行分析鉴定。

作为 20 世纪 70 年代的重大科学成就,X 射线断层扫描术的诞生解决了医学影像的重叠和混乱这个难题,从而获得了诊断准确率很高的清晰的图像。而 80 年代初兴起的核磁共振成像技术,不仅能获得人体器官和组织的解剖图像,而且能显示出器官和组织在化学结构上的变化,从而得到器官和组织的功能方面的信息。这在诊断学上是一个新的突破。由于水在人体中约占 65%,所以很容易得到氢的 NMR 信息。实验表明,人体不同组织之间不仅质子密度不同,弛豫时间也有明显差别。同一器官的正常组织与疾病组织之间的弛豫时间也大不相同。因此,我们不仅可以在 NMR 图像上明显地区别开用其他成像技术难以区别的组织(例如脑的灰质与白质),而且 NMR 技术是目前显示或鉴别人体组织形成病变前的复杂化学变化的主要手段之一,并可得到代谢功能信息。这样就为癌症、急性心肌梗死等严重危害人类健康的疾病的早期发现提供了依据,并使之成为可能。

第一节 核磁共振基本概念

1. 核自旋磁矩在外磁场中的能量状态

前面讲过,原子核具有角动量,称为核自旋。原子核是一个带电体系,因此原子核又具有核磁矩。根据量子理论,核自旋及核磁矩都是量子化的,即其大小只能取一系列的分立值。

当自旋的核子处于外加磁场中时,它的自旋轴即其磁矩方向将与外加磁场的方向有一定的倾角。根据量子理论,这一倾角的取值也是量子化的,即核磁矩的取向也只能是一系列的分立值。我们知道,磁矩在外磁场中具有一定的势能,核磁矩在外磁场中的取向有一系列的分立值,其势能也就有一系列的分立值,我们称原子核在外磁场中具有一系列分立的核磁能级。理论和实验均表明:这些分立的核磁能级的大小不仅与核磁矩的大小和取向(即核磁矩方向与外磁场方向间的夹角)有关,还与外磁场的磁感应强度有关,这是核磁能级的特点。核磁能级大小的表达式为

$$E = -\mu B_0 \cos\phi \qquad (14-1)$$

式中 μ 为核磁矩的大小, B_0 为外磁场的磁感应强度的大小, ϕ 为核磁矩与外磁场之间的夹角。从式(14-1)看出,当 $\phi = 0$ 时, $E = -\mu B_0$ 势能最小为稳定平衡状态。当中 $\phi = \pi$ 时, $E = \mu B_0$ 势能最大。这时力矩虽然为零,但很不稳定。

在通常情况下,组成物体的各个原子核的核磁矩的方向都是随意取向的,是杂乱无章的。核磁矩间的磁性相互抵消,物体对外不显示磁性。但当物体处在外加磁场中时,其每个原子核的核磁矩都要取稳定平衡状态,即 $\phi = 0$ 的位置。理论表明,物体各个原子核的核磁能级有一定的分布,不可能都处于稳定平衡状态。于是,从宏观上看,物体具有一定的磁矩而对外显示磁性。这个磁矩称宏观磁矩,用 M 表示。宏观磁矩的大小随外加磁场磁感应强度的增强而增大。

2. 核磁共振条件和拉莫尔方程

在外磁场中原子核的核磁矩受到外磁场的作用,在自身旋转的同时又以 B_0 为轴进动,如同陀螺在旋转的时候一样,当其转轴偏离竖直方向时,就会一边自旋,一边又绕竖直方向转动。陀螺旋进是受地球重力 G 的作用,而磁矩的旋进是受外磁场 B_0 的作用。此时有关系式

$$2\pi\nu = \omega = \gamma B_0 \qquad (14-2)$$

式中 ω 叫进动圆频率,又称为拉莫尔频率(Larmor frequency),这个公式就是著名的拉莫尔方程(Larmor equation)。从公式可知拉莫尔频率的大小与外磁感应强度成正比。式中 γ 是一个与原子核性质有关的常数,不同种类的原子核, γ 大小不同。例如 ^1H 的 γ 为 $42.58MHz \cdot T^{-1}$, ^{31}P 的 γ 为 $17.24MHz \cdot T^{-1}$, ^{23}Na 的 γ 为 $11.26MHz \cdot T^{-1}$。图 14-1 是几种原子核的进动圆频率 ω 与磁感应强度 B_0 的关系。同样,从拉莫尔公式可知,对同一种原子核,因 γ 相同,磁场愈强,原子核的旋进频率就愈高。对 ^1H 核,在 $B_0 = 0.5T$、$1.0T$ 时,其共振频率为 $21.29MHz$、$42.58MHz$;对不同种类的原子核,在相同的磁感应强度作用下,因 γ 不同,其旋进频率也不相同,如同样是在 $2.0T$ 的磁场中, ^1H 核的共振频率为 $85.16MHz$, ^{31}P 核的共振频率为 $34.48MHz$,而 ^{23}Na 核的共振频率则为 $22.58MHz$。

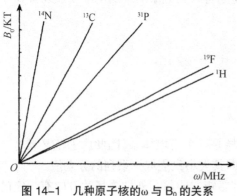

图 14-1　几种原子核的 ω 与 B_0 的关系

按照量子理论,原子核处在外磁场、同时又在频率为 ν 的电磁辐射(radio frequency, RF)的作用下,当 RF 的频率满足拉莫尔公式时,且电磁辐射的量子能量 $h\nu$ 等于原子核核磁能级的能量差 ΔE 时,则处于低核磁能级的原子核就有可能吸收 RF 能量跃迁到高核磁能级,使部分原子核的核被激发,称为共振吸收。停止 RF 照射,处于激发态的原子核的核磁矩将会回到低能级、同时发射 RF,称为共振发射。整个吸收和发射的过程称为核磁共振,简称磁共振(magnetic resonance, MR)。使

———————— 医药物理学

原子核发生共振吸收,在实验中一般采用两种方法:一种是固定外磁场 B_0,连续改变 RF 的频率或用射频脉冲,当 ω 满足拉莫尔公式时,就发生共振吸收,这种方法叫扫频法;另一种是保持射频波的频率,连续改变外磁感应强度,当外磁感应强度满足拉莫尔公式时,就发生共振吸收,这种方法叫扫场法。扫频法多见于获得样品的磁共振谱,在磁共振成像中主要是使用扫场法。

大量原子核的核磁矩发生共振吸收和发射,在宏观上表现为宏观磁矩 M 与电磁辐射之间发生共振吸收和发射能量,同时并在环绕原子核系统的接收线圈上产生感生电动势,这就是磁共振信号(MR signal),其强度与参与共振的原子核数目以及射频脉冲过后提取信号的时刻有关。

观察 MR 信号有两种方法,一种是 MR 信号强度随时间的变化,叫自由感应衰减信号(free induction decay,FID),另一种是由 FID 信号经傅立叶变换(Fourier Transform,FT)后得到的 MR 信号随频率变化的波形,图 14-3 给出氢核 MR 信号的两种波形。

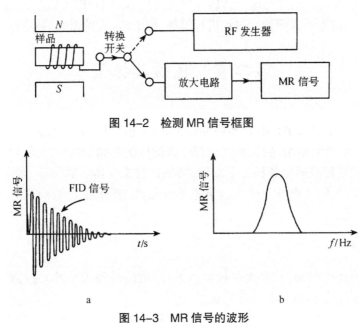

图 14-2 检测 MR 信号框图

图 14-3 MR 信号的波形
a.FDI 信号;b.FDI 信号经 FT 的 MR 信号

3. 弛豫过程和弛豫时间

由于人体中水占的比例很大,约有 3/4 是水,而每一个水分子中就含有两个氢核,并且氢核较容易发生磁共振,我们下面以氢核为例讲述弛豫过程和弛豫时间概念。

大量氢核磁矩顺着外磁场方向排列的状态,并不随时间变化,称为稳定平衡状态。若受到电磁辐射的激发,氢核磁矩的方向就要偏离平衡状态,但是氢核磁矩并不能长久保持这种状态,而是要逐渐恢复到平衡状态。这个恢复过程称为弛豫过程,它反映了氢核之间和氢核与周围环境之间相互作用的过程。完成弛豫过程分两步进行,为了叙述方便,把平行于外磁场方向称为纵向,垂直于外磁场方向称为横向。第一步是大量氢核吸收了电磁辐射的能量后在氢核之间先达到平衡,即氢核磁矩首先在水平方向趋于平衡状态,各磁矩旋进的相位完全错乱。这一过程如同在环形跑道上赛跑,开始时大家都在同一条起跑线上,而后由于各人的速度不同而被拉开距离,当跑的圈数足够多时,赛跑者则随机分散在跑道上。氢核磁矩从不平衡状态到平衡的变化过程中,也要经历这种分散的过程,此时各磁矩在水平方向的磁性将互相抵消,从宏观上看,磁矩水平分量趋于零,所以称为横向弛豫过程。从物理学的观点看这个过程是同种核相互交换能量的过程,故又叫自旋—自旋弛豫过程。以 T_2 表示这一过程的长短称为横向弛豫时间。第二步是整个氢核磁矩系统与周围环境之间恢复到平衡状态。这个过程是氢核系统放出能量,其宏观磁矩在纵向分量由小到大,最后达到未偏离磁场方向以前宏观磁矩的大小,所以这个过程叫纵向弛豫。由于这个过程是氢核与周围物质进行热交换,最后达到热平衡,故又叫自旋—晶格弛豫过程。以 T_1 表示这一过程的长短称为纵向弛豫时间。

从物理学的观点看,大量氢核磁矩离开平衡位置是由于吸收了外界的能量,而它的恢复过程则必然伴随着能量的释放。在氢核系统恢复到平衡状态的弛豫过程中,横向弛豫过程与纵向弛豫过程是同时进行的,开始进行得快,以后进行得慢。对不同组织来说,T_1 与 T_2 的值均有很大差异。对于 T_1、T_2 小的组织表明弛豫过程进行得快,而 T_1、T_2 大的组织,弛豫过程进行得慢。

第二节　核磁共振谱

MR 信号随频率而变化的波形,即核磁共振谱,除了包含有 T_1、T_2 的信息外,还可以从谱线的宽度、形状和面积,谱线的精细结构,来了解原子核的性质和原子核所处的环境。这就使人们能通过核磁共振谱的特征来确定各种分子结构,特别是它能在体获取氢谱、碳谱和磷谱等人体中起重要作用元素的谱图,因此它在生物医学基础研究、临床研究、药物研究与诊断方面,能提供许多很有价值的信息。

1. 谱线宽度

从核磁共振的理论可知,只要满足拉莫尔方程,就能得到很窄的共振谱线,但在实际情况中,由于存在一些因素使谱线具有一定的宽度。

(1) 自然宽度:根据量子力学的测不准关系,处在某能级上的粒子与它在这个能级上的寿命之间存在着 $\Delta E \cdot \Delta t \geq h/4\pi$ 的关系,而粒子处在这个能级的寿命 Δt 是一个有限的值,ΔE 就有一定的宽度,就是说能级之间跃迁的频率就不是一个单一的值,而是一个以 ν_0 为中心的频带,称为谱线的自然宽度。由于磁共振是在射频场激发下加速能级间的跃迁,使 Δt 缩短,加宽了 ΔE。

(2) 偶级加宽:由于样品中每个核都有自旋和磁矩,都将产生局部磁场,而核与核之间产生相互作用,使共振频率分散为频带;另外同一种核是同步进动的,由于相互感应将引起能量的传递,从而缩短了核在该能级的平均寿命,使谱线加宽,这种加宽称为偶级加宽。

(3) 非均匀性加宽:由于外加磁场不均匀,使共振核的进动频率不完全一致,谱线将会明显加宽,这种由于外加磁场不均匀性造成的谱线加宽,称为非均匀加宽。

(4) 形状和面积:谱线具有一定的宽度,说明共振谱线有一定的线型。谱线的宽度与核的横向弛豫时间 T_2 有关,而谱线的具体形状与核的分布有关。同时,磁共振谱线所包围的面积与参与共振的核数目成正比,通过积分求出不同谱线包围面积之比,可得知参与共振的不同原子核的数目之比,这将为物质结构分析提供重要依据。

2. 化学位移

从拉莫尔公式人们可以认为对同一种核,因其 γ 相同,它就只能在一个与 ω 相对应的 B_0 值处发生共振吸收。但实际情况要复杂得多,因为对某一个核来说,样品中其他核和电子云在外磁场 B_0 的作用下,在这个核周围将产生微弱的局部磁场,称为附加磁场,起到屏蔽 B_0 的作用。所以这个核实际所处的磁场应是 $B=B_0(1-\sigma)$,其中 σ 称为屏蔽系数,它的值取决于外磁场的强度以及其它核和电子的空间位置(即距离和角度)。磁共振之所以能在实验中观测,并能广泛应用于物质结构的分析,都是与这种错综复杂的多粒子空间结构的存在分不开的。所以在相同条件下测得相同原子核的磁共振谱,由于分子的化学结合状态不同而产生的谱线位置偏移现象,称为化学位移(chemical shift)。

化学位移可反映分子结构,如对某未知样品的磁共振谱,如果在某一化学位移处出现谱线,就说明可能有某一化学基团存在。

3. 自旋—自旋劈裂

图 14-4 是硝基丙烷的磁共振谱,从图中可看到–CH_3 基团有 3 条谱线,–CH_2–基团有 6 条谱线,而靠近–NO_2 基团的次甲基则有三条谱线。这种吸收峰分裂为多重线是由基团间核自旋磁矩的相互作用引起的,这种作用称为自旋—自旋劈裂。这种分裂与化学位移不同,它与外磁场磁感应强度无关。图中 CH_3–基团通过结合电子与–CH_2–中的两个氢核发生相互作用,使由于化学位移已经分裂的谱线又进一步裂分成三条谱线,–CH_2–基团则受到–CH_3 和–CH_2–基团中五个氢核的作用而裂分成六条谱线,靠近–NO_2 基团的–CH_2 则只受到左边–CH_2–基团中两个氢核的作用而裂分成三条线。从谱线分裂可以了解分子中基团间彼此关系,确定相对排列位置,提供分子结构的信息。

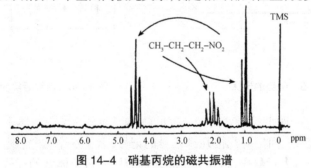

图 14-4 硝基丙烷的磁共振谱

化学位移,自旋—自旋劈裂和第一节介绍的核磁弛豫过程是磁共振在药物化学应用中的基础,它在磁共振波谱分析中是十分重要的,但对它的解释是较为专门的理论,这里只作简要介绍。

第三节 磁共振成像原理

1. 磁共振成像的基本方法

磁共振成像的方法很多,但不论哪一种成像方法都是基于这样一种指导思想,即怎样用磁场值来标定受检体共振核的空间位置。为了实现这一目的，人们在均匀的主磁场中叠加一个随位置坐标而变化的磁场，称为线性梯度场(linear field gradients)[①]。由拉莫尔公式可知，沿梯度场方向的位置不同，共振频率不同，于是可以通过梯度场来建立起共振信号与空间位置之间的关系。为了重建一幅层面图像，即建立起不同点的共振信号与位置坐标一一对应关系，首先就要对观测的对象进行空间编码(spatial coding)，把研究对象简化为由若干个称为体素(voxel)的小体积所组成，然后依次测量每个体素的信息量，再根据各体素的编码与空间位置一一对应关系实现图像的重建。下面介绍其成像过程。

（1）层面的选择：置成像物体于 z 轴方向的均匀磁场 B_0 中，设磁场方向是 z 轴方向，在均匀磁场的基础上，叠加一个同方向的线性梯度场 G_z，磁场强度沿 z 轴方向由小到大均匀改变，如图 14-5 所示。由图可知，垂直于 z 轴方向同一层面上的磁场强度相同，不同层面(图中的 1、2、3 层面)梯度场的强度不同(层面箭头的长短不同)，方向是箭头所指方向。按拉莫尔公式，可设计 RF 脉冲的频率，使 2 层面的氢核发生共振，1、3 层面的氢核因不满足拉莫尔公式而不发生共振。若把 RF 脉冲的频率设计为其他层面的拉莫尔频率时，也可以使其他层面的氢核分别发生共振，这一过程称为层面的选择，也称为选片(selected slice)，所以 G_z 称为选片梯度场。

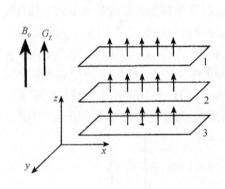
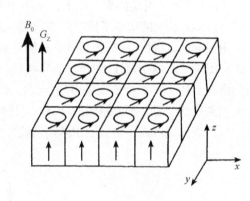

图 14-5　层面的选择　　　　　图 14-6　选片后层面的若干个体素

（2）编码(coding)：所谓编码就是把研究的物体层面分为若干个体素，把每个体素标定一个记号，就像一张电影票，上面标有几楼几排几号的记号，有了这个编号，观众可以对号入座。设 z 表示楼层，y 表示排数，x 表示号码，常用 $n_z n_y n_x$ 来标定层面每个体素的标号。图 14-6 是经过选片后取出层面的若干个体素，由于整个层面处于相同的磁场中，故每个体素中的磁矩在磁场中旋进的频率和相位相同。此时沿 x 轴施加一个梯度很小的线性梯度场 G_x，磁场沿 x 轴由小逐渐增大，显然层面中垂直于 x 轴方向的同一条直线的磁场均相同，而不同直线磁场略有差异，磁矩旋进的速度也不一样，这就使各体素中磁矩旋进的相位发生变化，用这种相位差作为一种标记，可识别沿 x 轴方向的每一条直线各体素的 MR 信号，这一过程称为相位编码(phase coding)，图 14-7 只取 x 轴方向一条直线的若干体素。在一定的时间后去掉 G_x，此时各体素的磁矩仍保持原来的相位差，继续以相同的频率在磁场中旋进。若在接收信号时，再沿 y 轴方向施加一个梯度较大的

---

①由一对同轴直流线圈，每个线圈通以方向相反的电流，使其在轴线上产生线性梯度磁场，单位 $T \cdot m^{-1}$ 或 $T \cdot cm^{-1}$。

线性梯度场。这时,层面上垂直于 y 轴方向的同一条直线的磁感应强度相同,而不同直线上的磁场则不同,磁矩旋进也有差异,图 14-8 只取沿 y 轴方向一条直线的若干体素,把磁矩旋进频率的差异作为一种标记,以识别垂直于 y 轴的各条直线,这一过程称为频率编码(frequency coding)。由于每个体素具有一定的大小,故体素中各处的磁场也略有差异,但当体素取得足够小时,从宏观上看这种差异在理解成像过程时可以不作考虑。

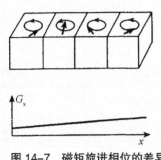

图 14-7　磁矩旋进相位的差异

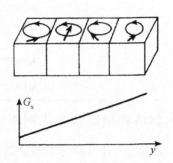

图 14-8　磁矩旋进频率的差异

（3）图像重建:经过选片、相位编码和频率编码,把整个层面的体素一一进行标定。由于观察层面中的磁矩是在 RF 脉冲激励下旋进,停止 RF 脉冲照射时,各体素的磁矩在回到平衡态的过程中,磁矩的方向发生变化,在接收线圈中可感应出这种由于磁矩取向变化而产生的感应信号。这个信号是各体素带有相位和频率特征的 MR 信号的总和。为取得层面各体素 MR 信号的大小,需要利用信号所携带的相位编码和频率编码的特征,把各体素的信号分离出来,该过程叫解码(decoding)。这一工作完全由计算机来完成,即计算机对探测到的 FID 信号进行二维傅立叶变换(2 dimension Fourier transform,2DFT)处理,得到具有相位和频率特征的 MR 信号的大小,最后根据与层面各体素编码的对应关系,把体素的信号大小与对应的像素(pixel)依次显示在荧光屏上,信号大小用灰度等级表示,信号大,像素亮度大;信号小,像素亮度小。这就可以得到一幅反映层面各体素 MR 信号大小的图像。图 14-9 是成像过程。

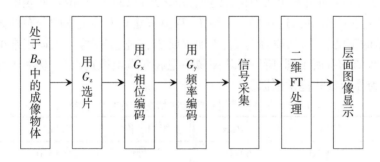

图 14-9　磁共振成像过程

2. 氢核是人体磁共振成像(magnetic resonance lmaging, MRI)的首选核种

人体各种组织含有大量的水和碳氢化合物,所以氢核的磁共振灵敏度高、信号强,这是人们首选氢核作为人体成像元素的原因。表 14-1 列出人体组织中氢核与其他元素的磁共振相对

灵敏度,并以氢的相对值为1。从表中可知其他元素的 MR 信号都比较弱,而且相差在 1000 倍以上。

表 14-1　人体组织中氢核与其他元素的 MR 信号相对灵敏度(规定氢的相对值为 1)

元素	相对灵敏度	元素	相对灵敏度
^{1}H	1.000	Na	1×10^{-3}
C	2.5×10^{-4}	P	1.4×10^{-3}
^{14}N	3.1×10^{-4}	K	1.1×10^{-4}
O	4.9×10^{-4}	Ga	9.1×10^{-6}
F	6.3×10^{-5}	Fe	5.2×10^{-9}

3. 人体各种组织含水比例不同

表 14-2 列出人体几种组织和脏器的含水比例。MR 信号强度与样品中氢核密度有关,人体中各种组织和脏器含水比例不同,即含氢核数的多少不同,MR 信号强度就有差异,利用这种差异作为特征量,把各种组织区分开,这就是氢核密度的 MR 图像。

表 14-2　几种人体组织、脏器含水比例

组织名称	含水比例/%	组织名称	含水比例/%
皮肤	69	肾	81
肌肉	79	心	80
脑灰质	83	脾	79
脑白质	72	肝	71
脂肪	80	骨	13

4. 人体不同组织的 T_1、T_2 值

表 14-3 和表 14-4 列出人体几种正常组织和病变组织的 T_1、T_2 值。从表中可以看出人体各种组织的 T_1、T_2 值是不相同的,这就提供了用 T_1、T_2 值来建立人体组织的分布图像的可能性。这种图像还与氢核的密度有关,所以称为 T_1、T_2 加权或 T_1、T_2 权重图像。人体正常组织与病变组织的含水量和 T_1、T_2 值均有所不同,所以可从图像中把病变组织识别出来,从中还可以判断病变的不同发展阶段,为临床诊断提供依据。

表 14-3　几种正常组织在 0.5T 情况下的 T_1、T_2 值范围

组织名称	T_1/ms	T_2/ms	组织名称	T_1/ms	T_2/ms
脂肪	240±20	60±10	主动脉	860±510	90±50
肌肉	400±40	50±20	骨髓(脊柱)	380±50	70±20
肝	380±20	40±20	胆道	890±140	80±20
胰	398±20	60±40	尿	2200±610	570±230
肾	670±60	80±10			

表 14-4　几种病变组织在 0.5T 情况下的 T_1、T_2 值范围

组织名称	T_1/ms	T_2/ms	组织名称	T_1/ms	T_2/ms
肝癌	570 ± 190	40 ± 10	前列腺癌	610 ± 60	140 ± 90
胰腺癌	840 ± 130	40 ± 10	膀胱癌	600 ± 280	140 ± 110
肾上腺癌	570 ± 160	110 ± 40	骨髓炎	770 ± 20	220 ± 40
肺癌	940 ± 460	20 ± 10			

5. 氢核密度 ρ、T_1、T_2 三种图像进行诊断的物理学依据

虽然密度图像所用的 MR 信号最强、最清晰,分辨率也最高,但是由于人体组织含水比例差别很小(见表 14-2),所以图像反差不大,而更主要的是氢核周围的生化、病理信息在图像中反映甚少,其功能与 X-CT 图像相近,未能突出 MRI 的特点。从表 14-3、表 14-4 可看出人体不同组织的 T_1、T_2 值差别远大于含水比例的差别,这就是 T_1、T_2 加权图像的反差比密度图像好的主要原因。同时 T_1、T_2 加权图像还能反映氢核周围分子结构、生化特征的信息。

人体组织的 MR 信号强度决定于这些组织中氢核密度和氢核周围的环境。这里所说的环境是指人体组织结构和生化病理状态。磁共振原理告诉我们,T_1、T_2 反映了氢核周围环境的信息。换句话说,人体不同组织之间、正常组织与该组织中的病变组织之间氢核密度 ρ 和 T_1、T_2 三个参数的差异,是 MRI 用于临床诊断最主要的物理学依据。

第四节　核磁共振技术在医学中的应用

1. 核磁共振技术的特点

MRI 技术与其他影像技术相比具有以下优点。

(1) 无电离辐射危害:MRI 设备的激励源为短波或超短波段的电磁波,波长在 1m 以上(小于 300MHz),无电离辐射损伤。从成像所用的 RF 功率看,尽管 MRI 设备的峰值功率可达数千瓦,但平均功率仅为数瓦。经计算,其 RF 容积功耗低于推荐的非电离辐射的安全标准。在一定的场强及场强变化率范围之内,也不会引起机体的异常反应。可见 MRI 是一种安全的检查方法。

(2) 多参数成像,可提供丰富的诊断信息:一般的医学成像技术都使用单一的成像参数。例如,CT 的成像参数仅为 X 线吸收系数、超声成像只依据组织界面所反射的回波信号等。MRI 是一种多参数的成像方法。从理论上讲,它可以是多核种的成像,而每种核都有各自的成像参数。目前使用的 MRI 设备主要是用来观测活体组织中氢质子密度的空间分布及其弛豫时间,是新型成像工具,用以成像的组织参数至少有氢核(质子)密度 ρ、纵向弛豫时间 T_1、横向弛豫时间 T_2 以及体内液体的流速这 4 个。上述参数既可分别成像,亦可相互结合获取对比图像。质子密度与 MR 信号的强度成正比,所以密度 ρ 成像主要反映欲观察平面内组织脏器的大小、范围和位置。T_1、T_2 参数则含有丰富和敏感的生理、生化信息。选取一定的成像参数,并选用适当 RF 脉冲序列进行 MRI 扫描,是临床 MRI 诊断医师获取诊断信息应具备的基本技能。

(3) 高对比度成像:在所有医学影像技术中,MRI 的软组织对比分辨力最高。人体含有占体重 70% 以上的水,这些水中的氢核是 MR 信号的主要来源,其余信号来自脂肪、蛋白质和其他化合

物中的氢质子。由于氢质子在体内的分布极为广泛,故可在人体的任意部位成像。另一方面,因水中的氢质子与脂肪、蛋白质等组织中氢质子的MR信号强度不同,故MRI图像必然是高对比度的。

MRI图像的软组织对比度明显高于CT的,这是MRI设备首先应用于人类神经系统疾病诊断并取得成功,使医学影像进入MR时代的重要原因。现在,MRI图像不仅能很好地区分脑的灰质、白质、脑神经核团、颅椎结合部、椎管及脊髓,而且毋需对比剂便可显示心脏各房室和大血管腔。选用适当的扫描脉冲序列,还可使肌肉、肌腱、韧带、筋膜平面、骨髓、关节软骨、半月板、椎间盘和皮下脂肪等组织清晰地显像。此外,MRI对纵隔、肝脏、前列腺、子宫等的诊断效果也较满意。

(4)MRI设备具有任意方向断层的能力:MRI设备可获得横断、冠状断、矢状断和不同角度的斜断面图像。人们不再用旋转样品或移动病人的方法来获得扫描层面,整个MRI检查中没有任何形式的机械运动。MRI设备的任意方位断层的特点,从不同角度直观地从三维空间上观察分析组织结构及其病变。

(5)无需使用对比剂可直接显示心脏、大血管以及各主要脏器的一、二级分支血管的结构,可以勾绘出轮廓清晰的心腔,还可以获得心动周期的图像。

用MR心脏成像技术还可观察主动脉瘤、夹层动脉瘤、主动脉狭窄和一些先天性心脏病。MRI在冠心病诊断上的应用主要表现在急性心梗的诊断、心肌梗死后遗症的评价和冠状动脉搭桥术后心肌灌注状态的观察等方面,但对冠状动脉狭窄程度的估计比较困难。

(6)无骨伪影干扰,后颅凹病变清晰可辨:各种投射性成像技术往往因气体和骨骼的重叠而形成伪影,给某些部位病变的诊断带来困难。例如,做头颅CT扫描时,就经常在岩骨、枕骨粗隆等处出现条状伪影,影响后颅凹的观察。MRI无此类骨伪影。穿窿和颅底的骨结构也不影响MR颅脑成像,从而使后颅凹的肿瘤得以显示。此外,MRI还是枕骨大孔部位病变的首选诊断方法。在这一点上,MRI又一次地表现出优于CT的应用价值。

(7)可进行组织功能、组织化学、生物化学和药物分析方面的研究:任何生物组织在发生结构变化之前,首先要经过复杂的化学变化,然后才发生功能改变和组织学异常。但是,以往的成像方法一般只提供单一的解剖学资料,没有组织特征和功能信息可利用。在对药物分析时,只需获得药物的核磁共振谱即可得到信息进行数据处理。

2. 核磁共振技术的临床应用

MRI的特点决定了它特别适合于中枢神经系统、心脏大血管系统、头颈部、肌肉关节系统检查,也适于纵隔、腹腔、盆腔实质器官及乳腺的检查。

对于中枢神经系统,MRI已成为颅颈交界区、颅底、后颅窝及椎管内病变的最佳检查方式。MRI对于脑瘤、脑血管病、感染性疾病、脑变性疾病和脑白质病、颅脑先天发育异常等均具有极高的敏感性,在发现病变方面优于CT;而对于脊髓病变如肿瘤、脱髓鞘疾病、脊髓空洞症、外伤、先天畸形等,则为首选方法。对脑肿瘤、脑部炎症、脑血管病、脑发育不全、脑变性病与白质脑病有良好的诊断价值。对于颅脑损伤与癫痫,可起到辅助诊断作用。对脊柱与椎管内病变,也有重要的诊断意义,如椎管肿瘤、脊柱炎症病变、脊柱先天畸形、退行性病变、脊柱外伤与手术后改变等的诊断。

对于心血管系统可对大血管病变如主动脉瘤、主动脉夹层、大动脉炎、肺动脉栓塞以及大血管发育异常等进行诊断。也用于诊断心肌、心包、心腔等病变。用MR心脏成像技术还可观察主动脉瘤、夹层动脉瘤、主动脉狭窄和一些先天性心脏病。MRI 在冠心病诊断上的应用主要表现在急性心肌梗死的诊断、心肌梗死后遗症的评价和冠状动脉搭桥术后心肌灌注状态的观察等方面。MRI 在心血管系统中的应用范围正在迅速扩展。

对于头颈部,MRI 的应用大大改善了眼、鼻窦、鼻咽腔以及颈部软组织病变的检出、定位、定量与定性。MRI 技术对显示头颈部血管狭窄、闭塞、畸形以及颅内动脉瘤具有重要价值。

对于肌肉关节系统,MRI 已成为肌肉、肌腱、韧带、软骨病变影像检查的主要手段之一。对关节周围病变、股骨头无菌性坏死、松质骨细微结构的破坏、骨小梁骨折以及骨髓腔内病变均具有重要的诊断价值。骨肿瘤如骨巨细胞瘤,能从 MRI 图上显示瘤块的大小和范围。另外 MRI 图像可显示膝关节炎与风湿性关节炎的变化,也能通过 MRI 图像来观察抗炎治疗的反应,因而也是研究各种药物疗效的安全方法。

对于纵隔、腹腔、盆腔,MRI 技术,使之能在静脉不注射对比剂的情况下,直接对纵隔内、肺门区以及大血管周围实质性肿块与血管做出鉴别。MRI 技术对纵隔肿块、腹腔及盆腔器官如肝、胰、脾、肾、肾上腺、前列腺病变的发现、诊断与鉴别诊断也具有价值。MRI 对软组织极佳的分辨力使其成为诊断乳腺病变有价值的方法。

介入 MRI 是指以 MRI 实现精确定位及图像引导,以达到治疗目的的新技术。它的应用范围包括脑外科、骨科、普通外科及肿瘤科等。目前已开展的技术主要是抽吸术和各种类型的肿瘤摘除术,包括细胞抽吸、立体定向下的颅内摘除、化学摘除(如酒精喷射)、冷冻摘除、激光切除、集束超声切除及 RF 切除等。介入 MRI 技术的开展,不仅使病人免受传统手术之苦,而且提供了一种廉价的治疗途径。

3. 核磁共振技术临床应用的局限性

(1) 成像速度慢:MRI 的扫描速度一般比 CT 的慢,这是 MRI 的主要缺点。由于成像速度慢,不适合于运动性器官和危重患者的检查等。对于躁动或丧失自制能力的患者,如不使用镇静剂,也是难以成像的。儿科的某些应用同样受到限制。MR 成像时间可分为扫描时间和图像重建时间两部分。随着计算机技术的发展,每幅图像的重建时间已缩短至毫秒数量级。

(2) 对钙化灶和骨皮质病灶不够敏感:钙化灶在发现病变和定性诊断方面均有一定作用,但 MRI 图像上钙化灶通常却表现为低信号。另外,由于骨质中氢质子(或水)的密度较低,骨的 MR 信号比较弱,所以骨皮质病变影像不清晰,对骨细节的观察比较困难。

(3) 禁忌证相对较多:MRI 设备的强磁场和 RF 场有可能使心脏起搏器失灵,也容易使各种体内金属性植入物移位。在激励电磁波作用下,体内的金属还会因为发热而对患者造成伤害。因此,置放心脏起搏器的病人、安装假肢或人工髋关节的患者、疑有眼球异物的患者以及动脉瘤银夹结扎术后的患者都应严禁做 MRI 检查。装假牙的患者不能进行颌面水平的 MRI 检查。放置宫内节育环的患者如在检查中出现不适感应立刻停止检查。

(4) 图像易受多种伪影影响:无骨伪影是 MRI 的优点之一。但其他伪影亦可降低图像质量,甚至影响其应用范围。MRI 的伪影主要来自设备、运动和金属异物三个方面。

附　录

表 1　国际单位制的基本单位

量的名称	单位名称	单位符号		单位的定义
		中文	国际	
长度	米	米	m	米是光在真空中 1/299792458 秒的时间所经过的长度
质量	千克	千克	kg	千克是以保存在法国巴黎国际度量衡局中的一个含有 10% 铱（误差达 0.0001 左右)的铂圆柱体的质量为标准
时间	秒	秒	s	秒是铯 133 原子基态的二个超精细能级之间跃迁所对应的辐射的 9192631770 个周期的持续时间
电流强度	安培	安	A	安培是一恒定电流强度，若保持在真空中相距 1 米的两根无限长、而圆截面积可忽略的平行直导线内，则此两导线之间每米长度上产生 2×10^{-7} 牛顿的力
热力学温度	开尔文	开	K	开尔文是水三相点热力学温度的 1/273.16
物质的量	摩尔	摩	mol	摩尔是一物质体系的物质的量，该物质体系中所包含的基本单元数与 0.012 千克碳 12 的原子数相等。在使用摩尔时应指明基本单元，它可以是原子、分子、离子、电子以及其他粒子，或是这些粒子的特定组合体
发光强度	坎德拉	坎	cd	坎德拉是一光源在给定方向上的发光强度，该光源发出频率为 540×10^{12} 赫兹的单色辐射，且在此方向上的辐射强度为 1/683 瓦特每球面度

表 2　用于构成 10 进倍数和分数单位的词头——SI 词头

倍数或分数	词头名称	词头符号	倍数或分数	词头名称	词头符号
10^{18}	艾[可萨]	E	10^{-1}	分	d
10^{15}	拍[它]	P	10^{-2}	厘	c
10^{12}	太[拉]	T	10^{-3}	毫	m
10^{9}	吉[咖]	G	10^{-6}	微	μ
10^{6}	兆	M	10^{-9}	纳[诺]	n
10^{3}	千	k	10^{-12}	皮[可]	p
10^{2}	百	h	10^{-15}	飞[母托]	f
10	十	da	10^{-18}	阿[托]	a

表 3　希腊字母表

希腊字母		读　音	
大　写	小　写	英　语	国际音标注音
A	α	alpha	[ˈælfə]
B	β	beta	[ˈbiːtə]
Γ	γ	gamma	[ˈgæmə]
Δ	δ	delta	[ˈdeltə]
E	ε	epsilon	[epˈsailən]
Z	ζ	zeta	[ˈziːtə]
H	η	eta	[ˈiːtə]
Θ	θ	theta	[ˈθiːtə]
I	ι	iota	[aiˈəute]
K	κ	kappa	[ˈkæpə]
Λ	λ	lambda	[ˈlæmdə]
M	μ	mu	[mjuː]
N	ν	nu	[niuː]
Ξ	ξ	xi	[gzai]
O	ο	omicron	[əuˈmaikrən]
Π	π	pi	[pai]
P	ρ	rho	[rəu]
Σ	σ	sigma	[ˈsigmə]
T	τ	tau	[toː]
Υ	υ	upsilon	[juːpˈsailən]
Φ	φ,ϕ	phi	[fai]
X	χ	chi	[kai]
Ψ	ψ	psi	[psai]
Ω	ω	omega	[ˈəumigə]